START
なかなか赤ちゃんが授からない。不妊治療、
考えた方がいいかな？そう思っているご夫婦に。

SEMINAR
病院は、どこにしたらいいのかしら？
病院選び、医師選びに迷ったときに。

TREATMENT
どう治療を進めたらいいの？自分たちにあった
治療を探すとき。治療法の選択に迷ったときに。

EACH OTHER
治療しても妊娠しない…。
ふたりが行き詰まったと感じたとき、お互いのために。

MALE
男性にも不妊原因がある夫婦は、約半数。
検査や治療は、どこで？なにを？また夫の役割は？

HEALTH
からだと心はひとつ。ストレスが膨らんで、
とても辛いとき。夫婦が毎日を楽しく過ごすために。

PREGNANCY
妊娠した！という喜びの日が出産へと続くように。
次の治療周期を最後にするために。

MIND
妊娠しやすいからだづくりは、大切な要素。
では、なにをすればいいの？みんなが知りたいこと！

不妊治療情報センター

funin.info

不妊治療の先生に
聞いてみた！

X(TWITTER)　FACEBOOK　LINE

X(Twitter)やFacebook、LINEからも情報発信
しています。ぜひ、お友達登録してくださいね。

不安と疑問の少ない治療を受けるために

パパ＆ママになりたい！そう願うご夫婦のために、私たちは不妊治療から妊娠、出産に関する情報を提供しています。
不妊治療を行う医療者と治療を受けるご夫婦の架け橋となるよう「i-wish ママになりたい」とポータルサイト不妊治療情報センター・funin.info(www.funin.info)で、不妊に関すること、治療に関すること、病院に関することなど、さまざまな情報を提供し、また全国の体外受精実施施設も一覧紹介しています。

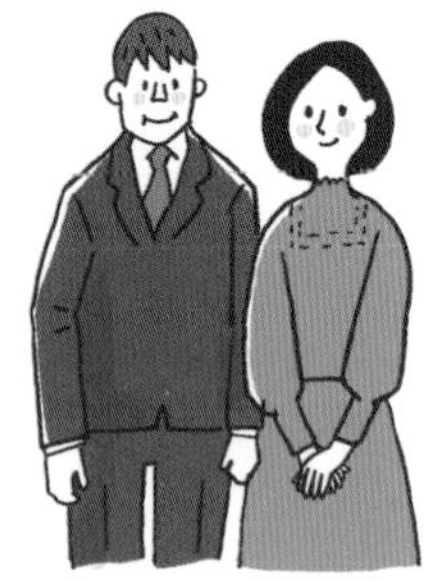

見つけよう！私たちにあったクリニック

治療を考えている
ご夫婦にオススメ！

セミナー＆説明会に行ってみよう！

企画・編集／不妊治療情報センター funin.info (CION corporation)
スタッフ／谷高哲也　松島美紀　土屋恵子　織戸康雄　塚田寛人　福井菜穂子　池田佐知子　天野美雪　秋山麗実　　編集協力　レシピ：眞部やよい　イラスト：植木美江　　ほか

vol.72 i-wish... ママになりたい

妊娠しやすいからだづくり 2023

★
お蔭さまで開院
20周年
★

「妊娠されてよかったですね」と患者様に言えるのが何よりの喜び

神奈川県・横浜市
神奈川レディースクリニック
齋藤 優 先生
Dr. Suguru Saitou

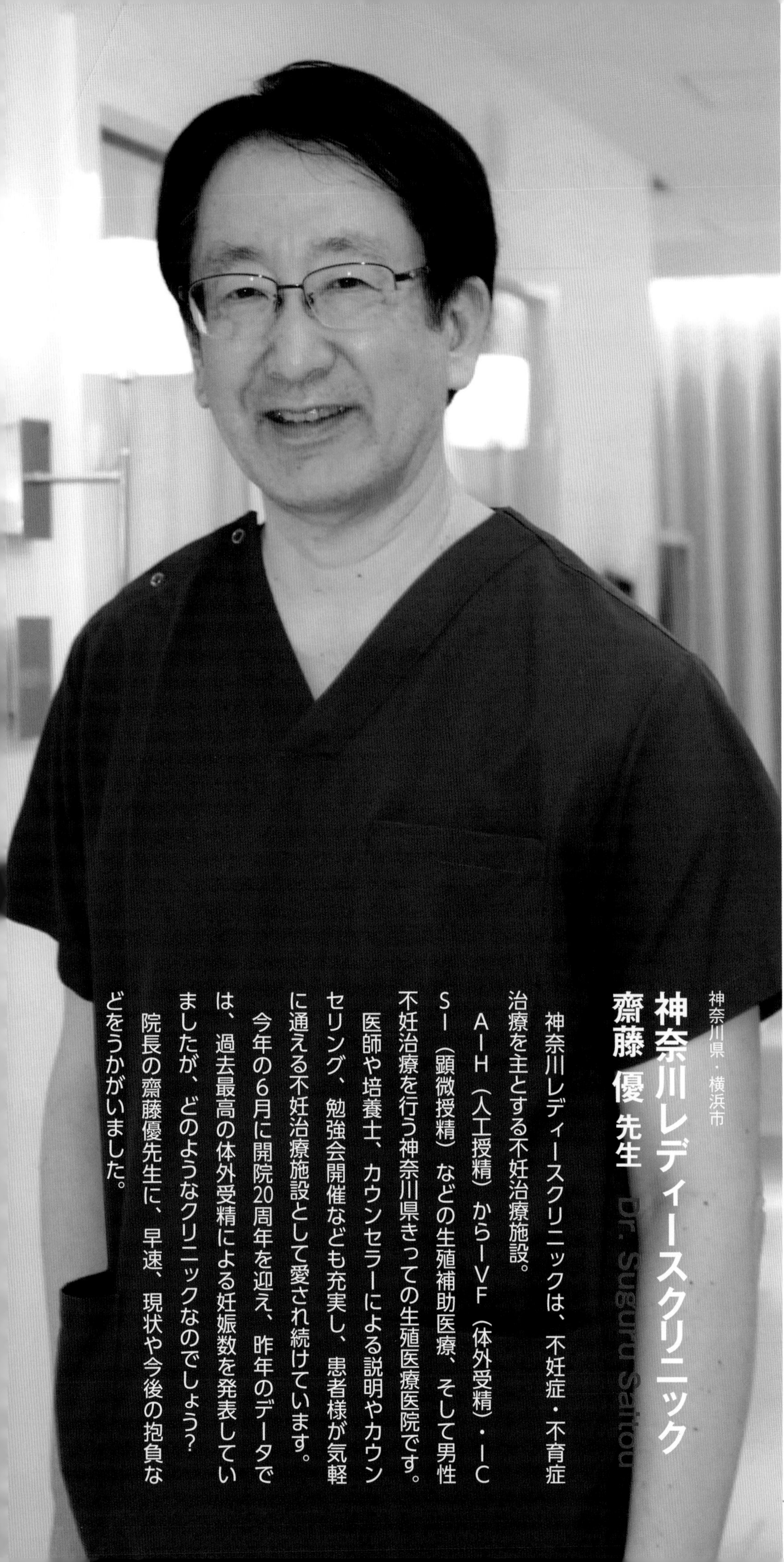

神奈川レディースクリニックは、不妊症・不育症治療を主とする不妊治療施設。ＡＩＨ（人工授精）からＩＶＦ（体外受精）・ＩＣＳＩ（顕微授精）などの生殖補助医療、そして男性不妊治療を行う神奈川県きっての生殖医療医院です。医師や培養士、カウンセラーによる説明やカウンセリング、勉強会開催なども充実し、患者様が気軽に通える不妊治療施設として愛され続けています。

今年の6月に開院20周年を迎え、昨年のデータでは、過去最高の体外受精による妊娠数を発表していましたが、どのようなクリニックなのでしょう？

院長の齋藤優先生に、早速、現状や今後の抱負などをうかがいました。

20年を刻む技術力の高さと患者様を思う医療サービス

20年を振り返ると、現在も診療の中心である理事長(小林淳一医師)が、県内でも数少ない不妊不育専門のクリニックとしてスタートし、患者様のために通院や診療環境など一つひとつを整えてまいりました。同時に発展を遂げる不妊治療の医療技術を向上させながら、その歴史を刻んでまいりました。そして、今後もさらにその努力を積み重ねて行く必要性を感じています。

特に、生殖医療というのは、個々の治療施設や医師、スタッフの違いにより見えないところで大きな技術差を感じる面があります。

体外受精自体、臨床応用は1971年のことで、イギリスのエドワーズ(後にノーベル医学生理学賞受賞)らの試みが最初でした。それから試行錯誤を重ね、1978年に成功に至った技術です。

その成功から世界的に進んできたわけですから技術が安定して普及するまでに時間がかかることは想像できるでしょう。

今でこそ、日本では体外受精を含む不妊治療が保険適用されるようになりましたが、それぞれの治療施設がこの間に、自由診療の中で妊娠率の向上と戦いながら、いろいろな症例に対する研究にも力を注いできたのです。

また、そこにはデリケートな心の問題や生活スタイルへの配慮など患者様に寄り添う課題もあります。

私は今、院長をしておりますが、ここに来るまでは総合病院で生殖医療を担っておりました。

一人で採卵から培養、移植まで担当することもあり、妊娠率を上げるための大変さを痛感していました。

誇れる培養スタッフ その高い培養技術

ところが、10数年も前のことですが、こちらのクリニックへ移り、やり方は変わらないのに、妊娠率の高さに驚きました。

医者一人の力ではなく、胚培養士を含めたチームの力が全く違うことを実感したのです。

医師が例えどんなに努力したとしても、日頃から専門的に卵子や精子、胚を観察・管理している専門職に任せるところは任せることで、妊娠率が違うのです。

一人でやっていた医療とチームで行う医療がここまで違うのかと驚いたのを覚えています。

妊娠率ばかりを追えない診療に

ただ、保険診療になって変わってきたところがあります。

確かに保険診療になったことで、患者様の経済的な負担が少なくなりましたが、保険診療になったがために、先進医療として認められていない治療を1つでも行うと保険診療が適応されず、本来なら保険が適用される治療まで、全額自己負担になってしまい、結果として経済的な負担が増えてしまうケースも出てきてしまいました。

比較的妊娠しやすい若い方が早めにお見えになる印象もあり、それは良いのですが、手続きや適用条件が厳しくなっていて、保険で不妊治療を受けたいといっても適用外の場合があり、もどかしさを感じています。

今までの自由診療では、個別化された細やかな治療を提供することができ、高い妊娠率につながっていたところが、同じ様にはいかず、保険診療という枠組みの中で良い結果に結びつけないといけない状況になってしまったのです。

保険診療にはそれなりの良さはあるものの、診療の自由度が損なわれてしまい、そこが保険診療のメリットとデメリットと言えるでしょう。

患者様へのサービス強化

時代の変化はありますが、患者様の大事な胚を扱う培養室がしっかりしていること、寄り添うスタッフが親身であること、通院するのにクリニックが心地良いことなど、今まで培ってきた神奈川レディースクリニックのクオリティを守り、今後もさらに患者様へのサービスを強化していきたいと思っております。

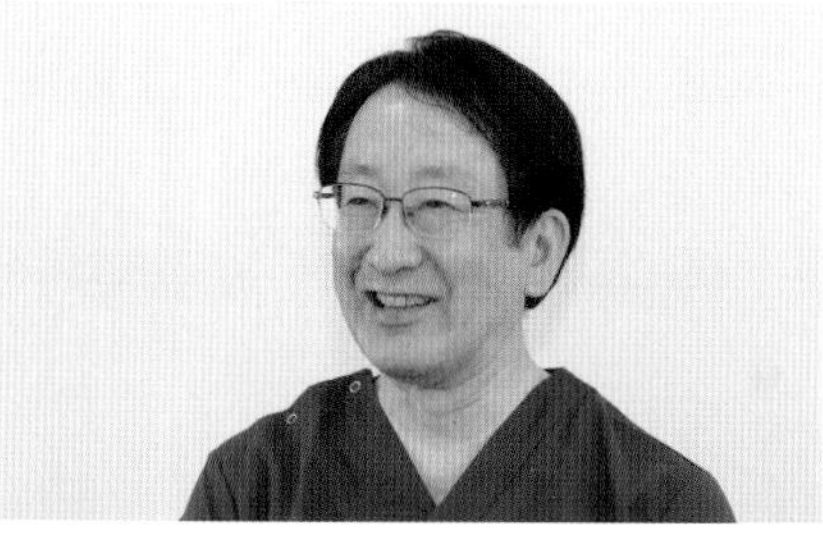

「今まで培ってきたクオリティを守り、更に需要の見込まれる先進医療にも力をいれ、患者様が安心して通院できるクリニックにしていきたい」と優しい笑顔と共に力強く抱負を語る齋藤先生。先生は、患者様との会話もとても大切にされています。

医師も複数名で対応しているため、担当医は毎回同じ先生が良いという方もいらっしゃいますが、違う医師に診てもらうことでの幅広い診療が受けられるメリットもあります。

将来に渡る卵子凍結保存など、さらに需要が見込まれる分野でのサービスにも積極的に取り組むことができています。

当院は、近隣からだけではなく遠方からいらっしゃる患者様も多く、二人目もここで、あるいは近い将来、親子二代にわたってここで妊娠される方も出てくることでしょう。

サービス強化とともに、よりご納得のいく治療で結果を出せば、患者様が妊娠される機会も増えます。

そして、無事に出産されて連絡をいただければ、それが私たちの何よりの喜びとなり、モチベーションにもつながります。

これからも、培った診療スタイルや医療方針を大切にして患者様からの信頼の厚いクリニックであり続けたいと思っています。

神奈川レディースクリニック
Kanagawa Ladies Clinic

電話番号．045-290-8666
診療科目／婦人科（生殖医療）・婦人科
https://www.klc.jp
平日は 19 時（水曜は 19:30）まで受付、土日祝日も診療しています（日曜は第 2・4 のみ）。診察は、8：30 より開始します。

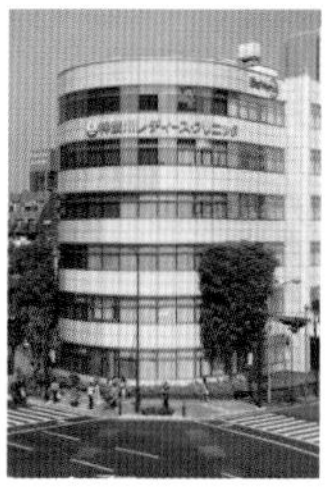

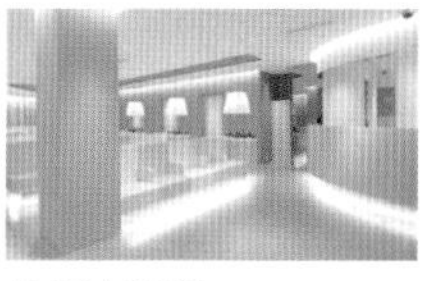

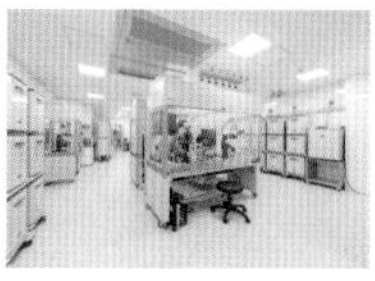

〒 221-0822
横浜市神奈川区西神奈川１－１１－５
ARTVISTA 横浜ビル
東神奈川駅　徒歩５分

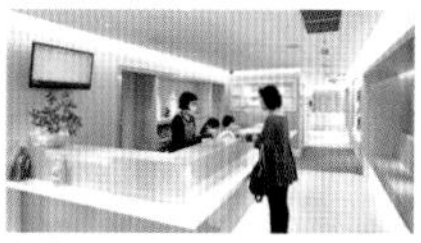

受付スタッフ

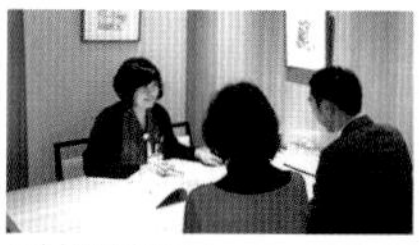

不妊カウンセラー

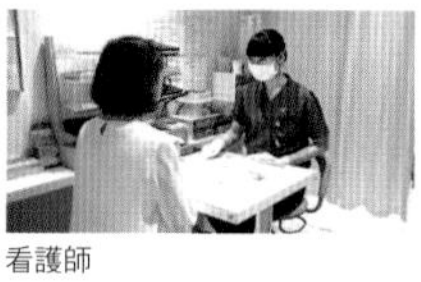

看護師

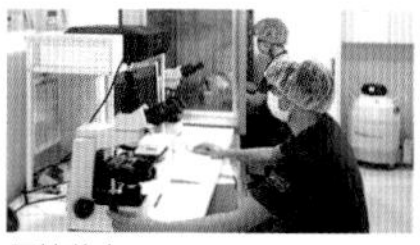

胚培養士

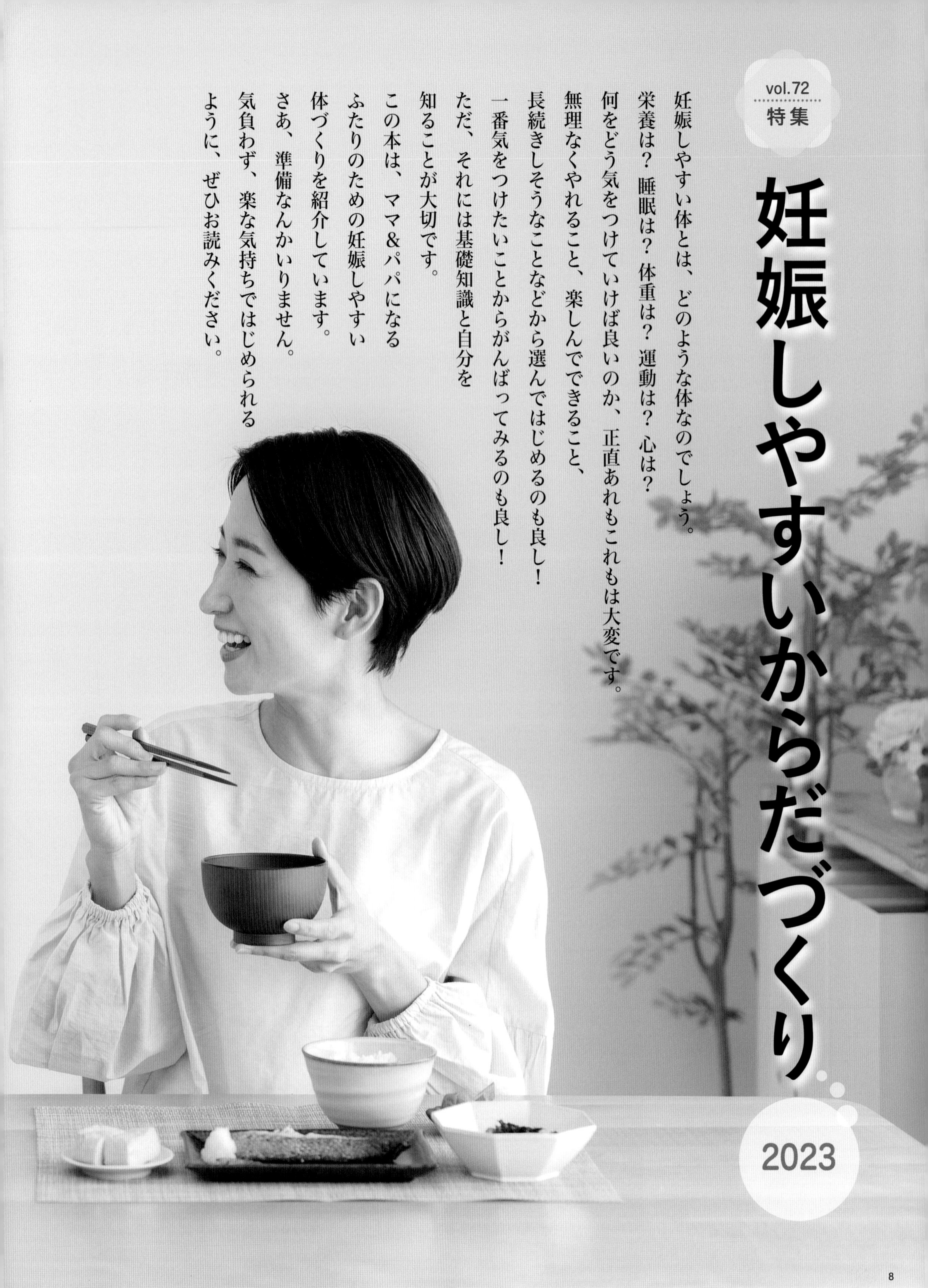

vol.72 特集

妊娠しやすいからだづくり 2023

妊娠しやすい体とは、どのような体なのでしょう。
栄養は？ 睡眠は？ 体重は？ 運動は？ 心は？
何をどう気をつけていけば良いのか、正直あれもこれもは大変です。
無理なくやれること、楽しんでできること、
長続きしそうなことなどから選んではじめるのも良し！
一番気をつけたいことからがんばってみるのも良し！
ただ、それには基礎知識と自分を
知ることが大切です。
この本は、ママ＆パパになる
ふたりのための妊娠しやすい
体づくりを紹介しています。
さあ、準備なんかいりません。
気負わず、楽な気持ちではじめられる
ように、ぜひお読みください。

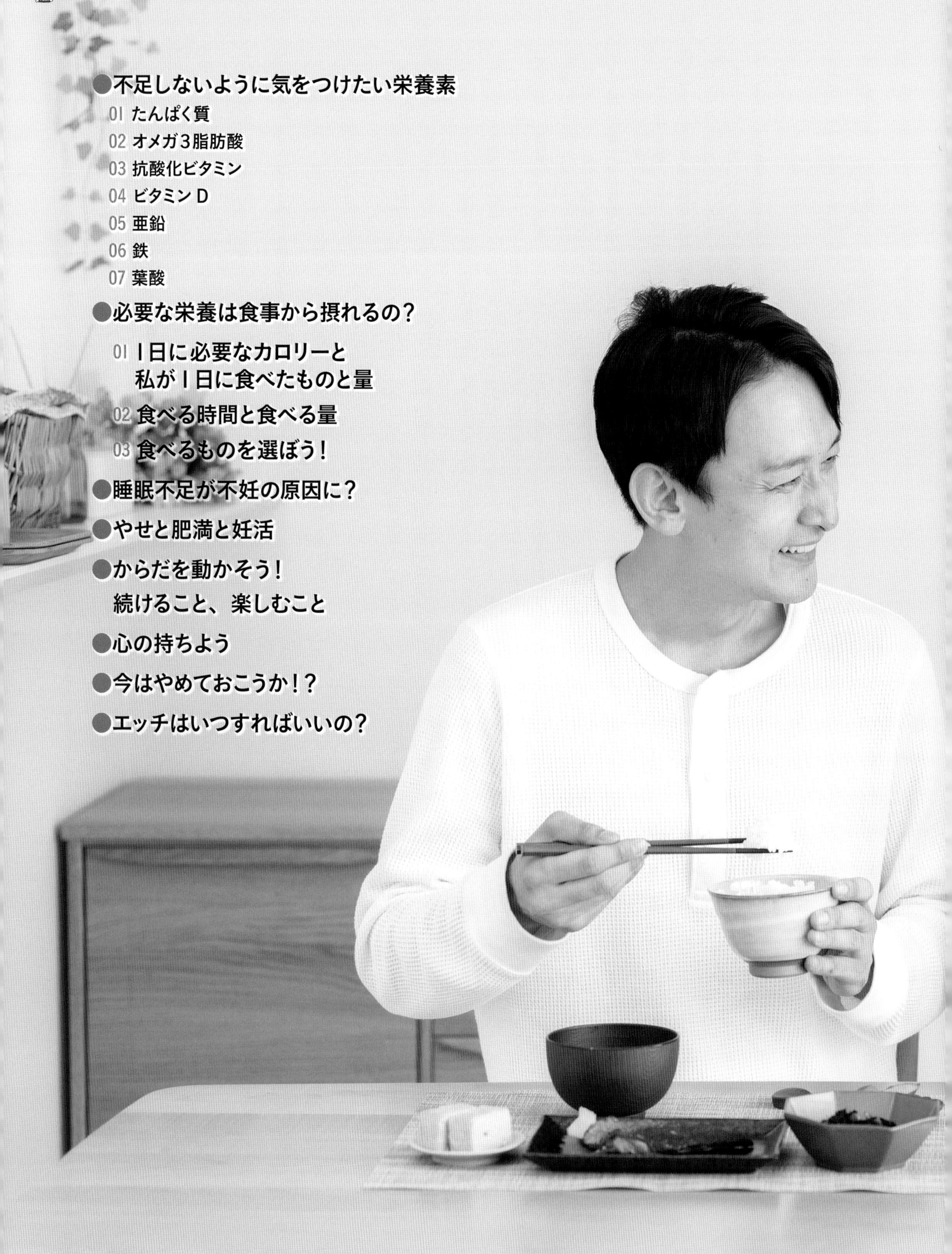

不足しないように気をつけたい栄養素

栄養素の役割

栄養素は、次の3つの働きに大きく分けられます。

1、体をつくるもの
2、エネルギーになるもの
3、体の調子を整えるもの

体をつくるものは主にたんぱく質で、ほかにもミネラルや脂質も関係しています。なかでも重要なのがたんぱく質です。

エネルギーになるものは主に糖質（炭水化物）と脂質です。活動していても、寝ていても、生きるためにはエネルギーが必要です。低糖質が良いといわれますが、糖も大事な栄養素なので不足しないよう気をつけましょう。

体の調子を整えるものはビタミンとミネラルです。体温調節や神経の働き、また必要な物質をつくるなど、体を一定の状態に保つために欠かせない栄養素です。

まずは、栄養素の役割をよく理解しておきましょう。

からだをつくるもの

エネルギーになるもの

からだの調子を整えるもの

1

体をつくるもの

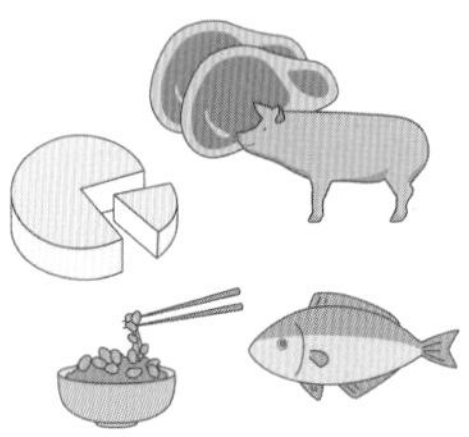

体をつくる最重要の栄養素といっても過言ではないのがたんぱく質（Protein：プロテイン）です。

たんぱく質には、動物性たんぱく質と植物性たんぱく質があり、肉や魚、卵、牛乳、乳製品などに含まれるのは動物性たんぱく質です。一方、植物性たんぱく質は、豆類（大豆、豆腐、納豆など）、穀物類（とうもろこし、そばなど）、野菜（アスパラガス、ブロッコリーなど）などに含まれています。

たんぱく質は多数のアミノ酸がつながったもので、体をつくるたんぱく質は約20種のアミノ酸からできています。そのうち、人の体に必要で、なおかつ体内でつくることのできないものを必須アミノ酸といい、イソロイシン、ロイシン、リジン、メチオニン、フェニルアラニン、トレオニン（スレオニン）、トリプトファン、バリン、ヒスチジンの9種類です。

2

エネルギーになるもの

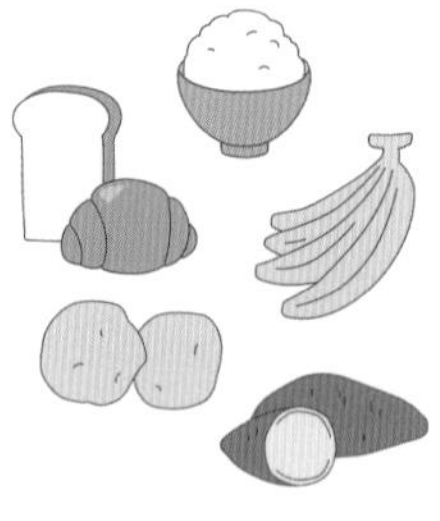

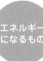

糖質は、エネルギーになる栄養素の中で最も重要です。

最近、ダイエットの定番になっている糖質制限ですが、糖質は生きていく上で重要な栄養素です。摂り過ぎも良くありませんが、不足するといわゆるエネルギー不足になるため、良くありません。

活動量によって1人1人に必要な糖質量には違いがあるので、適量を守りながら食生活を送りましょう。

脂質も、糖質同様にエネルギーになり、また少量でも効率良くエネルギーになります。

血液中に含まれる脂質には脂肪酸、中性脂肪、コレステロール、リン脂質の4つがあり、脂肪酸には飽和脂肪酸（動物性脂肪に多く含まれる）と不飽和脂肪酸（植物性油や魚類に多く含まれる）があります。

3

体の調子を整えるもの

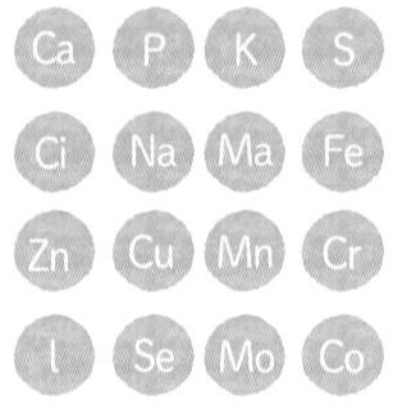

カルシウム、リン、カリウム、硫黄、塩素、ナトリウム、マグネシウム、鉄、亜鉛、マンガン、クロム、ヨウ素、セレン、モリブデン、コバルト

ビタミンは、糖質、脂質、たんぱく質の働きを助け、体の機能を正常に保つための重要な栄養素です。

体内ではほとんどつくることができない、または必要量をつくることができないため、食べ物から摂取する必要があります。

ビタミンには、水溶性ビタミンと脂溶性ビタミンがあります。水溶性ビタミンは余分なものは尿と一緒に排出されるため、過剰症になることはあまりありません。脂溶性ビタミンは、水に溶けることはなく、摂り過ぎると体に蓄積されるため、過剰症を起こす心配があります。

ミネラルは、臓器や細胞の活動を助け、歯や骨の元になります。ミネラルの中でも、ヒトの体内にあり、栄養素として欠かせないことが確定しているものを必須ミネラルといいます。

5大栄養素

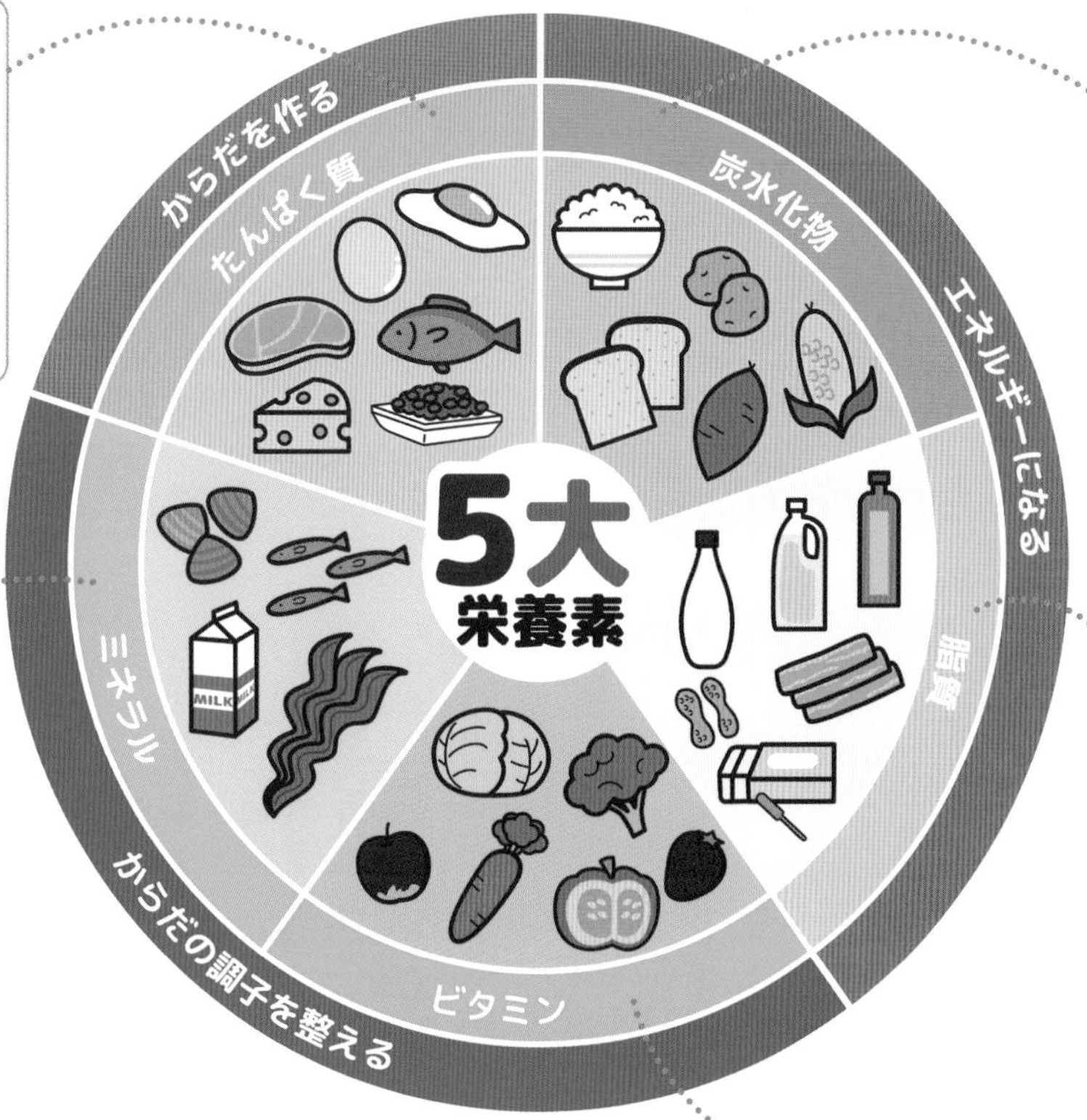

たんぱく質は、肉、魚、卵、大豆、チーズなどから摂取することができます。
前より「シワが増えた？」「髪に艶がない！」と感じている人は、たんぱく質不足かも！？

糖質は、エネルギー源として最も多く利用されています。また、摂取してから短時間でエネルギーに変わります。

不飽和脂肪酸のうち、リノール酸、リノレン酸は、体内でつくることができないため必須脂肪酸と呼ばれ、食事から摂取する必要があります。

ミネラルは、岩や土などに含まれる「無機質」の仲間。カルシウムや鉄、亜鉛など100種類がありますが、このうち必須ミネラルは16種類です。

ビタミンは13種類あります。脂溶性ビタミンは4種類、水溶性ビタミンは9種類です。

妊娠中は特に気をつけたい栄養素

たんぱく質	筋肉や臓器など体を構成する成分として重要。体に貯めておくことができないので、食事から適切に摂取する必要がある
オメガ3脂肪酸	DHA、EPA、ALAのことで、血流改善やコレステロール値の低下やアレルギー、炎症などの制御、調節をする
抗酸化ビタミン	ビタミンA、ビタミンC、ビタミンEなどの活性酸素の働きを抑える作用のあるビタミンのこと
ビタミンD	脂溶性ビタミンでカルシウムとリンの吸収を促進して丈夫な骨をつくる。免疫機能の調整をする働きもある
亜鉛	主に骨格筋・骨・皮膚・肝臓・脳・腎臓などにある成分で必須ミネラルの1つだが、体内で作り出せない
鉄	赤血球のヘモグロビンに多くある成分で、必須ミネラルの1つ。鉄は、赤血球のなかのヘモグロビンの中にヘム鉄としてある。酸素とくっつき血流に乗って全身へ届ける
葉酸	ビタミンBの一種。細胞分裂の核となるDNAの合成に関係し、ビタミンB12とともに、赤血球をつくるため増血ビタミンとも呼ばれる

水分も大事！！

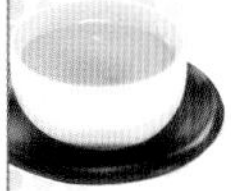

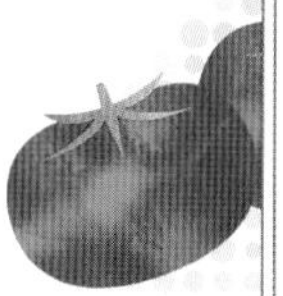

私たちの体の半分以上は水分です。成人男性は約60%、成人女子なら約55%を体に蓄えています。

この水分は、酸素や栄養を細胞に届け、老廃物を尿などと一緒に排出し、汗をかいて体温を調節するなどの役目があります。

血液の成分は、血漿約55%と血球約45%ですが、このうち血漿の約90%は水分でできています。そして、血液の水分量が少なくなると脱水につながることもあります。

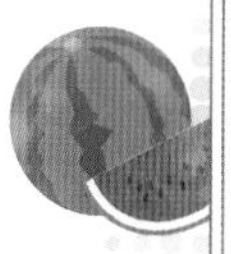

脱水によって体内の水分量が少なくなると血液量も少なくなり、これが血液を濃くしてしまうことにつながります。そこで脱水を予防するために、適度な水分補給が大切になってきます。

特に強い日差しの中、長時間外にいたり、スポーツをして汗をかいたりすると脱水症状を起こすこともあります。また高温多湿の室内でも脱水症状が起こることもあるため、注意して過ごしましょう。

脱水症状を起こしている時は、糖質・食物繊維・ナトリウム・カリウムなどが含まれている、経口補水液（スポーツドリンクなど）を飲むと良いでしょう。

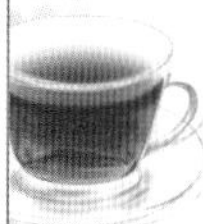

日頃の水分補給は、糖分に気をつけながら緑茶や紅茶、烏龍茶などのお茶類、コーヒーなど好みのものを飲みましょう。

また、きゅうりやトマト、すいかなどで水分補給をするのもいいですね。

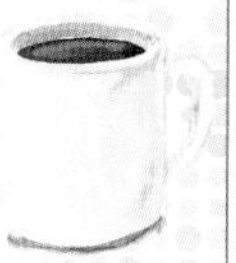

エナジードリンクなどはカフェインや糖分を多く含んでいるので、飲みすぎないように注意しましょう。

不足しない！ 01

たんぱく質

たんぱく質の役割

たんぱく質は、体の根幹となる成分で常に体の中で分解され、筋肉、骨、歯、爪、髪、皮膚、そして卵子や精子など、あらゆる細胞のために働き、ホルモンや抗体をつくるときにも働いています。

ただ、たんぱく質は体の中でつくり出すことができず、また貯めておくこともできません。そのため、不足しないように毎食ごとに摂らないと、たんぱく質の分解と供給がつり合わなくなり、さまざまな細胞がたんぱく質不足に陥ってしまいます。

とくに朝は、不足しがちになります。手軽にたんぱく質が摂れる、かまぼこや魚肉ソーセージ、ツナ缶、サバ缶、サラダチキンなど、そのまま食べられるものを忙しい朝のために用意しておくといいでしょう。

1日の目安量

男	成人男性 約60g
女	成人女性 約50g

妊活との関係

卵子を覆う透明帯もたんぱく質でできていて、卵子と受精する際に精子に起こる先体反応にもたんぱく質が不可欠だということがわかってきました。

たんぱく質を摂らないと、卵子にも精子にも影響があることが考えられるため、毎食ごと摂る必要があります。

またそのたんぱく質も、良質のものを選びましょう。

高たんぱくでヘルシーな鶏肉、ＬＤＬ（悪玉コレステロール）を下げる効果があるオレイン酸を多く含む豚肉、たんぱく質量が豊富な牛肉、ＤＨＡやＥＰＡの多い魚などが良質たんぱく質といえます。

鮮度の良いもの、みずみずしく透明感のある肉質、魚であれば皮の模様がくっきりしているものなどを目安に選び、身にハリがなく、食品トレーなどにドリップが多いものは避けましょう。ドリップには、水分だけでなく、たんぱく質、うまみ成分が含まれているので、たんぱく質量が少し減ってしまったり、美味しくなかったりします。冷凍した肉や魚を解凍して使う場合も、常温で解凍するとドリップが多く出てしまうので、パックのまま氷水で解凍するなど工夫しましょう。

「高」たんぱく「低」糖質を心がけましょう！

2013年に米国産科婦人科学会ＡＣＯＧが「高タンパクで低糖質の食事が体外受精の受精率を向上させる」と発表したことで、さまざまな治療施設で高タンパクで低糖質の食事をしましょう、と呼びかけることも多くなりました。

最近では、肥満解消やダイエットでも糖質制限が良いとされていますが、糖質も体にとって大事な栄養素です。大切なことは糖質をゼロにするのではなく、摂る量を減らすことです。では、どれくらい摂取すれば良いのかといえば、それはさまざまで1日の総糖質量を60g以下が良いとする説もあれば100g以下とする説もあり、だいたい1食当たり20g～33gと考えて良いでしょう。

糖質約30gでお茶碗半分くらいが目安で、3食で1日に約90gの糖質を摂ることになります。ただし、糖質は主菜や副菜にも含まれているため、その分も考慮しながら糖質をコントロールすることが大切です。

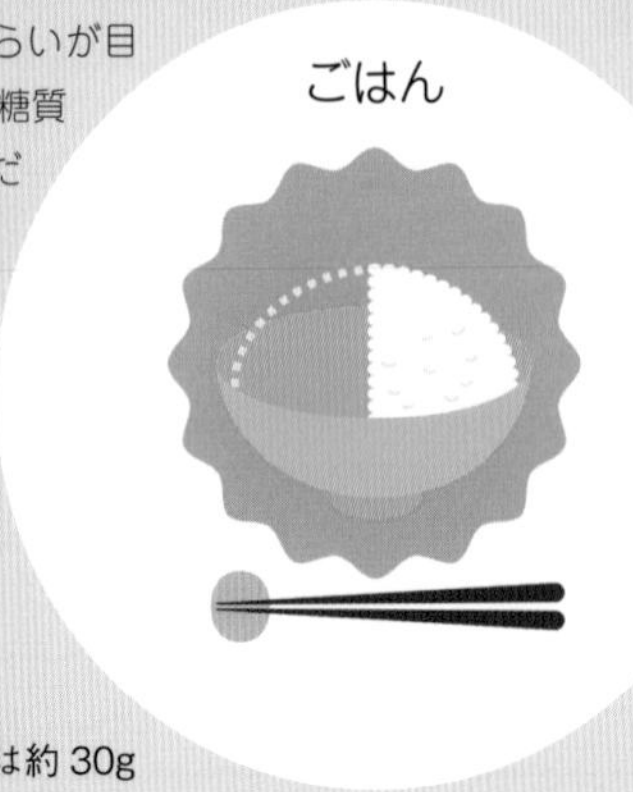

お茶碗半分の糖質は約30g

毎食、たんぱく質を摂りましょう！

100gあたり おおよそのたんぱく質量

肉類

鶏ささみ	23.9g
鶏むね肉（皮つき）	21.3g
豚ヒレ肉	22.2g
牛ヒレ肉	19.1g
牛もも肉	21.3g
ラムもも肉	20.0g

豆類

大豆（缶詰）	12.9g
納豆	16.5g
豆腐	8g

魚類

うなぎ（かば焼き）	23.0g
サバ	20.6g
さんま	18.1g
ぶり	21.4g
アジ	19.7g
イワシ	19.2g
サケ	22.3g
かつお刺身	25.0g
イカ刺身	19.8g

不足しない！ 02 オメガ3脂肪酸

オメガ3脂肪酸の役割

オメガ3脂肪酸（n-3系脂肪酸）は、血流の改善、脳や神経の機能維持、健康維持に必要な多価不飽和脂肪酸で、体の中でつくられないため、意識して摂ることを勧められている必須脂肪酸です。オメガ3脂肪酸は、青魚に多く含まれるEPAやDHA、アマニ油やエゴマ油に多く含まれるα-リノレン酸（ALA）などから摂ることができます。

EPAは中性脂肪の低下、血栓の抑制など、DHAは血流改善、アレルギー反応や炎症を抑えるなどの効果があるとされ、α-リノレン酸（ALA）は血流改善や炎症を抑えるなどの効果があるとされています。また、体内では一部がEPAやDHAに変換されますが、変換量はかなり少ないため、EPAやDHAを摂取することを勧められています。

妊活との関係

近年、オメガ3脂肪酸と妊活に関する話題が増えてきています。

精子に関しては、精漿中に含まれる飽和脂肪酸の濃度が高いグループでは精子の正常形態率が低く、これと比較して不飽和脂肪酸（オメガ3脂肪酸など）の濃度が高いグループでは正常形態率が高かったという発表（※1）があります。また、オメガ3脂肪酸の摂取量の多い男性は精子無力症（運動率にかなり問題がある）のリスクを減らすという発表もあります（※2）。

このほかオメガ3系サプリメントを服用している女性は、服用していない女性と比較して妊娠する確率が1・51倍だったと発表する論文もあります（※3）。

血流が良いということは、卵子や精子へ栄養（ホルモン）がよく送られることにもつながります。血管の健康、血流の良さにつながるよう油の使い方を工夫しましょう。

※1 Hum Reprod. 2012 May;27(5):1466-1474.　※2 Fertil Steril. 2015 Jan;103(1):190-198.　※3 Hum Reprod .2022 May 37(5):1037-1046.

オメガ3&たんぱく質 レシピ

まぐろのカルパッチョ

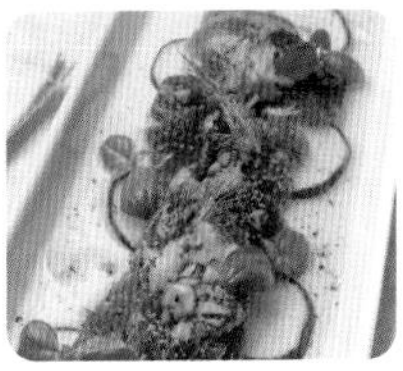

EPAとDHAは熱に弱いので、カルパッチョで。ソースは、アマニ油と塩、こしょうを少々と酢かレモン汁でサッパリと。

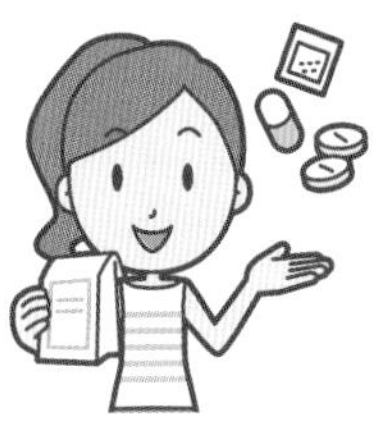

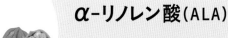

サプリで効率よく

オメガ3脂肪酸が良いといっても、毎日青魚とアマニ油を食べてとはなかなかいきません。効率よく摂取するためにはサプリメントを活用するのも良いでしょう。

1日の目安量

男　＜30歳～49歳＞ 2.0g

女　＜30歳～49歳＞ 1.6g（授乳婦 1.8g）

オメガ3脂肪酸を含む栄養素

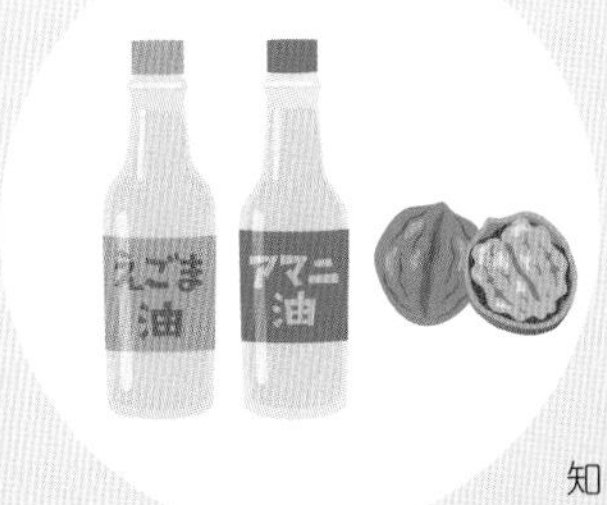

α-リノレン酸（ALA）

α-リノレン酸は、植物油に多く含まれている不飽和脂肪酸で、アマニ油やエゴマ油に多く含まれていることが知られています。熱に弱いので、炒め物や揚げ物に使う油としては不向きで、ドレッシングにしたりスムージーなどに入れたりして使うと良いでしょう。

そのまま口にできる食材としては、くるみやえだ豆などがあります。

また必須脂肪酸には、オメガ6脂肪酸（n-6系脂肪酸）もあります。中でも大豆油やごま油などに多く含まれているリノール酸がよく知られ、悪玉コレステロールを減らしたり、白血球を活性化させたりする効果があります。

しかし、摂り過ぎると善玉コレステロールも減らしてしまったり、白血球が活性化し過ぎてしまうこともあるため、そのブレーキ役をオメガ3脂肪酸が担っています。オメガ3脂肪酸とオメガ6脂肪酸をバランスよく摂ることで、良いバランスが保たれていますが、最近は、食生活の変化からオメガ6脂肪酸の摂取が多くなりがちです。そのため、オメガ3脂肪酸は意識して、オメガ6脂肪酸は適度に摂るようにしましょう。

EPAとDHA

EPAは「エイコサペンタエン酸（Eicosapentaenoic Acid）」の略称で、DHAは「ドコサヘキサエン酸（Docosahexaenoic Acid）」の略称です。

	EPA	DHA
さんま	850mg	1600mg
まさば	690mg	970mg
さば缶	1200mg	1300mg
ツナ缶	110mg	440mg

EPAは、プロスタグランディンという物質による痛みを抑えてくれる効果があるといわれます。月経痛がひどい場合、このプロスタグランディンが関係していることもあるのでEPAの摂取を心掛けてみましょう。

また、DHAは母乳に多く含まれていることがわかっているので、妊活が終わっても不足しないように注意しましょう。

とくに鮮度が良く、脂の乗った旬の時期の魚に多く含まれているので時期を逃さず食べましょう。また熱に弱いので、煮る場合は煮汁も一緒に、缶詰の場合は汁も捨てずに味噌汁にしたり、炊き込みご飯にすると良いようです。過剰に摂取すると血液が止まりにくくなったり、不整脈の要因になったりするとされていますが、通常の食事にサプリメントを適切に飲用しても過剰摂取にはならないようです。1日に多くを摂取するよりも、日々、不足しないように気をつけることが大切です。

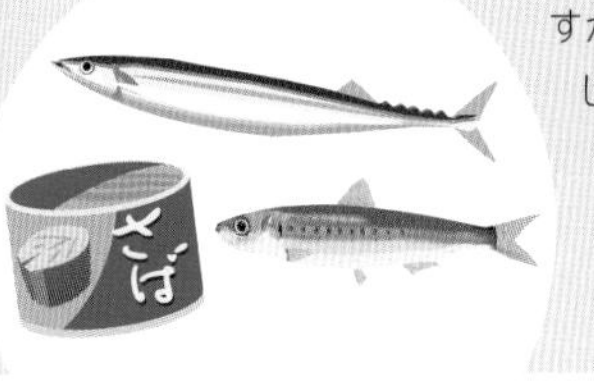

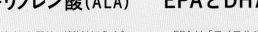

不足しない！ 03

抗酸化ビタミン

抗酸化ビタミンの役割

私たちが生きていくために必要なエネルギーをつくるのは、細胞内にある小器官であるミトコンドリアです。ミトコンドリアは、体内に取り入れた酸素を利用してエネルギーを作り出していますが、それと同時に活性酸素も産み出します。

活性酸素は体内に侵入したウイルスや細菌などから守るための免疫機能としての働きもありますが、増え過ぎると細胞を酸化させてしまい、老化、がんや生活習慣病などのさまざまな病気を引き起こす要因となってしまいます。

活性酸素が増える原因として紫外線やストレス、食品添加物、タバコ、激しい運動、過多飲食などがありますが、年齢を重ねると増える傾向にあります。その理由として、活性酸素を無毒化する酵素を体内で作り出す力が年齢とともに衰えてくるからです。

これに対し抗酸化ビタミンは活性酸素を抑制、除去、消去するために働きます。

抗酸化ビタミンには、ビタミンA、ビタミンC、ビタミンEなどがあります。

老化を減速させ、健康維持、病気を予防するためには、抗酸化ビタミンを積極的に摂り入れ、活性酸素に負けない体づくりをしましょう。

ビタミンA

1日の目安量

男	推奨量	900 μg
	耐容上限量	2,700 μg
女	推奨量	700 μg
	妊娠後期	+ 80 μg
	授乳婦	+ 450 μg
	耐容上限量	2,700 μg

脂溶性ビタミンの仲間で、水に溶けにくく油に溶けやすい性質のため油を使った料理と相性が良く、効率よく摂ることができます。レチノール、レチナール、レチノイン酸の総称がビタミンAで、β-カロテンは体内でビタミンAに変換されるプロビタミンA（ビタミンA前駆体）の中でも、もっとも効率よくビタミンAに変換されるため、ビタミンAの1つとして紹介されることも多くあります。

目や皮膚の粘膜を健康に保ち、抵抗力を強める役割があり、お腹の中の赤ちゃんや、生まれたばかりの赤ちゃんにも大切な栄養素で、初乳にはビタミンAが多く含まれています。

ただ、過剰摂取をすると体内に蓄積され、頭痛やめまい、目のかすみ、脱毛、唇や皮膚の乾燥、骨が弱くなるなどさまざまな健康障害を引き起こす可能性があるので注意しましょう。β-カロテンは体内にビタミンAが不足すると変換されるため、体内に蓄積される心配はありません。β-カロテンは抗酸化力が強く、活性酸素に弱い卵子や精子を守ることが期待できます。

100gあたりおおよその量

鶏レバー	14,000 μg	＜β-カロテン＞	
豚レバー	13,000 μg	干し海苔	3,600 μg
食塩不使用バター	800 μg	しそ（葉）	880 μg
卵黄	690 μg	にんじん（皮付き）	720 μg

ビタミンC

1日目安量

男	推奨量	100 mg
女	推奨量	100 mg
	妊婦	+ 10 mg
	授乳婦	+ 45 mg

水溶性ビタミンの仲間で、水に溶けやすく、油脂には溶けにくい性質のため、水につけているとビタミンが溶け出してしまうため、素早く洗い、加熱して食べる場合は汁も一緒に食べられるようにするといいでしょう。

人は、ビタミンCを体内でつくることができないため、食べ物から取る必要があります。不足しないように日々の食生活で摂り入れていきましょう。男女とも1日の推奨量は100mgで、とくに上限量はありません。ビタミンCは水溶性なので余分に摂取したものは排出されますが、摂りすぎると下痢を起こすこともあるので、サプリメントで補っている場合は食事から摂るビタミンCを考えながら上限1000mgを目安にしましょう。

皮膚や細胞のコラーゲンをつくるときに必要な栄養素で、鉄の吸収率アップや免疫力を高めること、また体内に侵入したウイルスから守ったり、活性酸素を消去し、酸化から守るなど、さまざまな役割を持つ栄養素です。

卵子も精子も活性酸素に弱いので、活性酸素を消去できるビタミンCによるアンチエイジングが期待できます。

100gあたりおおよその量

赤ピーマン	170mg	キウイ（黄）	140mg
黄ピーマン	150mg	キウイ（緑）	71mg
ブロッコリー	140mg	じゃがいも	28mg
ゆず	160mg	さつまいも	29mg

妊活との関係

卵子や精子に起こる年齢による質的低下は食い止めることはできません。また、活性酸素は、すべての細胞に影響するので、卵子や精子も例外ではありません。

卵子に起こる酸化ストレスのダメージには卵胞が十分に発育、成熟しない、受精や胚が順調に発育しないなどが起こりやすくなることが知られています。

精子に起こる酸化ストレスによるダメージには精子のDNAへの損傷を引き起こすことから受精率が低下したり、受精後の胚が順調に発育しないなどが起こりやすくなることが知られています。また、よく禁欲期間を長めに設けたほうが精子数が増えると考えがちですが、やはりコンスタントに射精をしたほうが良いようです。というのも、禁欲期間が長すぎると貯蔵されている間に精子の状態が悪くなったり、精子が死んでしまったりし、それらの精子が活性酸素をつくり、元気な精子にダメージを与えてしまうと考えられているからです。

このような活性酸素によるダメージから守る、または消去できる抗酸化ビタミンを摂取することで、酸化ストレスによる老化、質的低下を遅らせることが期待できます。

抗酸化ビタミン
レシピ

ラタトゥイユ

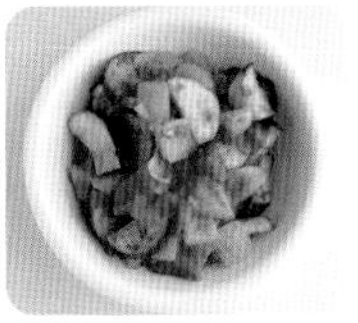

熱に弱いビタミンCも煮込んだ汁ごと食べられます。チキンソテーやオムレツ、パスタのソースとしても最高！

ビタミンE

1日の目安量

男	推奨量	6.0mg
	耐容上限量	900mg
女	推奨量	5.5mg
	妊娠後期	6.5mg
	授乳婦	7.7mg
	耐容上限量	700mg

脂溶性ビタミンの仲間で、強い抗酸化力を持っています。成分名はトコフェロール（Tocopherol）で、ギリシャ語の「Tocos（子どもを産む）」、「Phero（力を与える）」から名付けられた妊娠とも関連深いビタミンです。細胞膜にある不飽和脂肪酸の酸化を防ぎ細胞膜を健康に保つとともに、動脈硬化や血栓の予防、血圧の低下、LDL（悪玉コレステロール）の減少などのために働きます。不足すると神経や筋肉の障害が出ることもあり、血流が悪くなる、頭痛や肩こりなどの症状に悩まされることがあるかもしれません。

私たちのからだは、60兆個もの細胞でつくられていますが、その1つ1つにビタミンEが欠かせないこと、そのほかのビタミンEの働きを考えれば不足することが、どんなに大変なことかを想像できることでしょう。

また、ビタミンEが抗酸化のために働き、酸化されると力を失ってしまいますが、ビタミンCが一緒にあると、酸化されたビタミンEの抗酸化力が復活することがわかっています。そのためビタミンCとEを一緒に摂ることがより効果的です。

ビタミンEは、体に蓄積されることが少ないので食事から十分に摂取できていれば、サプリメントで補わなくても大丈夫です。過剰摂取をすると下痢をしたり、血液が止まりにくくなったりすることがあるので、耐容上限量を守って摂取しましょう。

100gあたりおおよその量

アーモンド	30mg	うなぎ	7.4mg
落花生	10mg	ぶり	5.4mg
ひまわり油	39mg	モロヘイヤ	6.5mg
オリーブ油	7.4mg	かぼちゃ	4.9mg

酸化ストレスから体を守るための5カ条

1 バランスの取れた食生活

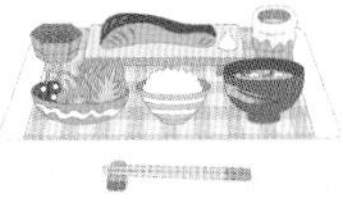

2 適度な運動習慣

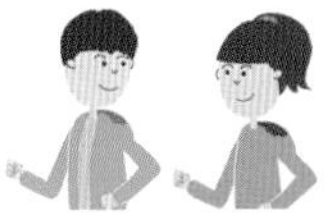

3 十分な睡眠

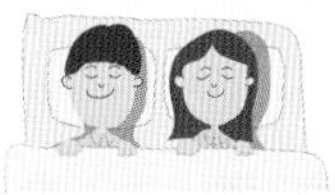

4 適正体重に近づける

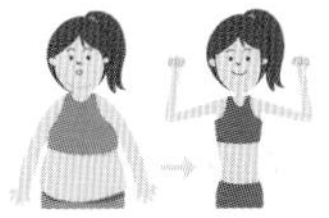

5 タバコを吸わない　副流煙を吸わない

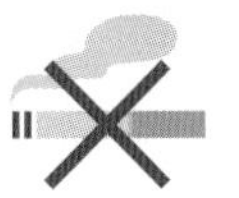

抗酸化作用のあるもの

サプリメントなどを上手に活用しましょう!!

リコピン	トマトやにんじんなどに含まれる赤色やオレンジ色の色素成分でβ-カロテンの仲間。強い抗酸化作用があります。
アスタキサンチン	サケやイクラ、エビなどに含まれる赤色の成分でβ-カロテンの仲間。強い抗酸化作用があります。
ポリフェノール	ポリフェノールは、植物に存在する色素や苦味の成分です。強い抗酸化作用があります。多くの種類があり、アントシアニン、カテキン、カカオポリフェノール、ルチン、コーヒーポリフェノール、クルクミン、ショウガオールなどがよく知られています。
コエンザイムQ10	コエンザイムQ10は体内で作ることができ、体内ではビタミンのような働きをする脂溶性のビタミン様物質です。生命活動に必要なエネルギーをつくり出す補酵素のことをコエンザイムといい、強い抗酸化作用があります。
シラジット	森林や土壌で植物が分解される際に中に存在する有機酸で強い抗酸化作用や抗炎症作用があります。

不足しない！ 04

ビタミンD

ビタミンDの役割

ビタミンDには、カルシウムの吸収促進、骨の成長促進、血中カルシウム濃度を調節する重要な役割とともに、ガンや糖尿病、自閉症との関係、免疫力アップなどにも効果があるといわれています。

ビタミンDは6種類ありますが、ヒトの体で働きがあるのはビタミンD2とビタミンD3です。これらを摂り入れる方法は2つあり、1つは日光中の紫外線からビタミンD3になったものと、もう1つは食材から摂るビタミンD2とビタミンD3です。ビタミンD2は植物性食品に含まれ、ビタミンD3は動物性食品に含まれています。

1日の摂取量は、男女とも8.5μgですが、紫外線からつくられるビタミンDも踏まえての摂取量ですので、日々、日光に当たることを心がけ、食事から摂るビタミンDを考慮しましょう。

ビタミンD レシピ

いわしの丸干し焼き

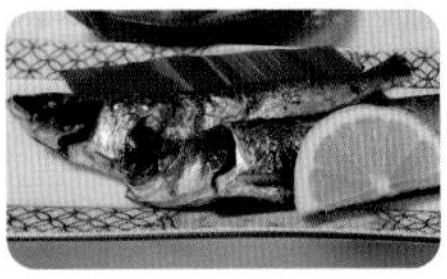

魚は生より天日干しがいいみたい！塩分に注意しながら、頭からパクっと！

妊活との関係

女性

最近、不妊治療施設ではビタミンD不足と体外受精などの治療成績の関係が話題となり、血液検査にてビタミンD濃度を調べるところも増えてきました（保険適用外検査）。

たとえば、多嚢胞性卵巣症候群（PCOS）の女性にはビタミンD不足が多く、解消することで排卵しやすくなるといわれたり、体外受精－胚移植後の流産率を下げるのは、ビタミンDに免疫を調整する作用があるからではないかといわれています。

不妊治療をする女性だけでなく、ビタミンDが不足している女性は多いともいわれていますが、それは日焼けをしたくないということから外出を控えたり、日焼け対策を万全にしていることなども影響しているのかもしれません。

妊娠中や授乳期の母体のビタミンD不足は、出生前も後も赤ちゃんの成長に関係するとされているので、日焼け止めと、日焼け対策をしながら、1日のうちで陽に当たる時間をつくりましょう。

男性

ビタミンDは、精子をつくる力（造精能力）や精子の運動能力、また精子の受精能力に関係しているとされています。たとえば運動率については、血中ビタミンD濃度が高い男性ほど運動率が良かったという報告があります。

そのため、精液所見が芳しくない人は、一度、ビタミンD濃度を調べ、不足していれば補充することで精液所見の改善が期待できるでしょう。実際に、ビタミンDの摂取で精液所見が改善したというケースも報告されているようです。

また、勃起にも関係しているという報告もあります。血中ビタミンD濃度が20ng／ml以下のビタミンD欠乏の男性は、それ以上の男性と比べてED（勃起不全、勃起障害）だった人が有意に多かったとしています。

精子への影響、また性生活も考慮しながら、とくに日中外に出る機会の少ない人は、サプリメントで補うのも良いでしょう。

1日の目安量

男	推奨量	8.5μg
	耐容上限量	100μg
女	推奨量	8.5μg
	耐容上限量	100μg

100gあたり おおよその量

乾きくらげ	85.0μg
乾しいたけ	17.0μg
まいたけ	4.9μg
あんこう（きも）	110.0μg
しらす干し	61.0μg
まいわし・丸干し	35μg
かつお	4.0μg

5.5μgのビタミンDを産生するために必要な時間

7月 晴れ 12時	札幌	4.6分
	つくば	3.5分
	那覇	2.9分
12月 晴れ 12時	札幌	76.4分
	つくば	22.4分
	那覇	7.5分

J Nutr Sci Vitaminol, 59, 257-263, 2013 より一部抜粋

ビタミンD不足？

ビタミンDは、日光に当たること、食べることで体内に取り込まれます。

通常、ビタミンDの血中濃度はほぼ一定に調節されているため、血中ビタミンD濃度を測ることで充足か、不足かがわかります。

自分が足りているのか、足りていないのかを見た目から判断することはできません。これについては、東京慈恵会医科大学が興味深い報告をしています。

2019年4月から2020年3月までの期間に東京都内で健康診断を受けた5518人を対象に血中ビタミンD濃度を調査した結果、その98％がビタミンD不足というものです（※）。また、測定されたビタミンDのほとんどが動物あるいは日光由来のビタミンD3で、植物由来のビタミンD2はほぼ検出されなかったというのです。

これらを鑑みると、ビタミンD3をより良く摂るためにはふたりで散歩がいいのかもしれません。

状態	範囲 ng/mL
ビタミンD 欠乏状態	<20
ビタミンD 不足状態	20-<30
ビタミンD 充足状態	30-100>100

※ Journal of Nutrition Volume 153, Issue 4, April 2023, Pages 1253-1264

不足しない！ 05 亜鉛

亜鉛の役割

亜鉛は、鉄と同じ微量ミネラルに分類されています。ミネラルの中でも、ヒトの体内にあり、栄養素として欠かせないことが確定しているものを必須ミネラルといい、このうち1日の摂取量が概ね100mg以上のものを「主要ミネラル」に、100mg未満のものを「微量ミネラル」に分類しています（表1）。

必要量は微量ですが、必須ミネラルであることには変わりはありません。歯、骨、肝臓、腎臓、筋肉や精巣に多く含まれ、新しい細胞が作られる組織や臓器に存在しています。酵素の構成や酵素反応の活性化、ホルモンの合成や分泌の調整、DNAの合成、たんぱく質の合成、免疫反応の調節などに作用する栄養素です。

妊活との関係

亜鉛は、別名「セックスミネラル」とも呼ばれ、エストロゲンやプロゲステロンの分泌を促し、細胞の正常な分裂を促すため妊活期には欠かせません。

男性は、不足すると男性ホルモンの低下や精巣機能へ影響することもあり、精液量や精子数の低下、精子の運動性の低下につながるといわれています。精巣では亜鉛の濃度が高く、男性生殖器と深い関係があり、亜鉛不足は男性の生殖能力低下と相関しているといわれています。

そのため亜鉛を摂取すれば精子が増えると考えがちですが、そうではなく、精子をつくるために欠かせない栄養素として、亜鉛不足にならないようにすることが大切です。

亜鉛は、女性にも重要なミネラルで、卵巣機能に影響します。

亜鉛は、卵胞刺激ホルモン（エストロゲン）や黄体化ホルモン（プロゲステロン）の分泌にも関わっているため、亜鉛が不足すると卵胞発育に影響し、月経周期が乱れたり、排卵が起こりにくくなったり、卵子の成熟度に影響すると考えられています。

また、同じ微量ミネラルである銅には着床を妨げる働きがあることがわかっています。血中銅濃度が高い人は、着床しづらいという報告もあり、そのため子宮内避妊具には銅が付加されているものもあります。亜鉛は銅を体内から排出する役割もあります。着床環境を整えるために働いていると考えられていることから、女性にも重要です。

1日目安量

男

推奨量	11mg
耐容上限量	45mg

女

推奨量	8mg
妊娠後期	＋2mg
授乳婦	＋4mg
耐容上限量	35mg

表1 必須ミネラル

主要ミネラル　100mg以上／1日

カルシウム　リン　イオウ　カリウム　ナトリウム　マグネシウム　塩素

微量ミネラル　100mg未満／1日

鉄　ヨウ素　亜鉛　銅　セレン　マンガン　コバルト　モリブデン　クロム

欠乏すると

偏った食生活が続くと亜鉛不足になり、皮膚炎、脱毛、味覚障害、食欲低下、下痢などの症状が出ることがあります。逆に過剰摂取をすると、頭痛、発熱、倦怠感・吐き気、腹痛、下痢・銅や鉄不足による貧血・免疫力の低下などの症状が出ることがあります。

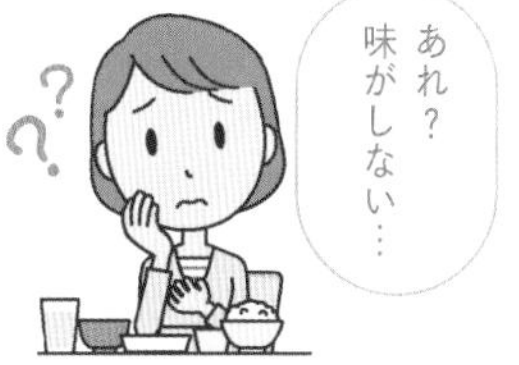

亜鉛レシピ

生かき

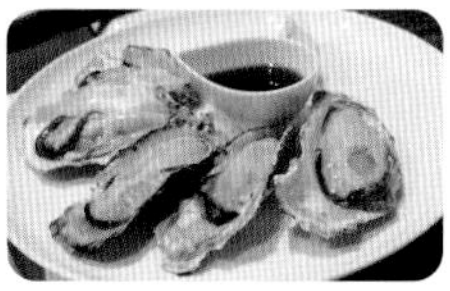

夏は岩牡蠣、冬は真牡蠣と、旬の時期が種類によって違います。生で、焼いて、フライで美味しい旬の時期にぜひ！

亜鉛と精巣

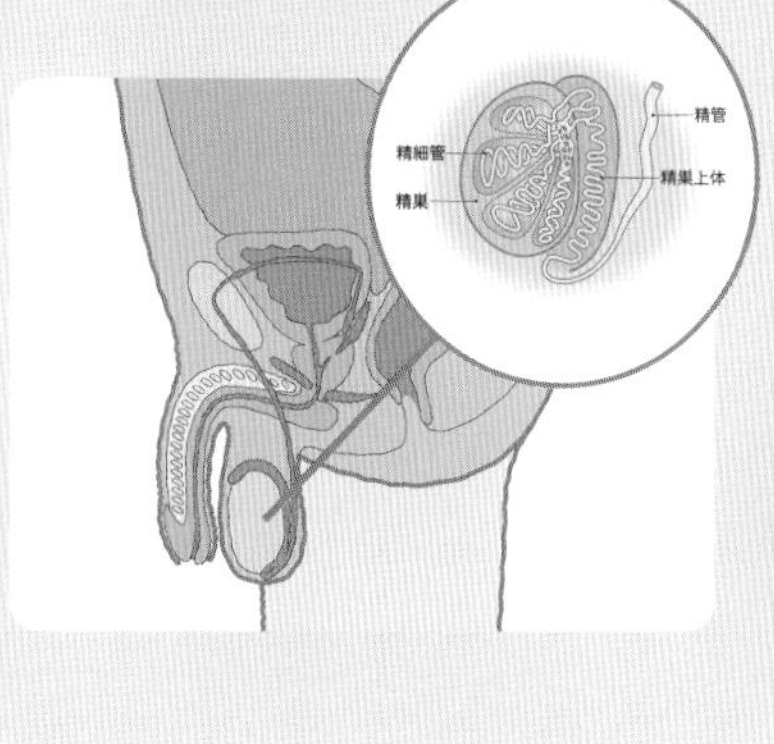

精巣では日々、たくさんの精子がつくられています。射精精液中の精漿には亜鉛が豊富に含まれており、その亜鉛は前立腺由来だということがわかっています。また精漿中に含まれる亜鉛の濃度は（男性不妊と亜鉛に関する基礎的研究から）血清の100倍、前立腺液には300倍だったと報告されています。つまり精子をつくるために亜鉛が不可欠だということですが、健康に暮らす男性であれば食事から十分に亜鉛が摂れ、不足になることはありません。むしろサプリメントの飲用による耐容上限量を超えた過剰摂取が心配です。亜鉛が不足していれば、亜鉛の摂取により精子が増えるなど期待できますが、不足していないのであれば通常の食事でも十分な量を摂ることができています。

100gあたりおおよその量

かき 生	14.0mg
しらす干し	3.0mg
豚レバー	6.9mg
牛もも	4.8mg
カットわかめ	2.8mg
あおさ	1.2mg
切干しだいこん	2.1mg
えだまめ	1.4mg
アーモンド	3.6mg
くるみ	2.6mg

不足しない！

06

鉄

鉄の役割

鉄は、必須ミネラルの1つで、なかでも微量ミネラルに分類されています。

鉄は酸素と結びつき、肺で取り込んだ酸素を全身の細胞や組織に運ぶ重要な役割を担っています。また、赤血球をつくるのに必要な栄養素で、活性酸素を分解する酵素の原料となって抗酸化に働きます。これは体内にある3～4gの鉄のうちの70～75％にあたる機能鉄と呼ばれるものです。

残りの25～30％は貯蔵鉄（フェリチン）と呼ばれ、肝臓、脾臓、骨髄などに蓄えられ、機能鉄が不足した際に利用されます。

機能鉄が不足すると、貯蔵鉄が利用されるようになりますが、それでも不足が補えなくなると鉄欠乏性貧血になります。全身に酸素が行き渡らなくなることから息切れ、動機、めまい、疲労などの症状が現れるようになります。

妊活との関係

女性は、月経による出血があるため鉄不足にならないよう日頃から鉄分を摂るよう心がけましょう。とくに血液検査で問題がなくても、貯蔵鉄であるフェリチン値が低く隠れ貧血の状態もあります。

鉄が不足すると卵子の質の低下につながることもあり、血中フェリチン濃度が40～50ng／ml以上に保つのが良いと考えられています。また、不育症患者にフェリチン濃度が低いケースが多かったことから、流産とも関連があるのではないかと考えられていますが、実際には結論は出ていません。

日本人のどの年代の女性も鉄不足の傾向があり、推奨量に対して約40％分不足していることが国民栄養調査からもわかっています。妊娠中期になると、さらに鉄は必要となるので、今から鉄不足にならないよう食生活に気を配りましょう。

1日の目安量

男

推奨量	7.5mg
耐容上限量	50mg

女

推奨量	10.5mg
耐容上限量	40mg
妊婦初期	+2.5mg
妊婦中期	+9.5mg
授乳婦	+2.5mg

100gあたりおおよその量

豚レバー	13.0mg
鶏レバー	9.0mg
いわし煮干し	18.0mg
しじみ	8.3mg
あおのり	77.0mg
カットわかめ 乾	6.5mg
パセリ	7.5mg
えだまめ	2.7mg
きな粉	8.0mg

鉄 レシピ

鶏レバーの赤ワイン煮

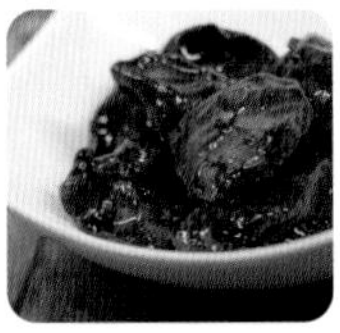

レバーは下処理が大変なので、お惣菜を利用してもいいですね。レバーは鉄分のほかにビタミンAを多く含むので妊娠初期からは控えめに。

ヘム鉄と非ヘム鉄。どっちを摂ればいいの？

食品に含まれる鉄分は、主にヘム鉄と非ヘム鉄の２種類があり、それぞれ含まれている食品や吸収率に違いがあります。ヘム鉄は、レバーや赤身肉、魚などの動物性たんぱく質に多く含まれます。赤血球に含まれるヘモグロビンは、鉄（ヘム）とたんぱく質（グロビン）が結びついたものなので、たんぱく質も摂取することでヘム鉄を摂ることができます。非ヘム鉄は、野菜や豆類などに含まれています。ヘム鉄はそのまま吸収されますが、非ヘム鉄は一緒に食べるものに影響されながら、変化を重ねて吸収されます。

吸収率についてはさまざまな報告があり、ヘム鉄の吸収率は25～40%、非ヘム鉄は5～10%で、ヘム鉄のほうが吸収率が良いことがわかっています。鉄欠乏にならないために鉄分を！ と思っても、植物性のものからの摂取は効率が悪く、なかなか改善されないかもしれません。

非ヘム鉄をより効率よく摂るためには、たんぱく質とビタミンＣを一緒に摂ると良いようです。また、タンニンは非ヘム鉄の吸収率を下げるといわれているため、お茶や紅茶などは食事の際には避けるなどの工夫も必要です。効率的に摂取するにはサプリメントを活用することをお勧めします。その際には「ヘム鉄」であることを忘れずに確認しましょう。

ヘム鉄

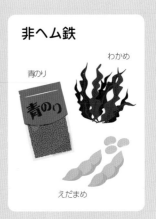

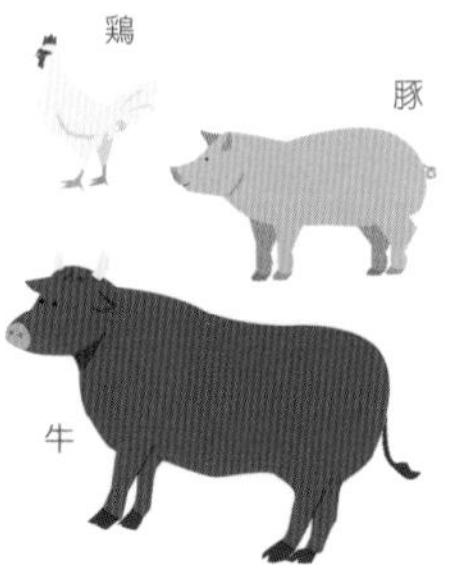

非ヘム鉄

鉄不足と卵子の質

細胞内にあるミトコンドリアは、呼吸することでエネルギーを生み出しています。もちろん卵子や精子にもミトコンドリアがあります。

鉄は、酸素をミトコンドリアに届けるために不可欠であり、多くの鉄がミトコンドリアに運ばれます。そのため鉄不足は、ミトコンドリアのエネルギー量が少なくなることにつながります。

卵子の質は、年齢と大きく関係していますが、それにはミトコンドリアも関係しています。通常の細胞には1細胞あたり100個から2000個程度ですが、卵子には10～20万個のミトコンドリアがあるといわれています。それだけ卵子にはエネルギーが必要なのでしょう。また、加齢により卵子のエネルギーの量が少なくなり、ミトコンドリアのDNAに変異が多くなることも知られていますから、鉄不足にならないことが大切です。

不足しない！ 07 葉酸

葉酸の役割

葉酸はビタミンB群の仲間で、水溶性ビタミンです。

ビタミンB12と協力して、赤血球が正常に分化するのを助けるため、ビタミンB12と一緒に摂ることで貧血症状の改善が期待できます。

また、細胞が分裂する際に必要な核酸（DNAやRNA）やたんぱく質をつくるために必要な栄養素で、不足すると貧血やめまい、さらに進むと認知機能障害などの要因にもなるとされています。

アルコールは葉酸の吸収を妨げるため、葉酸不足が起こりやすくなります。DNAがうまく合成できずガンになりやすいともいわれているため、アルコールをよく摂取する人や偏食や欠食のある人はとくに注意をして、積極的な葉酸摂取を心がけましょう。

葉酸レシピ

枝豆の炊き込みご飯

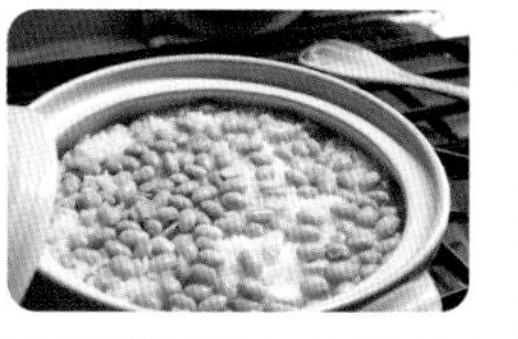

枝豆は葉酸が豊富で、食べやすいのが特徴です。夏の旬の時期に栄養価の高い枝豆ご飯にしてみましょう。

妊活との関係

葉酸は前述の通り、細胞が分裂する際に必要な栄養素の1つです。卵子は、第一減数分裂の途中の状態で原始卵胞の中にあります。排卵周期になると月経周期のホルモンの影響を受けて第一減数分裂を完了させ、第二減数分裂の途中で排卵されてきます。正常に排卵されてくるためには、葉酸不足にならないことが大切で、葉酸が不足すると排卵障害や月経不順が起こりやすいといわれています。また子宮内膜も着床に向かって増殖しますが、このときも盛んに細胞分裂が行われ葉酸が使われています。

精子については、精祖細胞から精子になるまでに細胞分裂を繰り返し、発育してきます。男性もしっかり葉酸を摂ることで精子の発育を助けるといわれています。ただ、卵子や精子の質、子宮内膜も葉酸のサプリメントを摂ることで改善したというデータはないようです。

1日の目安量

男

推奨量	240 μg
耐容上限量	1000 μg

女

推奨量	240 μg
耐容上限量	1000 μg

妊娠を計画　+400 μg
（モノグルタミン酸型：サプリメント）

妊婦	+240 μg
授乳婦	+100 μg

100gあたり おおよその量

あまのり　焼きのり	1900 μg
乾燥わかめ	440 μg
鶏レバー	1300 μg
牛レバー	1000 μg
せん茶	16 μg
えだまめ	320 μg
モロヘイヤ	250 μg
パセリ	220 μg

なぜサプリ

食事から摂る葉酸はポリグルタミン酸型です。サプリメントから摂る葉酸は、モノグルタミン酸型です。食事から摂るポリグルタミン酸型葉酸は、消化管で分解されてモノグルタミン酸になって吸収されます。その利用率も50%なのに対し、サプリメントのモノグルタミン酸型葉酸は、そのまま吸収されるため利用率も高く、安定して葉酸を摂取することができます。

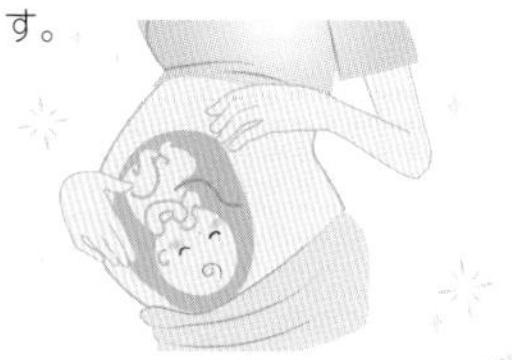

赤ちゃんにも

葉酸は、細胞の分裂や成熟にも大きく関わる栄養素のため、胎児にとっても重要な成分です。

とくに妊娠初期には、さまざまなものがつくられはじめる時期です。胎児の脳や脊髄へと発達する神経管がつくられる大切な時期でもあり、このときに葉酸が不足することで細胞分裂がうまく起こらずに順調に発育できず神経管閉鎖障害につながることもあります。

神経管閉鎖障害は、妊娠初期に神経管の形成が不十分になることで起こる無脳症や二分脊椎などの疾患をいいます。葉酸不足が要因になることから、妊娠初期には不足しないことが大切です。しかし、通常、妊娠に気がつくのは妊娠4〜5週で、胎児の神経管がつくられはじめるのは妊娠6週ごろです。妊娠したとわかったときに葉酸不足だったら…？

そのため、妊娠前からサプリメントで葉酸を補うように勧められているのです。

妊娠前から葉酸摂取を。諸外国では？

1990年代，欧米各国で、葉酸摂取と出生児の神経管閉鎖障害に関するさまざまな臨床研究が行われてきました。妊娠4週前から妊娠12週まで葉酸を1日4mg摂取した場合、リスク低減は60%（イギリス）、72%（ハンガリー）、妊娠4週前から妊娠12週まで葉酸を1日0.36mg摂取した場合、86%（イギリス）、5mg摂取で完全に予防（キューバ）などの報告があります。これらを受けて、英国保健省（DHSC）では妊娠を計画している女性は、妊娠前及び妊娠12週までは葉酸サプリメントを1日400μg摂取するよう推奨。アメリカ疾病管理センター（CDC）では、妊娠可能な年齢のすべての女性に神経管閉鎖障害の発症リスクを低減させるため、葉酸サプリメントを1日400μg摂取するよう勧告しています。

このような葉酸摂取による神経管閉鎖障害の発症リスクの低減対策を実施して効果を得ており、食品に葉酸を添加する国もあります。

必要な栄養は食事から摂れるの？

毎食、食べていれば

毎日三食、朝、昼、夜と一汁三菜（ご飯、汁物、おかず（菜、肉））を食べていれば、栄養が偏ることは基本的にはありません。しかし、三食通して同じ野菜や同じ肉、または魚をアレンジした料理だったら見直しが必要です。とくに野菜は余らせず使い切るために、用途別に切り分けて保存するなどの工夫をして、種類を増やして日々の食生活に取り入れましょう。ただ、毎食調理するのは大変です。朝は時間がない、昼は仕事、夜は急いで帰って食事の仕度をするということも少なくありません。そうした時も栄養バランスを考えることは大切ですが、美味しく、楽しく食べることも大切です。

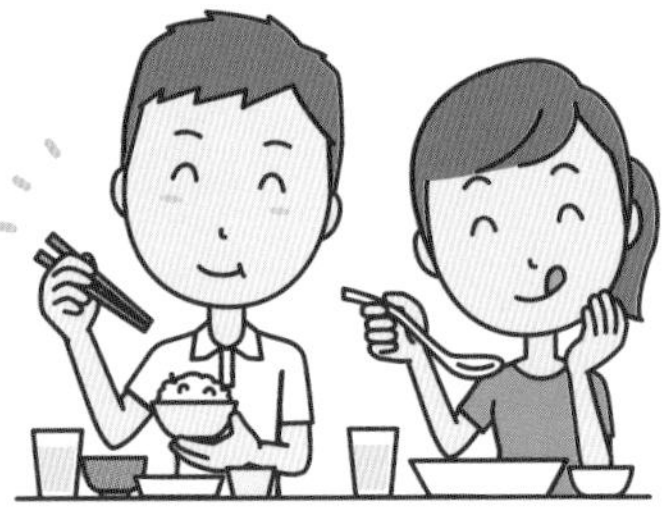

毎食、食べていても

近年、新型栄養失調が増えています。新型栄養失調とは、カロリー不足はなく、しっかり三食食べているにも関わらず起こるもので、偏った食生活により、たんぱく質やビタミン、ミネラルなどの必要な栄養素が摂取できていない状態をいいます。

栄養失調というと痩せこけたイメージがあると思いますが、新型栄養失調は体型に関係なく起こります。また、必要な栄養素が足りなくなることによって、体に変化や不調が起こることもあります。

たとえば、体力の低下や免疫力の低下から、風邪や感染症にかかりやすくなったり、めまいや貧血を起こすこともあります。そのほかにも、肌荒れや乾燥、傷や炎症が治りにくいなどが見られることもあります。

このような症状が以前と比べて多くある場合は、食生活を見直し、不足しがちな栄養摂取を心がけましょう。とくにたんぱく質は、毎食摂取しないと不足してしまいます。気をつけましょう。

休日つくりおき

献立を考えるのは、大変な家事の1つです。毎日三食ともなれば、同じような味付けが続いたり、前の日の残り物を食べたりすることもあるでしょう。

また調理に加えて栄養のことも考えると、疲れた日や通院のあった日などは億劫になることもあるかもしれません。

そこで休日や暇な時間を利用して献立を考えてみましょう。献立まで考えるのは大変という人は、1週間で使う野菜や肉、魚などを栄養に偏りがないよう考えて買いましょう。とくに野菜は調理方法によって摂取できる栄養量が変わるものや食べ合わせによって吸収率が良くなるものもあります。

自分たちの食生活で偏りがちな栄養素は、缶詰などを利用したり、つくり置きをするなどして工夫しましょう。つくり置きしたおかずは、そのままで食べたり、アレンジし2、3日から1週間で食べ切る量で作るのがお勧めです。

なぜ新型栄養失調に？

新型栄養失調は、カロリー不足から起こるのではなく栄養素不足から起こります。高齢者が歯が弱くなったり、足腰が弱くなったりすることで食事量が減ったり、偏るなどから起こるケースが多かったのですが、最近では成人女性や男性にも増えています。その理由として、自己流の食事制限や、日々の忙しさなどから食事が偏り栄養不足になってしまうケースです。とくにファストフードや同じものばかりを食べている人は注意が必要です。

摂取カロリーは十分でも、たんぱく質やビタミン、ミネラルなどの栄養素が不足しがちになり『新型栄養失調』になってしまうのです。

なかでもたんぱく質は、体に貯めて置けず毎食摂らないと不足してしまいます。たんぱく質が不足すると全身への血液循環が悪くなってしまい、筋肉量、基礎代謝、免疫力などの低下など、さまざまな問題が起こりやすくなります。元気な卵子や精子を育てるためにも重要な栄養素ですから、たんぱく質を中心にバランスの良い食生活を送りましょう。

食事バランスガイドを活用しましょう！

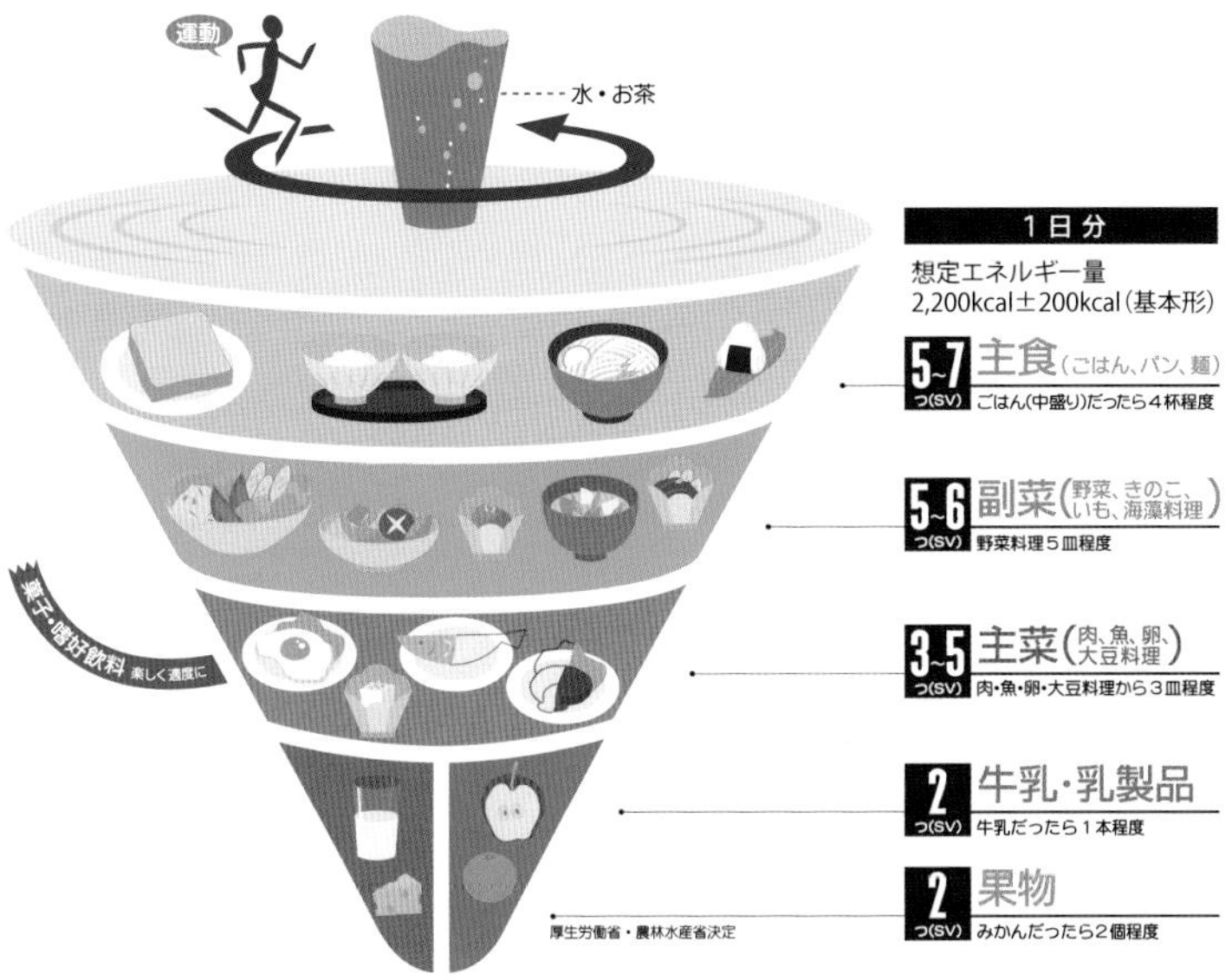

「食事バランスガイド」は、「何を」「どれだけ」食べたらよいのかを、コマの絵で表現したものです。コマには一日に食べることが望ましい料理の組み合わせと、おおよその量がわかりやすく示されています。

コマは、上から「主食」「副菜」「主菜」「牛乳・乳製品」「果物」という５つの料理グループがあり、コマの軸は「水・お茶」などの水分で、「菓子・嗜好飲料」はコマをまわすヒモとして描かれています。おやつは食べてはいけないのではなく、コマを休まずに楽しく回すために大切です。でも、食べ過ぎは注意しましょう！

コマにある５つのグループをバランスよく食べると、コマは回り続けることができます。どこかに偏りがあると、コマはバランスを崩し回れなくなってしまうでしょう。

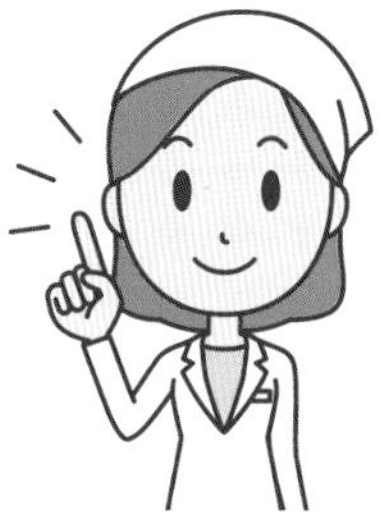

活動量が普通の成人女性の場合：	１日の摂取カロリー **2200 kcal**
活動量が普通の成人男性の場合：	１日の摂取カロリー **2400～3000 kcal**

活動量
低い：１日中座っていることが多い人　1400 ～ 2000kcal
普通：低いに該当しない人　2000 ～ 2200kcal

バランスの良い食事例 ＜1日の目安＞活動量が普通の女性と活動量の低い男性の場合

主食５～7つ ／ 副菜 5～6つ ／ 主菜 3～5つ ／ 牛乳・乳製品 2つ ／ 果物2つ

表に枚数や個数のないものはカロリーを超えないように食べましょう。

おやつ

ロースト無塩ナッツ ５粒

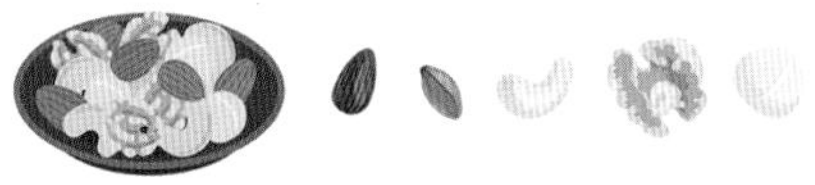

朝

主食…２つ　食パン ２枚
副菜…１つ　野菜サラダ
主菜…１つ　目玉焼き（卵１個）
牛乳…１つ　カフェオレ（牛乳コップ半分）

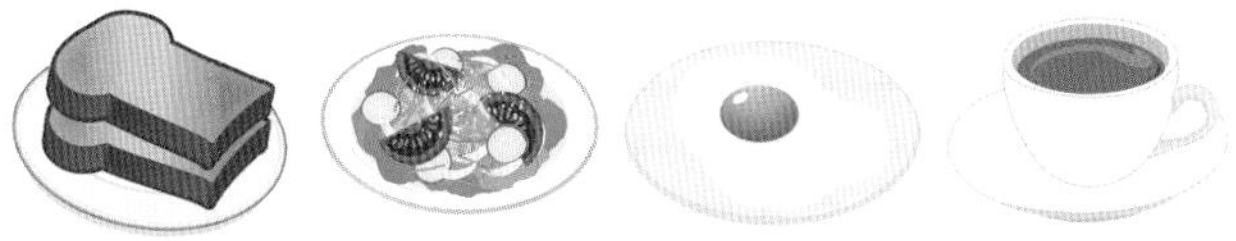

夜

主食…1.5つ　中盛り １杯
副菜…２つ　味噌汁、ひじきの煮物
主菜…３つ　豚肉の生姜焼き
果物…１つ　りんご　1/2 個

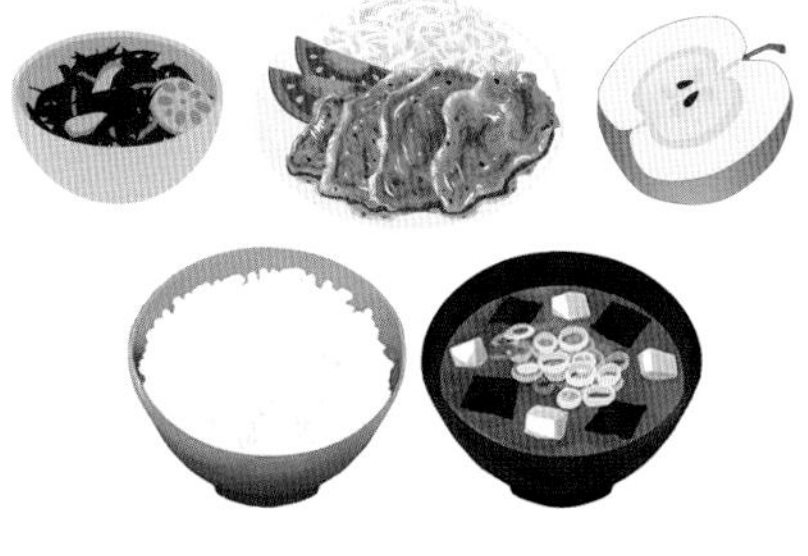

昼

主食…２つ　おにぎり ２個
副菜…２つ　野菜炒め
主菜…１つ　冷奴
乳製品…１つ　ヨーグルト １カップ
果物…１つ　みかん１個

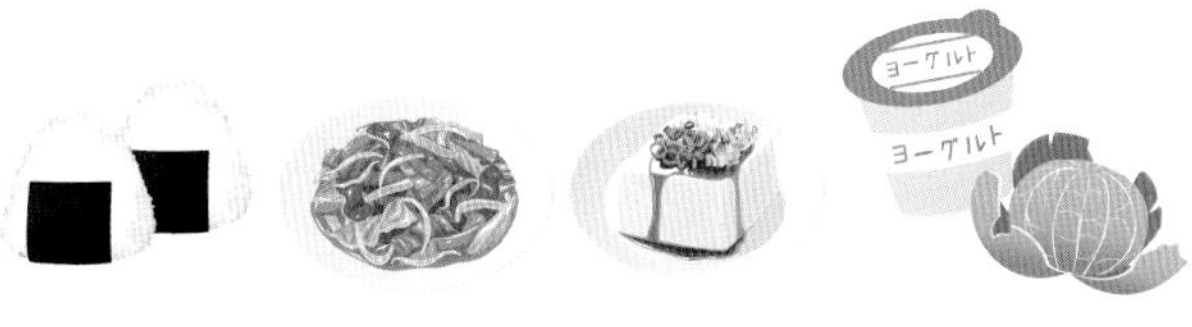

1日に必要なカロリーと 私が1日に食べたものと量

過不足と偏り

前ページで、活動量などに合わせた1日の必要な摂取カロリーの目安を示しました。

活動量が普通の成人女性の場合、1日の摂取カロリーは2200キロカロリー、成人男性の1日の摂取カロリーは2400~3000キロカロリーです。通勤や家事などで体を動かしているのでデスクワークであっても、活動量は普通と考えます。

1日の食事を通して、主食、副菜、主菜、牛乳・乳製品、果物と、どこかに過不足や偏りがないかを、先週または昨日の食生活を手帳やノートなどに記録して振り返ってみましょう。

また、11ページにある五大栄養素から、たんぱく質、炭水化物、脂質、ビタミン、ミネラルに分けてチェックした時に、過不足や偏りがないかなどもプラスして見ていくといいでしょう。

これを毎日繰り返すとなると大変なので、集中して1週間や10日間の食生活から振り返ることで、自分やパートナーの食生活の傾向やクセがわかってくると思います。

記録することのほかに、自分の食習慣の良くないところを知ることも大切です。神奈川県のホームページに『働く世代の食生活に関する健康づくり～栄養改善普及運動～』があります。そこで自分のタイプを調べることができるので、一度試してみるのもいいでしょう。

食習慣の良くないところは？

栄養バランスがよくない

三食きちんと食べていますか？
食事を抜いたり、おかずの種類が少ないとバランスが良くないですよ！

夕飯の時間が遅い

仕事から帰ってくるのが遅く、夕食後、すぐに寝るという生活スタイルの人は夕飯を２回に分けるなど工夫しましょう。

おやつ大好き

おやつも食事バランスのコマを回すには大切です。でもおやつを食べすぎて食事が減ってしまうのでは意味がありません。適度に適切におやつを食べましょう。

お酒大好き

酒は百薬の長というのは、適切な量であることが大前提。毎日、多くのお酒を飲む人は、食事量が少なかったり、糖質が多くなりがちです。休肝日と適度な量で。

外食やコンビニ弁当が多い

外食やコンビニ弁当が多いと野菜が不足しがちです。野菜を別にもう１,２品を意識してチョイスしましょう。

働く世代の食生活に関する健康づくり～栄養改善普及運動～　参照
https://www.pref.kanagawa.jp/docs/x2p/cnt/f47/p2160-1.html

記録してみましょう！

<1日の目安>活動量が普通の女性と活動量の低い男性の場合
主食５～７つ ／ 副菜 ５～６つ ／ 主菜３～５つ ／ 牛乳・乳製品 ２つ ／ 果物２つ

主食　副菜　主菜　牛乳・乳製品　果物　の順で「つ」を記録

	朝	昼	夜	おやつ	
月	トースト６枚切り　1 カフェオレ バナナヨーグルト １　０　０　２　１	おにぎり　2 唐揚げ　ほうれん草 卵焼き　たくあん ２　１　４　０　０	ごはん　1 煮魚　みそ汁 きゅうりとわかめの 酢の物　いちご １　２　２　０　１	チョコレートナッツ 10粒 コーヒー	お昼にお弁当を持っていくようしてから、少しずつ食事のバランスに気をつけるようになったかな？と思う ４　３　６　２　２
火	トースト６枚切り　1 カフェオレ バナナヨーグルト １　０　０　２　１	ごはん（ふりかけ） 豚肉生姜焼き ちくわキュウリ 卵焼き 1.5　１　４　０　０	ごはん　1 ハンバーグ にんじん ポテト　みそ汁 1.5　２　３　０　０	ビール　1缶 柿の種　小袋１	ダンナが飲んでたから、ガマンできずに… ４　３　７　２　１
水	トースト６枚切り　1 カフェオレ バナナヨーグルト １　０　０　２　１	ナポリタン サラダ コーヒー ２　２　０　０　０	ごはん　1 白菜ミルフィーユ （ベーコン） ちくわマヨ炒め 1.5　４　１　０　０	チョコレートナッツ 10粒 コーヒー	何年も同じ朝ごはんを食べているけど、これも考えたほうがいいかな？ でも、朝はめんどくさい。 4.5　５　１　２　１
木	トースト６枚切り　1 カフェオレ バナナヨーグルト １　０　０　２　１	おにぎり　2 ししゃも 卵焼き ２　０　３　０　０	ごはん　1 サバの竜田揚げ ほうれん草おひたし みそ汁　れんこん炒め 1.5　３　３　０　０	チョコレートナッツ 10粒 コーヒー	昼ごはん、足りなかった。 4.5　３　６　２　１
金	トースト６枚切り　1 カフェオレ バナナヨーグルト １　０　０　２　１	ごはん ハンバーグ ポテサラ カップ／コーンスープ 1.5　２　３　０　０	カツ丼 みそ汁 ブロッコリー ２　３　３　０　０	チョコレートナッツ 8粒 コーヒー	今日は通院だったので、夕飯は手抜き。スーパーでとんかつを買って、カツ丼にした。 4.5　５　６　２　１
土	トースト６枚切り　1 カフェオレ バナナヨーグルト １　０　０　２　１	お好み焼き ウーロン茶 １　１　３　０　０	居酒屋 お酒　6 いろいろ食べた… ∞　……		久しぶりの飲み会で飲んで、食べてしまった。 １週間のがんばりが消えた気がした。 ２　１　３　２　１　∞　……
日	抜き　寝てた。 １　０　０　２　１	オムライス サラダ コーヒー ２　１　２　０　０	ごはん　1 鳥の照り焼き ほうれん草炒め みそ汁　りんご 1.5　２　２　０　１	柿の種　小袋１	昨晩遅かったので、朝ごはん抜き。 4.5　３　４　２　２

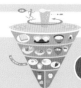

よく食べるメニューの「つ(SV)」がわかる

食事バランスガイド　つ(SV)早見表

● 「つ(SV)」をチェックしてバランスの良い食事を　●果物と牛乳・乳製品も忘れずに！

		メニュー	主食	副菜	主菜	牛乳・乳製品	エネルギー (kcal)
和食	1	ご飯・小	1	0	0	0	170
	2	おにぎり	1	0	0	0	170
	3	炊き込みご飯	1	0	0	0	230
	4	いなりずし（小2個）	1	0	0	0	270
	5	すし（にぎり）盛り合わせ	2	0	2	0	500
	6	親子丼	2	1	2	0	510
	7	天丼	2	0	1	0	560
	8	うな重	2	0	3	0	630
	9	牛丼	2	0	2	0	730
	10	かつ丼	2	1	3	0	870
	11	かけうどん	2	0	0	0	400
	12	天ぷらうどん	2	0	1	0	640
	13	ざるそば	2	0	0	0	430
	14	焼きそば	1	2	1	0	540
	15	たこ焼き（6個）	1	0	1	0	320
	16	お好み焼き	1	1	3	0	550
	17	きゅうりのもろみ添え	0	1	0	0	30
	18	きゅうりとワカメの酢の物	0	1	0	0	30
	19	ほうれん草のおひたし	0	1	0	0	20
	20	春菊のごま和え	0	1	0	0	80
	21	きんぴらごぼう	0	1	0	0	100
	22	小松菜の炒め煮	0	1	0	0	100
	23	ひじきの煮物	0	1	0	0	100
	24	野菜の煮しめ	0	2	0	0	130
	25	切り干し大根の煮物	0	1	0	0	120
	26	野菜炒め	0	2	0	0	210
	27	枝豆	0	1	0	0	70
	28	うずら豆の含め煮	0	1	0	0	110
	29	かぼちゃの煮物	0	1	0	0	120
	30	じゃがいものみそ汁	0	1	0	0	70
	31	里芋の煮物	0	2	0	0	120
	32	ふかし芋	0	1	0	0	130
	33	焼鳥２本	0	0	2	0	210
	34	豚肉のしょうが焼き	0	0	3	0	350
	35	肉じゃが	0	3	1	0	350
	36	すき焼き	0	2	4	0	670
	37	さしみ	0	0	2	0	80
	38	かつおのたたき	0	0	3	0	100
	39	干物	0	0	2	0	80
	40	鮭の塩焼き	0	0	2	0	120
	41	さんまの塩焼き	0	0	2	0	210
	42	煮魚	0	0	2	0	210
	43	おでん	0	3	2	0	230
	44	天ぷら盛り合わせ	0	1	2	0	410
	45	茶わん蒸し	0	0	1	0	70
	46	目玉焼き	0	0	1	0	110
	47	玉子焼き	0	0	1	0	100
	48	冷奴	0	0	1	0	100
	49	納豆	0	0	1	0	110
	50	がんもどきの煮物	0	1	2	0	180

「つ(SV)」とは、食事の提供量の単位のことです。

		メニュー	主食	副菜	主菜	牛乳・乳製品	エネルギー (kcal)
洋食	51	エビピラフ	2	0	1	0	480
	52	チキンライス	2	0	1	0	650
	53	オムライス	2	0	2	0	610
	54	カレーライス	2	2	2	0	760
	55	ドリア	1	0	1	2	570
	56	マカロニグラタン	1	0	0	2	450
	57	スパゲッティ(ナポリタン)	2	1	0	0	520
	58	スパゲッティ（ミートソース）	2	1	2	0	660
	59	ロールパン（2個）	1	0	0	0	190
	60	トースト(6枚切り)	1	0	0	0	220
	61	ぶどうパン	1	0	0	0	220
	62	調理パン	1	0	0	0	280
	63	ピザトースト	1	0	0	2	310
	64	クロワッサン（2個）	1	0	0	0	360
	65	ミックスサンドイッチ	1	1	1	1	550
	66	ハンバーガー	1	0	2	0	500
	67	海藻とツナのサラダ	0	1	0	0	70
	68	ゆでブロッコリーのサラダ	0	1	0	0	90
	69	きのこのバター炒め	0	1	0	0	70
	70	ポテトフライ	0	1	0	0	120
	71	ポテトサラダ	0	1	0	0	170
	72	コロッケ	0	2	0	0	310
	73	野菜スープ	0	1	0	0	60
	74	コーンスープ	0	1	0	0	130
	75	ウィンナーのソテー	0	0	1	0	180
	76	メンチカツ	0	0	2	0	350
	77	トンカツ	0	0	3	0	350
	78	ビーフステーキ	0	0	5	0	400
	79	ハンバーグ	0	1	3	0	410
	80	ロールキャベツ	0	3	1	0	240
	81	クリームシチュー	0	3	2	1	380
	82	鮭のムニエル	0	0	3	0	190
	83	魚のフライ	0	0	2	0	250
	84	オムレツ	0	0	2	0	220
中華	85	チャーハン	2	1	2	0	700
	86	ビビンバ	2	2	2	0	620
	87	白がゆ	1	0	0	0	140
	88	天津メン	2	0	2	0	680
	89	ラーメン	2	0	0	0	430
	90	チャーシューメン	2	1	1	0	430
	91	ほうれん草の中国風炒め物	0	2	0	0	210
	92	もやしにら炒め	0	1	0	0	190
	93	シューマイ（5個）	0	0	2	0	290
	94	ギョーザ（5個）	0	1	2	0	350
	95	春巻き（2本）	0	1	1	0	300
	96	酢豚	0	2	3	0	640
	97	鶏肉の唐揚げ	0	0	3	0	300
	98	あじの南蛮漬け	0	0	2	0	230
	99	八宝菜	0	1	2	0	330
	100	麻婆豆腐	0	0	2	0	230

出典：フードガイド検討会報告書
福岡女子大学　早渕研究室

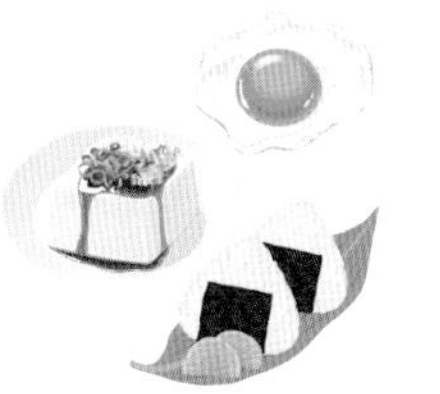

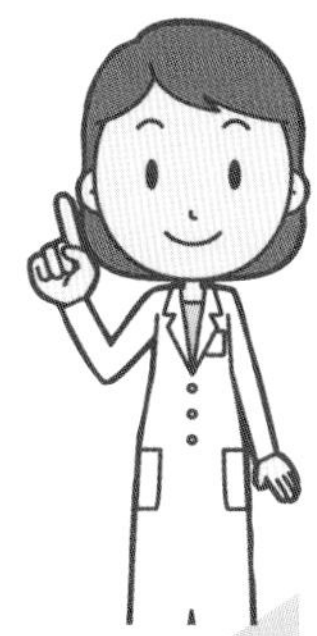

※農林水産省 食事バランスガイド参照

● この「つ（SV）」とは、農林水産省による複合料理などの数え方で、大人が食べる標準的な量をもとに計算されています。
早見表にないものは、料理の主材料とその重量から計算をします。１つ（SV）の基準値は、炭水化物 40g、たんぱく質 6g、野菜重量 70g です。

1SVの基準

主食	主材料の穀物に由来する炭水化物約40g
副菜	主材料の野菜、きのこ、いも、豆類（大豆を除く）、 海藻類の重量 約70g（注:乾物は戻した重量で計算）
主菜	主材料の魚、肉、卵、大豆・大豆製品に由来するたんぱく質 約6g
牛乳・乳製品	主材料の牛乳・乳製品に由来するカルシウム 約100mg
果物	主材料の果物の重量 約100g

実践食育ナビ　参照
https://www.maff.go.jp/j/syokuiku/zissen_navi/use/rule.html

	0つ(SV)	0.5つ(SV)	1つ(SV)	1.5つ(SV)	2つ(SV)
整数表示主食(ごはん以外)	0～0.67	―	0.67～1.50	―	1.50～2.50
整数表示主食(ごはん)	0～0.67	―	0.67～1.25	1.25～1.75	1.75～2.50
0.5表示	0～0.25	0.25～0.67	0.67～1.25	1.25～1.75	1.75～2.50

計算する主材料の重量は、調理前の生重量（可食部のみ）を用います。また、主材料の重量計算はレシピに記載された食品重量に従うか、1玉、1食分、1個など製品に表示されている重量を用いて計算しましょう。乾物などは戻して調理に使用する状態の重量を用います。

食べる 02

食べる時間と食べる量

いつ どのように食べるか

最近、「時間栄養学」が注目されています。時間栄養学とは、体内時計と関わりが深く、なにを、いつ、どれだけ、どのように食べるのが良いかを考える栄養学のことです。

同じ食事でも、食べる時間やスピード、順番によって栄養学的効果や健康への影響が変わり、体調も整えられるとされています。カロリーだけの問題ではなく、体内時計に合う生活リズムと食事リズムも合わせて妊娠しやすい体づくりを考えてみましょう。

1、朝食を食べる

体内時計は24時間よりもやや長く、毎日少しずつ誤差が生まれます。その誤差は、太陽の光を浴びたり朝食を摂ることでリセットされます。

朝食の時間は、前日の夕食から10時間以上空ける、また起床から2時間以内に食べるのが目安です。

2、夕食は朝食から12時間前後に食べる

夕食の時間が遅くなりやすい人は、朝食から12時間前後におむすびやパンなどを食べ、その後、たんぱく質を中心に主菜、副菜を食べると良いでしょう。

3、朝4：昼3：夕3の割合が理想

食事のボリュームは、夕食に高いという人が多いと思いますが、理想は朝食のボリュームを少し高めの朝4：昼3：夕3です。夕食後の活動量は日中に比べて低いことが理由の1つですが、夕食を減らすのが難しい場合は、朝3：昼3：夕4にしても大丈夫です。

食事時間を一定にするためにお腹が鳴る

時間栄養学の観点から、夕食を朝食の12時間前後に食べるために、食事の時間を決めておくことも大切です。

朝食が7時の場合、夕食も19時、昼食は昼休みなどの関係もあり12時前後と目安を立てましょう。

食事時間ごと、お腹が空いて美味しく食べることも大切です。その合図は、お腹が空いてグーっと鳴る音です。お腹が空くと、胃からグレリンというホルモンが分泌されます。グレリンは、成長ホルモンの分泌を促進し、食欲を増進させる働きを持っています。成長ホルモンは、体のあらゆる臓器や細胞に必要です。もちろん卵子や精子、子宮内膜にも重要です。

そこでお腹が空いてグレリンが分泌されてからご飯を食べること、また食事時間にお腹がグーッとなるように食事量を調整するように心がけましょう。夕食を食べ過ぎてしまう人は、昼食で満足感を得られるようにしたり、合間におやつを食べるようにして夕食に備えましょう。

BMAL1とは

BMAL1（ビーマルワン）は、脂肪合成を促進するたんぱく質で、時間帯によってその量が変動し、多い時間帯には脂肪をため込みやすくなります。

BMAL1の量がもっとも少なくなるのは14時頃で、22時頃から増え、夜中の2時頃がピークになります。

BMAL1の量が多いときに食べると脂肪が溜まりやすく、少ないときに食べると脂肪になりにくいので適正体重に近づける、または維持するための参考にしましょう。

グラフ1

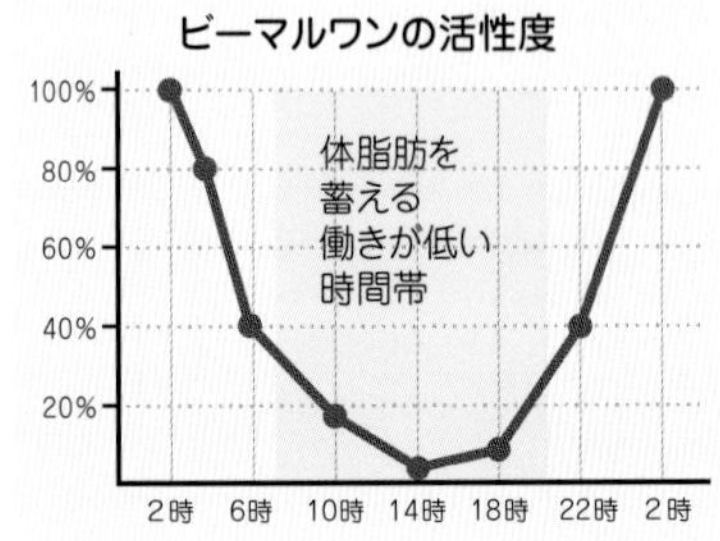

食事の時間とBMAL1の日内変動

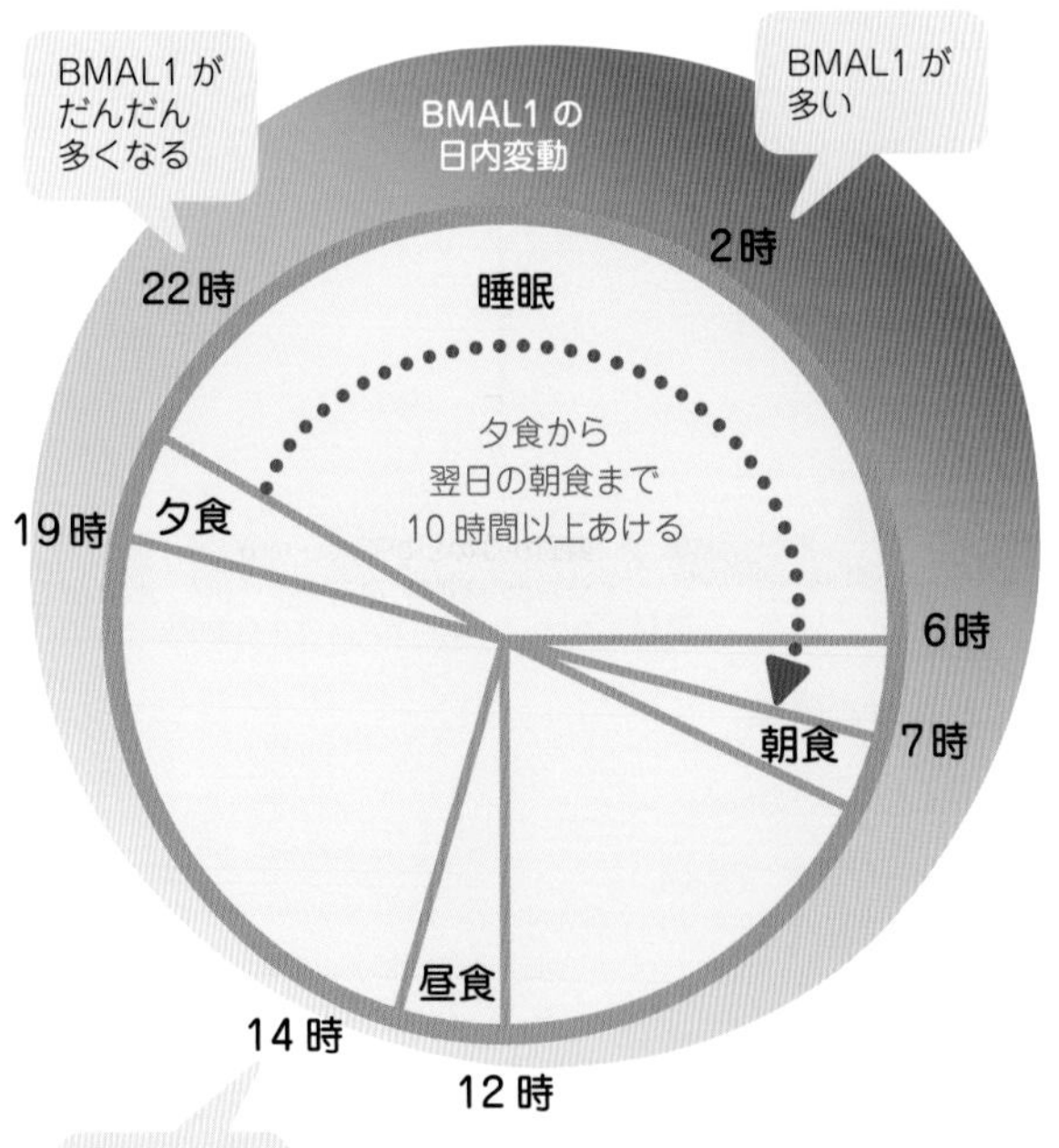

BMAL1は、毎日12時間周期で増減を繰り返し、深夜2時に最も多く、14時に最も少なくなります。
時間栄養学とBMAL1を考慮しながら、食事の時間を見直してみましょう。

お腹いっぱい！と お腹すいた！

脳の視床下部には満腹感を得られる満腹中枢と空腹感を感じる摂食中枢があります。胃が空になるとグレリンが分泌され視床下部を刺激し、摂食中枢が働いて「お腹が空いた」と感じ、食欲がわきます。

そして、食事をすると脂肪細胞から分泌されるレプチンというホルモンが満腹中枢を刺激して「お腹がいっぱい！」と感じるようになります。

レプチンがより多く分泌されるのは、食事を始めてから15～20分ほどといわれています。そのため早食いをすると満腹中枢が刺激される前に、多く食べてしまうので、ゆっくりとよく噛んで食べることが大切です。

とくに肥満傾向の人は、1回口に入れたら30回ほど噛んでから次を食べる、1回口に入れたら箸を置いて噛むことに集中するなどして早食いや大食いに気をつけましょう。

痩せている人は、早食いや大食いをすれば太れるというものではありません。食が細い人は、食事回数を増やしたり、運動して空腹感を得てから食べることで食事量を増やすなど考えましょう。

ストレスで太ったり、痩せたりすることもありますので、よく眠る、半身浴でリラックスするなどして気分転換をしましょう。

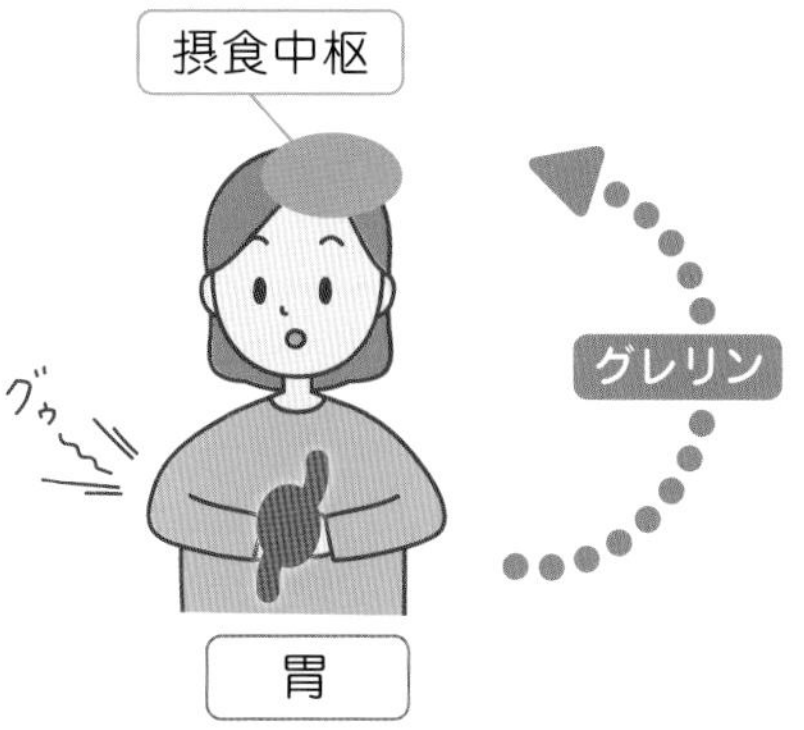

胃からグレリンが分泌されて視床下部を刺激すると、お腹が空いた～と感じる

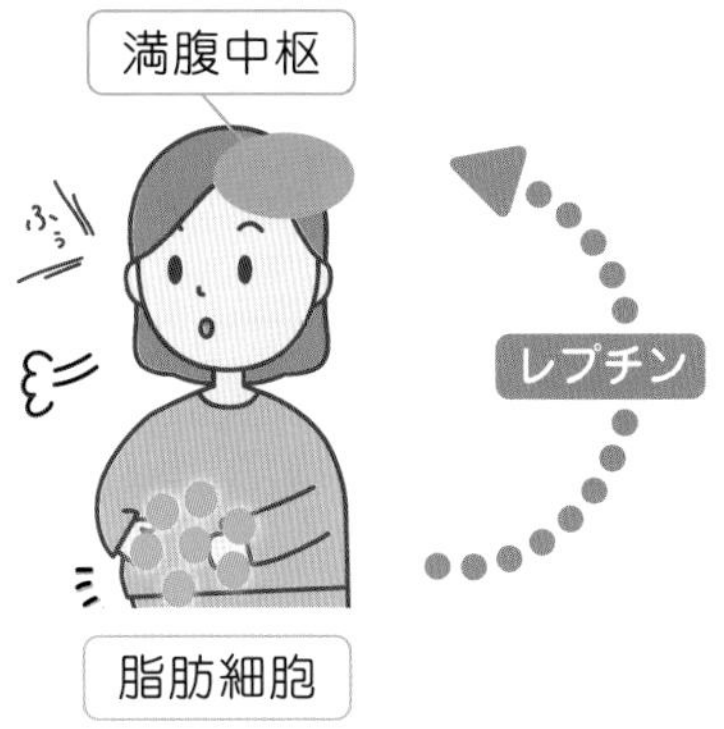

食事をしてから約15～20分後には、脂肪細胞からレプチンが分泌されて、視床下部を刺激するとお腹がいっぱーい！と感じる

ウンチから知る

うんちは、食べたもののカスと水分、腸粘膜が剥がれたもの、そして腸内細菌で構成されています。

腸内環境が良ければ良いうんちが出ますが、腸内環境が悪ければ便秘になったり、下痢になったりします。腸内の悪玉菌が増えると、腸の働きが鈍くなり有害物質が溜まり、ドロドロした血液になり、血のめぐりが悪くなることもあります。

また、免疫力の低下や、花粉症、アトピー性皮膚炎などのアレルギー性疾患にも腸内環境が関係していることがわかっています。その腸内環境を確かめるもっとも簡単な方法は、うんちをチェックすることです。

良いうんちは、バナナうんちです。カチカチコロコロうんちは、便秘の人に多く、腸内に悪玉菌が多くなっていることが考えられます。

食事内容も深く関係しているので、毎回のうんちをよく観察して腸内環境が良くなる生活をしましょう。

この腸内環境は、子宮内環境にも通じているといわれています。子宮内の環境の良し悪しは、着床に関わってきますので、子宮内環境を良くするためにも、腸内環境に注目し、うんちをチェックしましょう。うんちのチェックにはブリストスケール（右図）を使うと便利です。3、4、5が正常で、特に4がいいうんちです。

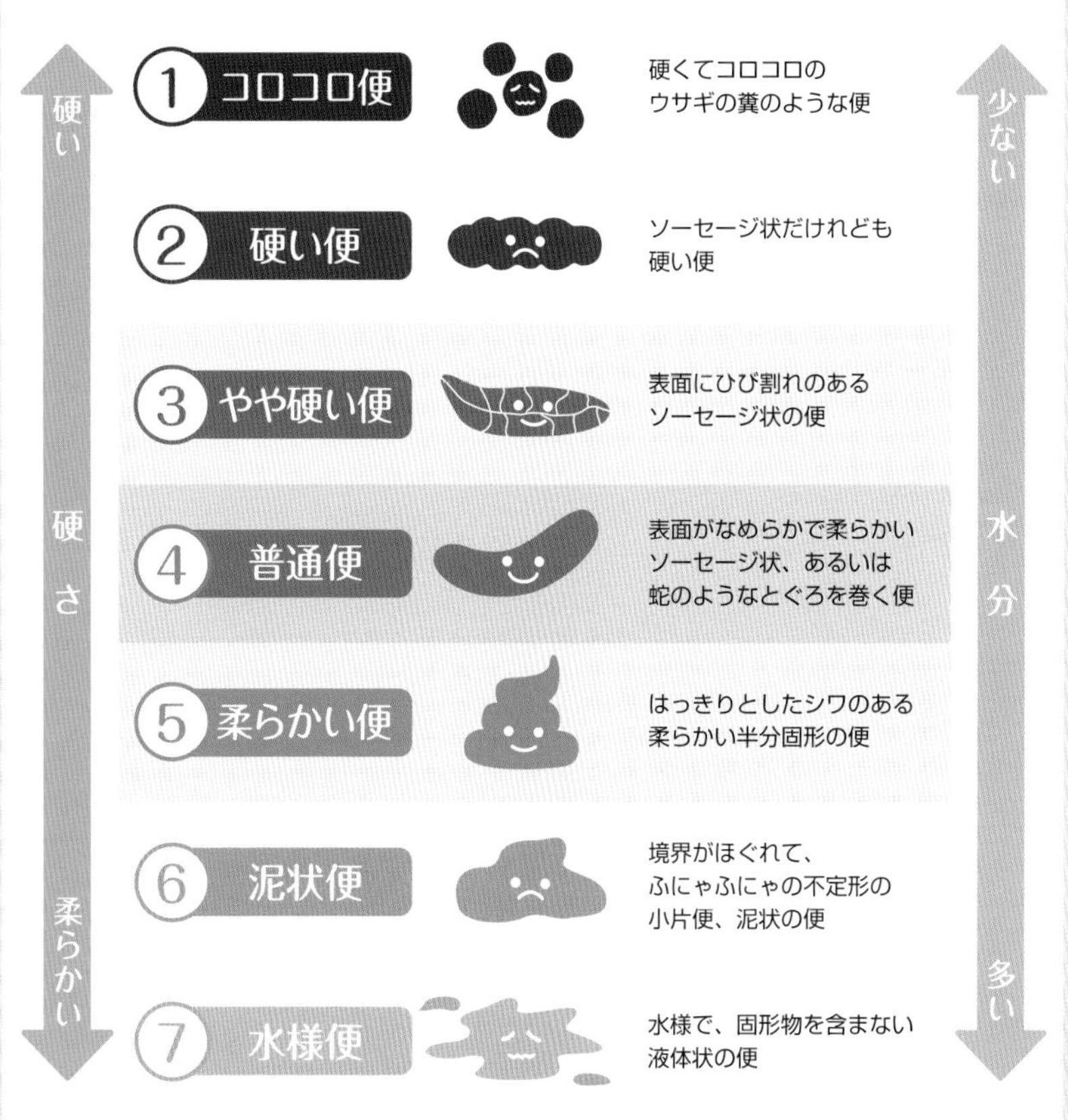

食べるものを選ぼう！

足りないものから選んで献立を立てる

日々の献立を考えるのは、とても大変です。そこで1日の食事で食べた種類をチェックし、食べなかったもの、不足していそうなものを中心にして、献立づくりの参考にしましょう。

毎日チェックするのは大変なことですからランダムで1日を選んで、週末などの休みを使ってチェックしてみましょう。

食べた種類に◯印などをつけ、ついていない種類が何かを把握し、自分の食生活を振り返ってみることがポイントです。

その際にポイントとなるのが『さあにぎやかにいただく』です。これは、東京都健康長寿医療センター研究所が開発した食品摂取多様性スコアを構成する10の食品群の頭文字をとったもので、ロコモチャレンジ！推進協議会が考案した合言葉です。

不足している食品群をわかりやすく知ることができるので、チェックシートを活用して、自分の食生活を振り返って、献立作りに役立ててみてください。

今日の食事

朝

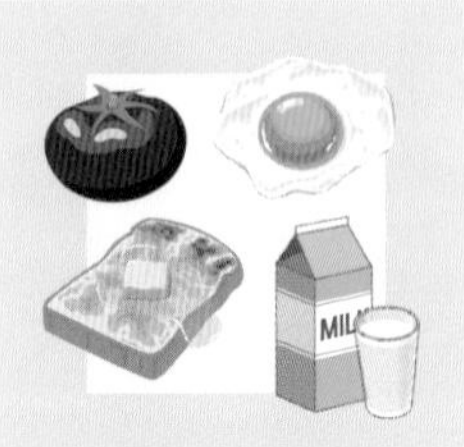

昼

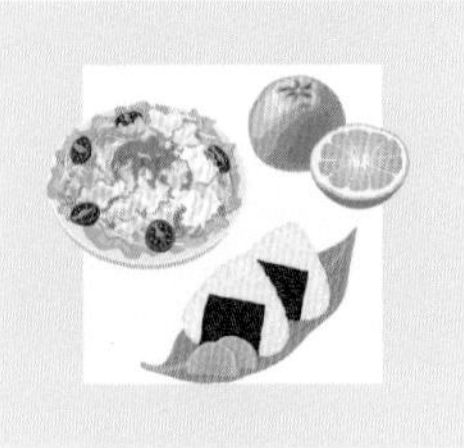

晩

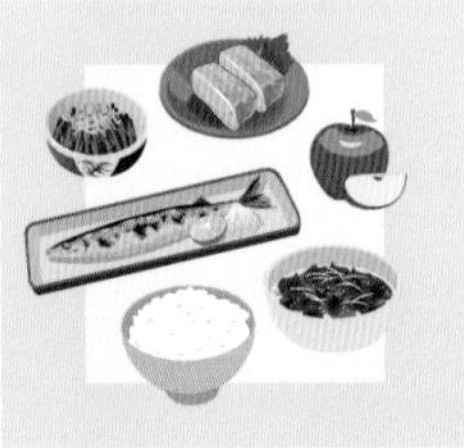

1日の食事の中で1回でも食べた場合、●をつけましょう！

さ あ、に ぎ や か に い た だ く

	さかな 魚	あぶら 油脂類	にく 肉	ぎゅうにゅう 牛乳	やさい 野菜	かいそう 海藻	いも 芋	たまご 卵	だいず 大豆	くだもの 果物
	魚、イカ、エビ 貝類、ツナ缶 干物、練り製品 など	植物油、ごま油 オリーブ油、バター ドレッシング、マヨネーズ など	牛、豚、鶏、ハム ソーセージ、肉団子 しゅうまい など	牛乳、チーズ ヨーグルト など	にんじん、ピーマン トマト、かぼちゃ ほうれん草 など	わかめ、のり ひじき、めかぶ もずく など	じゃがいも 長芋、里芋 さつまいも など	うずら卵、炒り卵・卵焼き・卵豆腐などの卵料理 など	豆腐、納豆 厚揚げ、豆乳 煮豆、枝豆 など	りんご、みかん いちご、バナナ など
朝		●		●	●			●		
昼		●	●		●					●
晩	●				●	●		●		●
							芋がない!!		大豆がない!!	

1回は食べていても、量が足りないようなら、翌日には補えるように工夫しましょう。

食材の選び方の一例

肉
・肉の色がきれいなもの ・肉質が盛り上がって弾力性の良いもの ・脂身が白くきれいなもの ・食品トレイなどにドリップが溜まっていないもの ・消費期限の長いもの

魚
・目が澄んでいるもの ・色や模様がキレイに見えるもの ・肉質が盛り上がって弾力性の良いもの ・食品トレイなどにドリップが溜まっていないもの ・消費期限の長いもの

野菜
・茎がしっかりして萎びていないもの ・葉が青々しているもの ・全体的にみずみずしいもの ・色が濃くて艶があるもの

芋
・皮の色が均一なもの ・全体的に形がふっくらしているもの ・しっかりとした硬さのあるもの

どの方法を選んで食生活を改善するか？

これまで、不足しないように気をつけたい栄養素や、食事の摂り方については食品バランスや1日に食べたものをチェックすること、時間栄養学などの紹介をしてきました。

どれもこれも全部やるというのは、いささか無理があるので、どの方法が自分に合っているか、取り組みやすいものはどれか、長続きできそうなことは何かを選んで始めてみましょう。

また、日々、食生活に気をつけているとストレスも溜まります。今日は、何も作りたくない、何もしたくないという日もあるでしょう。そんな時は、外食をしたり、お惣菜で済ませたりするのは、何も悪いことではありません。あまり根を詰めて考えてしまうと、心も体もガチガチになってしまうので、好きなものを好きなように食べるチートデイがあってもいいのです。

たまにはふたりで待ち合わせをして、行ってみたかったレストランで夕食デートを楽しんだり、友人と居酒屋でお酒を飲みながら楽しく食事をしてみましょう。

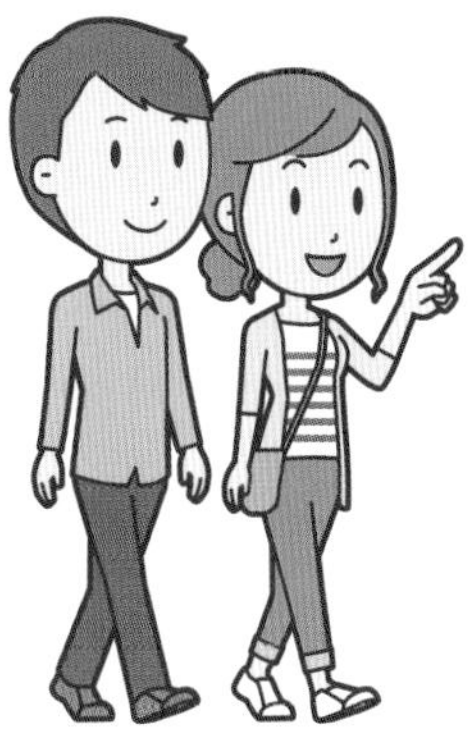

それでも気になる？外食やお惣菜の選び方

日々の昼食に外食やコンビニなどを利用している場合、炭水化物メインで考えず、おかずをメインに考えるといいでしょう。丼ものにしようか、パスタやうどんなどの麺類にしようかではなく、煮魚にしよう、豚の生姜焼きにしようと考えると、ご飯、味噌汁、副菜などと考えが広がっていくことと思います。パンなら菓子パンなどではなく、野菜や卵のサンドイッチにするとバランスも良くなります。

外食でもお惣菜でも、基本的な考え方は同じです。食事バランスガイドをメインに考えるのなら、主食1、主菜3、副菜2、果物1などと考えればいいですし、チェックシートを考えるのなら魚、野菜、海藻、大豆などと食材を確認していけば大丈夫です。

ただ、外食やお惣菜、コンビニなどを利用する日が続いてしまった場合は、揚げ物などを控えてカロリー表示を見ながら、夕食なら女性は660キロカロリー、男性は900キロカロリーを目安にするといいでしょう。

あとは、時間です。お酒が伴う場合は、少し食事量を控え気味に、21時以降は飲食を控えめにしましょう。ただ、たまには息抜きも大事です。ストイックになり過ぎず、美味しく楽しく、たくさん食べたり、飲んだりした後は、2、3日で摂取カロリーを調整するようにしましょう。

外食

和定食だといいかも

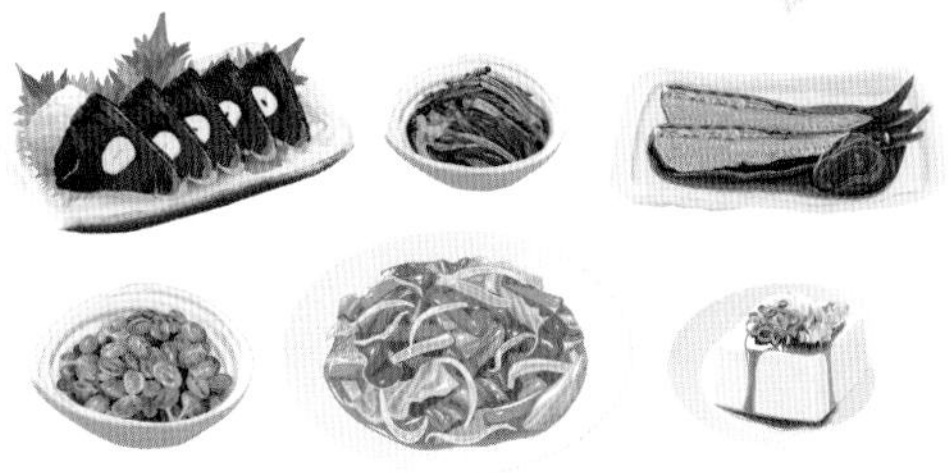

煮魚、刺身、肉野菜炒めなどを中心に、
冷奴やおひたし、納豆をプラス。

お惣菜夕食

続く場合は特に揚げものは避ける

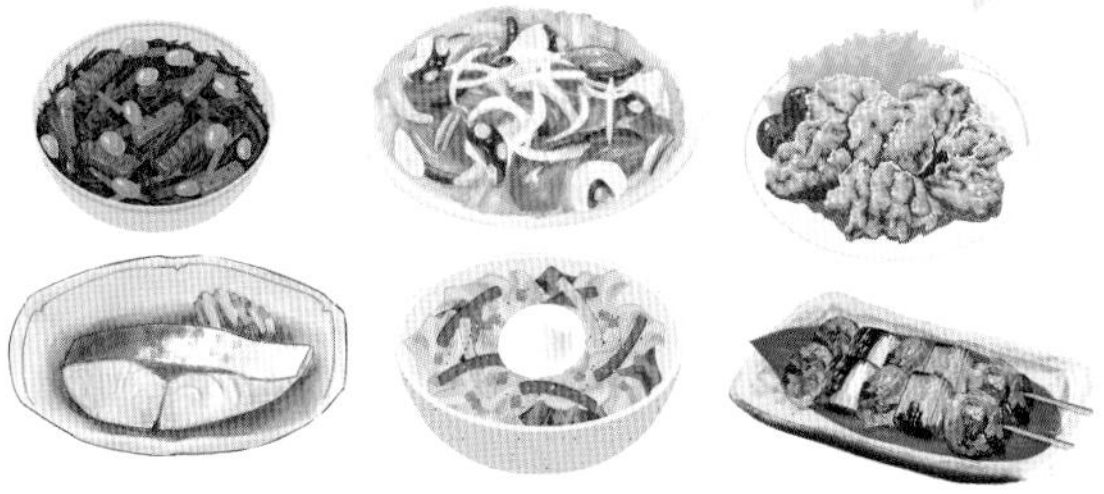

焼き魚、焼き鳥、魚介のマリネ、唐揚げなどを中心に、
サラダや煮豆などをプラス。

味噌汁は優秀　作ろう！

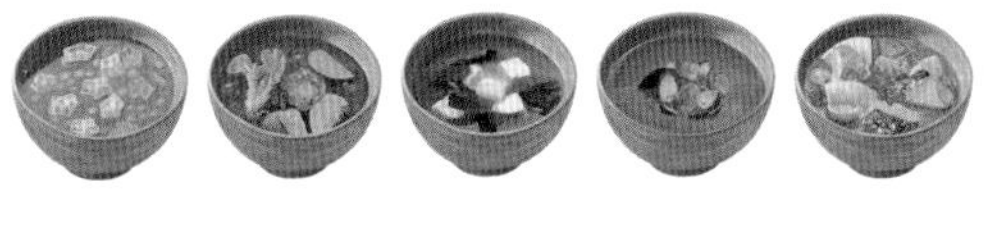

お惣菜夕食であっても、葉物野菜や根野菜、海藻、肉や魚など、いろいろな具材を入れて具沢山味噌汁を作って1品加えましょう。発酵食品である味噌は、腸内の善玉菌の割合を増やす効果があり、腸内環境の改善が期待できます。

居酒屋

お酒は控えめ

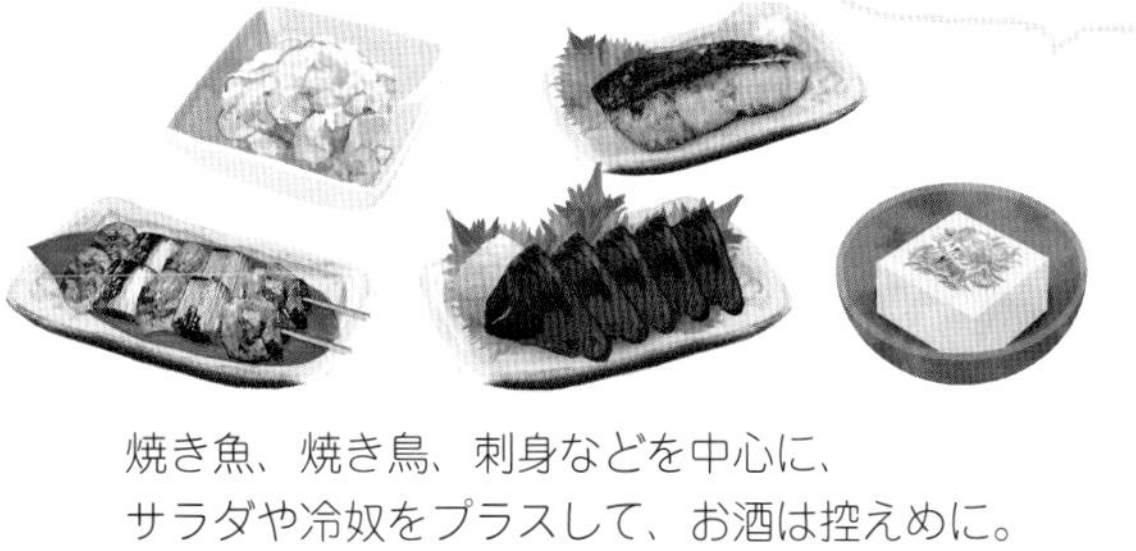

焼き魚、焼き鳥、刺身などを中心に、
サラダや冷奴をプラスして、お酒は控えめに。

睡眠不足が不妊の要因に？

体内時計

人には、体内時計が備わっていて、1日周期でリズムを刻んでいます。

そのため意識をしなくても昼間であれば体は活動状態になり、夜間は休息状態になります。この体内時計は、メラトニンという松果体から分泌されるホルモンで調節されています。朝、光を浴びることで松果体から分泌されるメラトニンは止まり体は活動状態になって、14～16時間ぐらい経つと再び分泌されるようになります。このとき、徐々にメラトニンの分泌が高まることで深部体温が低下して、休息状態へと導かれ眠気を感じるようになります。

また、メラトニンは細胞の新陳代謝を促す効果や抗酸化作用もあり、卵胞液中には多くのメラトニンがあることが確認されています。卵子の質が不良な体外受精患者にメラトニンを投与すると、卵胞液中の酸化ストレスが軽減し、卵子を保護し、質を改善させるという報告もあります。ただし、そのメカニズムは、まだわかっていません。

しっかり起きる

朝、スッキリ起きられない。なかなか布団から出られない。起きたばっかりなのに、眠い。と感じる朝は多くありませんか。

寝覚めの良さは、良い眠りがあってこそ、そのための準備も大切です。たとえば、入浴時間です。寝る時間の1時間から1時間半前に入浴して体を温め、部屋の明かりを消してリラックスして布団に入ることが大切です。体温には日内変動があり、朝は低く、それ以降はだんだんと高くなり、夜はしだいに低くなっていきます。人は、寝る前になると手足の毛細血管が開き、血のめぐりが良くなることで手足が温かくなります。すると、手足から熱が逃げて体温が下がり、眠くなっていくという生体リズムを崩さないことが大切です。

体温の日内変動を崩さず、スムーズに変動するように、寝る前にお手伝いをしましょう。

また、「寝る直前までテレビやスマートフォンを見る」はやめましょう。これらから出るブルーライトは、体内時計が乱れる原因になり、寝つきが悪くなったり、途中で起きてしまったりすることにつながります。そのほか、朝の日差しが心地よく感じる部屋作りも大切です。寝室には遮光度の高いカーテンではなく、心地よく朝の日差しを感じる遮光等級3級のカーテンがおすすめです。

メラトニンをつくるために！

メラトニンは、幸せホルモンとも呼ばれるセロトニンが材料で、そのセロトニンは、トリプトファンを材料にしてつくられます。つまり、大元はトリプトファンです。

トリプトファンは、必須アミノ酸のひとつで、体の中ではつくられないため、豆腐・納豆・味噌・しょう油などの大豆製品や、チーズ・牛乳・ヨーグルトなどの乳製品、米などの穀類から摂取しなければなりません。

トリプトファン　食べ物から摂取
↓
セロトニン　トリプトファンを材料にしてつくられる脳内物質
↓
メラトニン　セロトニンを材料にしてつくられるホルモン

眠ってから3時間後がゴールデンタイム！

健康な睡眠は、約90分の周期でレム睡眠（浅い眠り）とノンレム睡眠（深い眠り）を繰り返します。レム睡眠は脳は活発で体は休んでいる眠り、ノンレム睡眠は、脳は休んでいて、体は少し緊張している眠りです。寝始めのノンレム睡眠は、脳をしっかり休ませる眠りですが、後半になるとノンレム睡眠もだんだんと浅くなっていきます。この一連をメジャースリープと呼んでいます。

成長ホルモンは、眠りはじめの3時間ぐらいまでのノンレム睡眠時に大量に分泌されています。よく午後10時から午前2時の間が成長ホルモンが分泌されるゴールデンタイムだと聞きますが、それは午後8時から23時頃の間に眠り始めた場合になります。しかもメジャースリープになっている人です。

成長ホルモンは、卵胞発育や排卵、子宮内膜の増殖、精子への成長などにも関わっているので、しっかりと眠ることは妊娠しやすい体づくりにも大切です。

グラフ2
睡眠リズムと成長ホルモン分泌の関係性

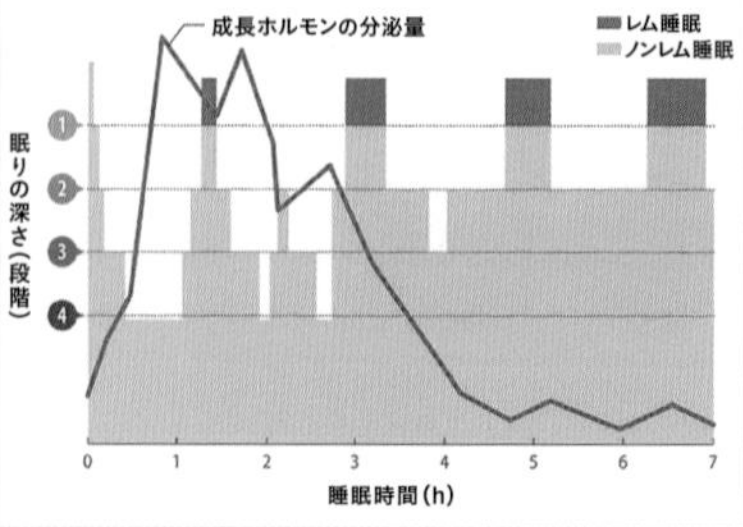

ATIONAL GEOGRAPHIC「健やかな睡眠のカギを握る「メジャースリープ」とは」

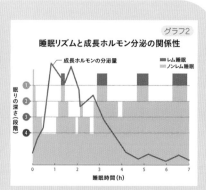

眠りと妊娠しやすさ

女性は男性よりも睡眠の質が低い傾向があり、これは月経と体温と睡眠の関係があるようです。とくに黄体期は、体温が上がることから睡眠と覚醒のメリハリに問題が生じ、夜間の睡眠が浅くなり、昼間は眠たいと訴える人も少なくありません。

また多嚢胞性卵巣症候群（ＰＣＯＳ）の人の場合、睡眠に関連する問題を抱えるケースもあります。なかでも閉塞性睡眠時無呼吸症候群（寝ている時に息の通り道である気道が閉塞し、呼吸が停止してしまう病気）を持つ人もいますので、肥満傾向にある人は減量することで睡眠の改善や卵胞発育、排卵の問題の改善が期待できます。

そのほかでは、8時間の睡眠を標準にして比べると、6時間未満の睡眠ではわずかに妊孕性が低下したという報告もあります（※1）。

最近になって、睡眠の質や時間の長さと体外受精の成績に関係があるとか、またはないなどの報告が多くなってきていますが、一定の見解は得られていません。

しかし、メラトニンと卵子の関係、成長ホルモンと卵子の関係、メラトニンと成長ホルモンの関係などから、ただ眠るのではなく質の良い睡眠を得ることが大切といえるでしょう。

良質な睡眠とは、レム睡眠とノンレム睡眠、そして覚醒のリズムが保たれていること、夜間の睡眠時間が十分で日中に眠気や居眠りがないこと、睡眠の途中で覚醒することが少ないこと、朝はすっきりと気持ちよく目覚められることなどがあげられます。

※1：Fertil Steril. 2019 Jun;111(6):1201-1210.e1.doi: 10.1016/j.fertnstert.2019.01.037. Epub 2019 Apr 12.

眠りと精液所見

精液検査の結果があまり良くなかったときに、最近良く眠れていないと返答することも少なくないようです。精液所見は、体調やストレスなどが結果に表れることもあります。もともと結果の変動が大きいため、一度の検査で一喜一憂することがありません。ただ、良く眠れない状態が続けば、精液所見だけでなく、健康にも影響があるでしょう。

さまざまな論文でも、睡眠時間と精液所見の結果は関係があると報告するものもあれば、特に関係がないとするものもあります。また、睡眠の質との関係や睡眠時無呼吸症候群の男性は、男性不妊になりやすいという論文もありますが、一定の見解はないようです。

睡眠と体外受精の成績

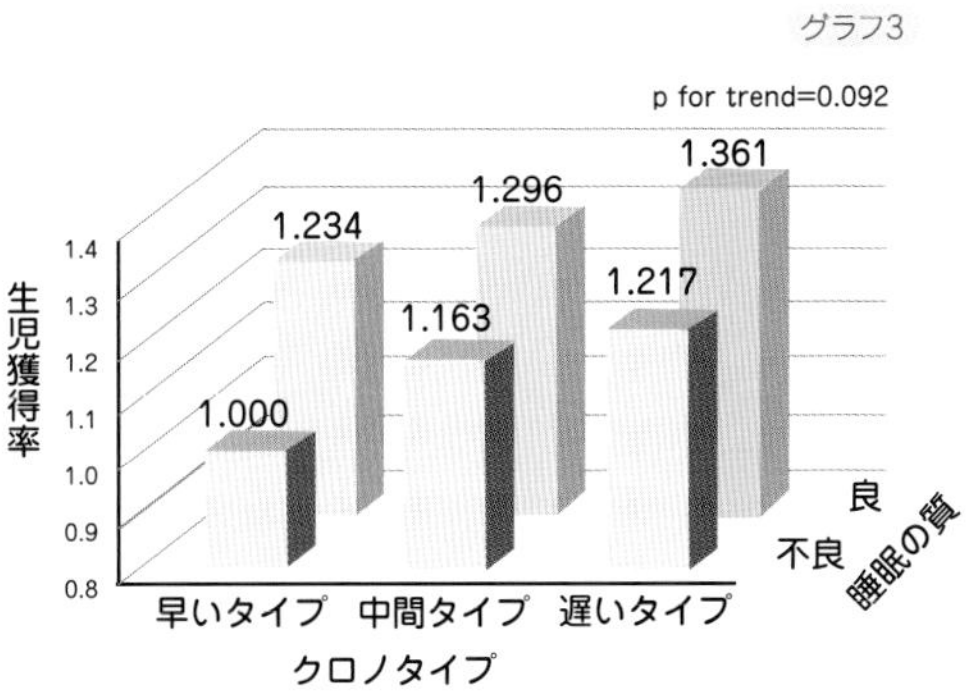

睡眠の中間点が午前２時30分より早い女性を早いタイプ、午前３時30分より遅い女性を遅いタイプ、残りを中間タイプとした場合、睡眠の質が良かったと回答した女性のうち遅いタイプの女性の生児獲得率が高かったと報告しています。

Fertil Steril. 2023 Jan;119(1):47-55.

私の睡眠の質はいい？ 悪い？

睡眠の質の程度を評価として、ピッツバーグ質問票（pittsburgh sleep quality index：PSQI）がよく用いられます。

９つの問いに答え、その点数から睡眠の質を評価することができます。

インターネット上にもありますので、一度、自分の睡眠の質を調べてみましょう。

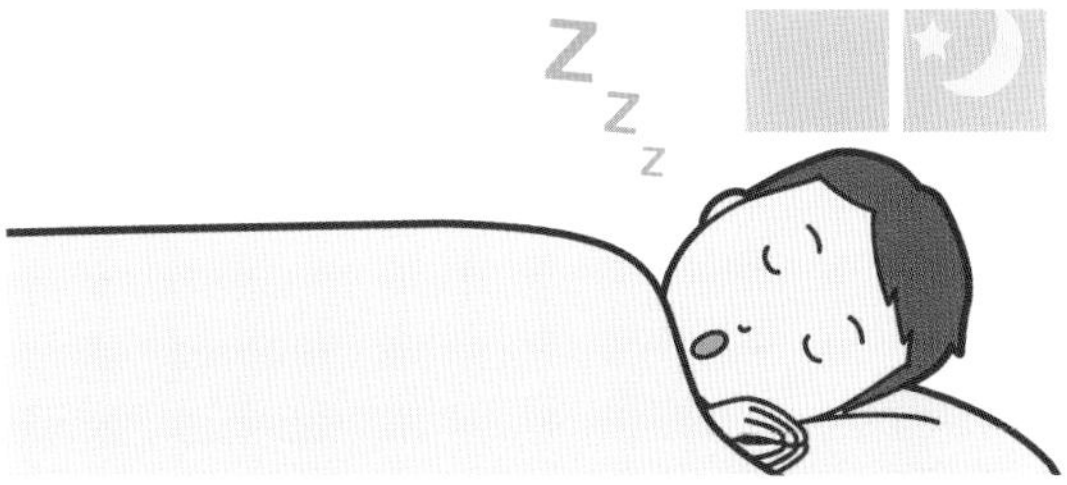

よい眠りのために

運動を習慣化しよう！
適度な有酸素運動をすれば寝つきやすくなり、睡眠が深くなるでしょう。

就寝中の音対策をしよう！
音対策のためにじゅうたんを敷く、ドアをきっちり閉めるなどの対策をしましょう。

快適な室温で寝よう！
暑すぎたり、寒すぎたりしないように室温を調整しましょう。

空腹のまま寝ないようにしよう！
規則正しい食生活をし、就寝前に空腹にならないようにしましょう。空腹で眠れない時は、軽食（特に炭水水化物）をとると睡眠の助けになることがあります。ただし、脂っこいものや胃もたれする食べ物は避けましょう。

水分を摂り過ぎないようにしよう！
就寝前にコップ１杯程度の水分は大事ですが、摂り過ぎは注意です。夜中のトイレは睡眠の妨げになります。

お茶やコーヒーは、就寝4時間前で終わりにしよう！
就寝の４時間前からはカフェインの入ったものは摂らないようにしましょう。カフェインを摂ると、寝つきにくくなったり、夜中に目覚めやすくなったり、睡眠が浅くなったりします。

寝酒はやめましょう！
寝酒は逆効果です。アルコールを飲むと一時的に寝つきよくなりますが、徐々に効果は弱まり、夜中に目覚めやすくなったり、眠りが浅くなってしまうこともあります。

タバコはやめましょう！
ニコチンには精神刺激作用があります。

眠る前にはリラックスしよう！
悩みごとを考えたり、計画をしたりするのは、翌日にしましょう。心配した状態では寝つきが悪くなり、寝ても浅い眠りになってしまいます。

痩せと肥満と妊活

痩せと排卵障害

ＢＭＩ値18・5未満が痩せで、18以下の極度の痩せの場合は、排卵が止まり、無月経になるケースが増えます。これは、視床下部の働きに抑制がかかり、卵胞を育てるＦＳＨ（卵胞刺激ホルモン）と卵胞を成熟させ、排卵のきっかけをつくるＬＨ（黄体化ホルモン）の分泌量が減ることが要因です。月経が止まるということは「自分の命を守ることで精一杯。とても新しい命を育てるほどの力はないよ」という体のサインでもあります。

また、卵子や精子も細胞の1つです。栄養が不足していれば、質のいい卵子や精子を育てることは難しくなるかもしれません。

また妊娠後は、低体重児や早産の確率も上がり、生まれた子どもが将来、糖尿病や高血圧などの生活習慣病を発症するリスクが高まるという発表もあります。

また、自分が痩せ型であることの自覚がなく、月経があるから問題がないと考えている女性もいるようです。ＢＭＩ値20を目安に、カロリーを考えた食生活を送り、筋力をつけながら適正体重へ近づけましょう。

肥満と排卵障害

日本肥満学会では、ＢＭＩ値が25以上を肥満1度としており、ＷＨＯでは肥満予備軍としています。一説では、妊娠しやすいＢＭＩ値は20～24で、25以上からは値が上がるにつれて月経不順や排卵障害を起こしやすくなります。

また、太り過ぎによって血流が悪くなることで卵巣や子宮へ必要なホルモンが届きづらくなり、卵胞が十分に育たなかったり、子宮内膜が十分に厚くならなかったりする可能性があります。

太っている人に多く見られる多嚢胞性卵巣症候群（ＰＣＯＳ）は、体重を落とすことで排卵が起こるケースもあるため、自分のＢＭＩの値を調べ25以上であれば少しずつ体重を落とすようにしましょう。

さらに妊娠後は、糖代謝に異常が起こることで妊娠糖尿病になりやすく、これが流産の要因や胎児の奇形率の増加にもなります。また、妊娠高血圧症候群のリスクも高まることがわかっています。

だからといって、急激に体重を落とすことも月経停止や排卵障害につながるので、まずは体重の5％を落とすことを目標にしましょう。

妊娠歴のない夫婦の妊娠前のBMIと妊娠までの期間

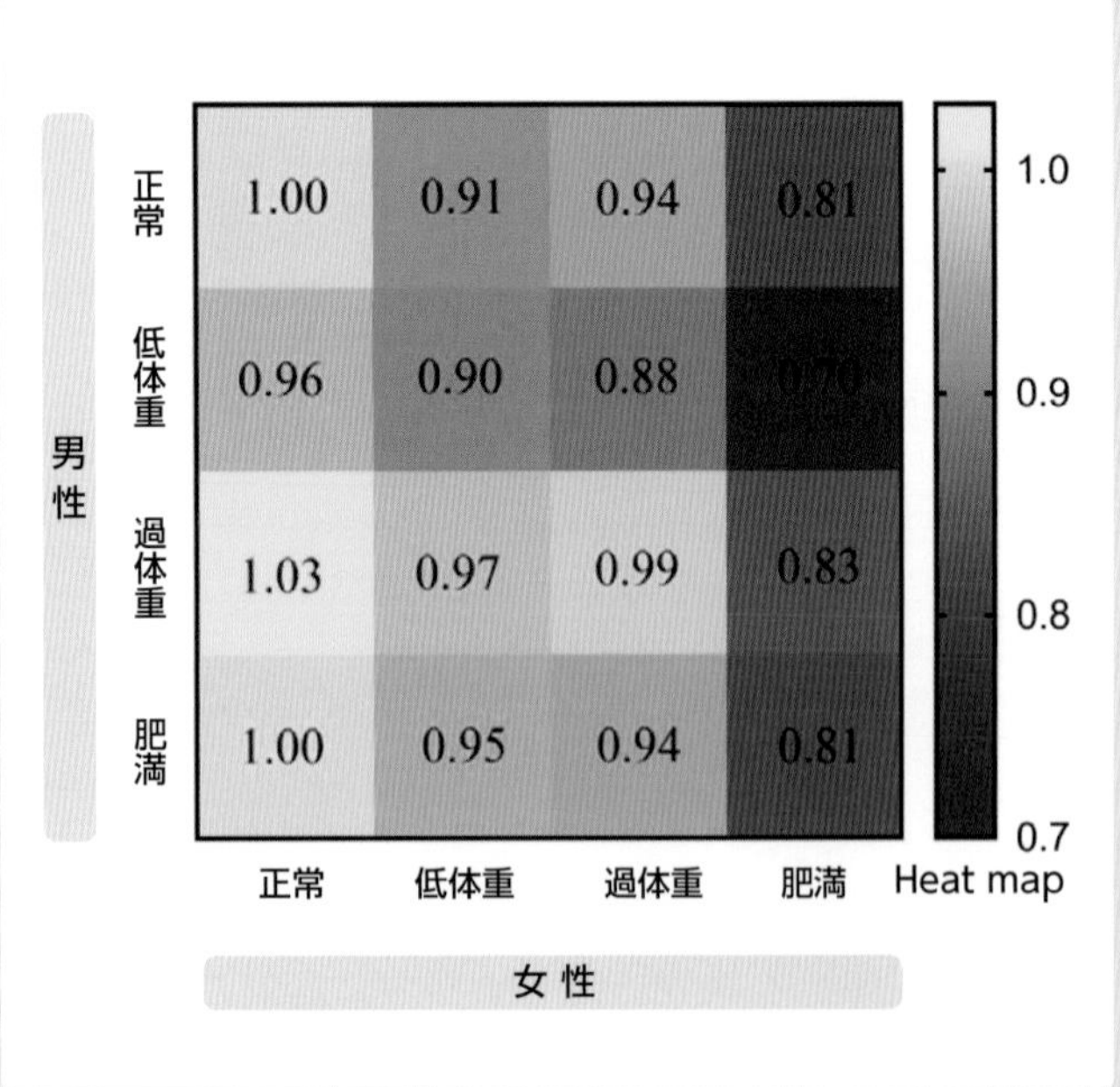

2015年1月1日から2017年12月31日までに全国無料妊娠前診断事業に参加したカップル2,301,782組（男性22歳以上と、20～49歳の女性）を対象にした中国の調査があります。

これによると、女性の低体重、過体重、または肥満、および男性の低体重は、妊娠までに時間かかかること、また適した BMI 値は女性は 20.61 ～ 23.06、男性は 22.69 ～ 27.74 であったと発表しています。

さらに、BMI が正常同士のカップルと比較して、低体重、過体重、肥満の組み合わせで見てみると、カップルがともに低体重の場合は妊娠率が 10% 低下し、カップルがともに肥満の場合は妊娠率が 19% 低下していました。

また妊孕性が高いのは、BMI が正常な女性と過体重の男性の組み合わせで、最も妊孕性が低かったのは肥満の女性と低体重の男性の組み合わせだったと報告しています。

中国の BMI のガイドライン：低体重（18.5 未満）、正常（18.5 ～ 23.9）、過体重（24.0 ～ 27.9）、肥満（28.0 ～）
Fertil Steril.Volume 114, Issue 5, November 2020, Pages 1067-1075

痩せと肥満と精子の関係

精子は、ヒトの細胞の中でも一番小さく、自力で移動することができる細胞です。

体外に放出される際には、精漿と混ざり合い精液として射出されます。この射精精液中の精子の数、運動する精子の数などを調べるのが精液検査で、その結果によっては不妊治療を大きく左右する要素となります。ただ精液検査は、検査のたびごと結果が大きく変動することも珍しくなく、結果に2〜4倍の違いがあることも起こります。

そのため、一度の検査結果が悪くても、数回検査を行い、平均値や中央値で診ることもあります。しかし、いつも結果が良くない場合は、どこかに問題がある可能性があります。その問題としてBMIとの関連の有無について、いくつかの論文を消化しましょう。

前述のBMIと妊娠までの期間を見ると、低体重と肥満の男性については問題があることが示唆されます。これを裏付けるように、同じ中国の論文では低体重は、精子濃度3%、総精子数6.7%、総運動精子数7.4%減少し、過体重は、精液量4.2%、総精子数3.9%、総運動精子数3.6%の減少とBMIとの関連があるとまとめています（※1）。そのほかにも、BMIと腹囲が増えるほど、精液検査の結果が悪くなることを報告する論文（※2）や肥満になると無精子症の割合が1.9%から9.1%になるという報告（※3）もあり、男性が適正体重であることも妊娠しやすいからだづくりには大切なポイントです。

※1　Human Reproduction, Volume 34, Issue 1, January 2019, Pages 155–162
※2　Hum Reprod. 2014 Feb;29(2):193-200.
※3　Fertil Steril 2014;102:1268-73.

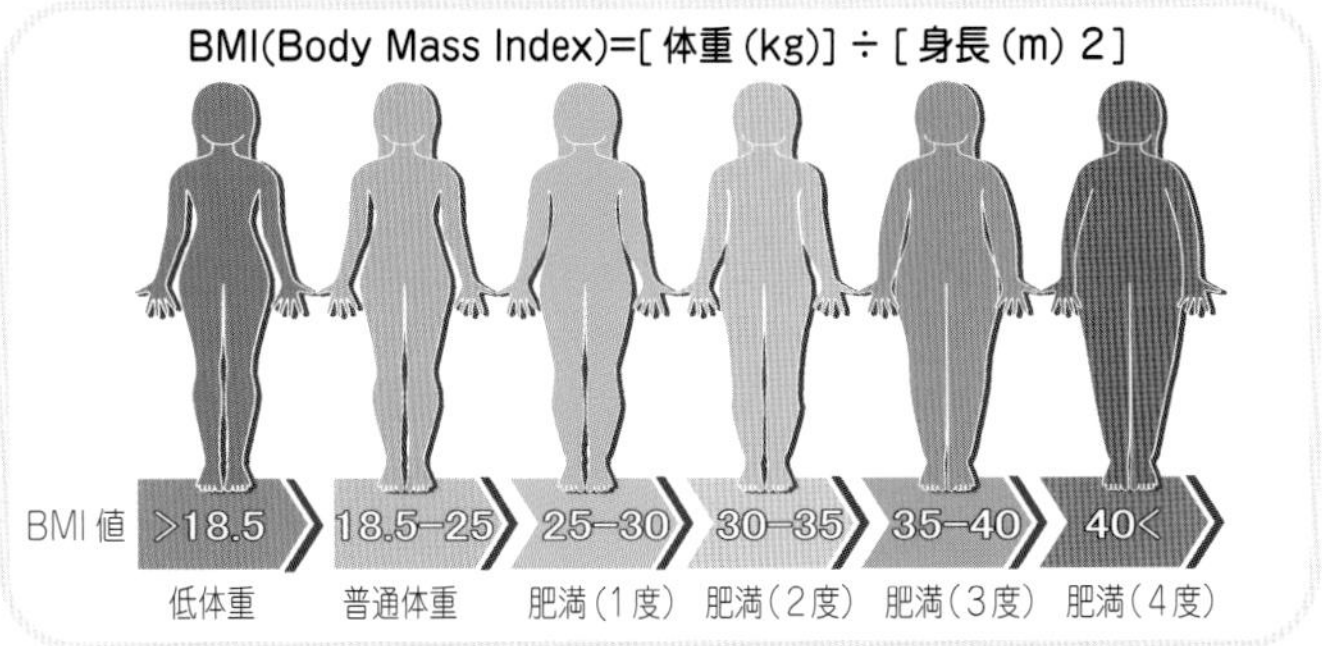

精液量	1.4ml 以上
精子濃度	1ml 中に 1,600 万個以上
精子運動率	運動精子が 42%以上、 前進運動精子が 30%以上
正常形態精子	4%以上
生存率	54%以上

正常精液所見（WHO の下限基準値、2021 年）

太っている人

体重を落とす方法

OK

- 三食しっかり食べる
- カロリーの量を守って食事をする
- 栄養素のバランスに気を付ける
- 食事時間を決める
- 腸内細菌を増やす水溶性食物繊維を意識して摂る
- 運動を習慣づける
- 十分な時間眠る

NG

- 好きなものばかり食べない食事を抜く
- 夜遅くに食べたり飲んだりする

- 目標体重を現在の体重の５％減量から始める
- チェックしてくれる人を見つける
- 朝と夕飯後に体重を測る

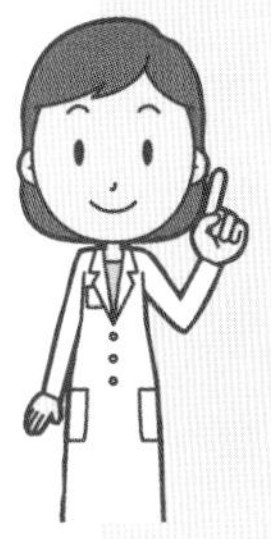

ストイックになり過ぎると、続かず挫折することもあります。

また、急激に体重を落とすと月経が止まってしまうこともあります。月経が止まってしまっては元も子もありません。

まずは現体重の5%を落とすことを目標にし、5％落ちたら、次からも5%ずつ減量していきましょう。

ストレスも大敵なので、たまにはご褒美で好きなものを食べ、体重が増えてしまったら、翌日から気をつけましょう。

痩せている人

体重を増やす方法

OK

- 三食しっかり食べる
- 食事のカロリー量を増やす
- バランスよく食べる
- たんぱく質を毎食摂る
- 1回で食べられなければ食事回数を増やす
- 間食をとる
- 適度な運動や筋トレを行う
- 睡眠をしっかりとる
- 朝と夕飯後に体重を測る

NG

- カロリーの高いものばかり食べる
- お菓子などでカロリーを摂る
- 暴飲暴食をする
- 夜遅く食べたり飲んだりする

もともと痩せている人は、一度にたくさん食べようとせずに、食事回数を増やすようにしましょう。

１カ月で 1kg 増やすためには１日だいたい 240kcal（7200kcal/1mo）増やすことが大切です。

１回の食事で増やすのが大変な人は、10 時や 15 時などの間食時にサンドイッチやおにぎり、スープなどを食べるのもいいでしょう。

毎食、たんぱく質を摂ることを忘れずに！

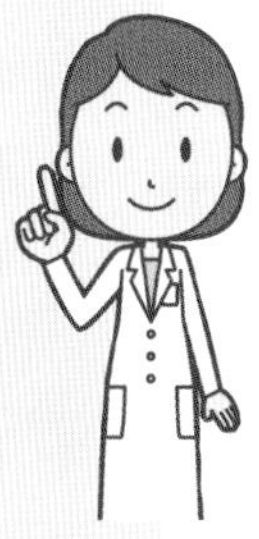

からだを動かそう!

運動習慣をつけよう!

体を動かさないでいると、血のめぐりは滞りがちになり、体が冷えるだけでなく、長く続けば体にさまざまな不調がでてきます。運動すれば筋肉が働き、血のめぐりが良くなります。

適度な運動をすること、毎日続けられる運動をすることが血のめぐりの良さへとつながっていくので、運動の習慣がない人は、簡単なことから始めましょう。たとえばエレベーターは使わずに階段を。歩く時にはかかとをあげて。近所への買い物は歩いて行くなど、こまめに体を動かす習慣をつけましょう。

運動習慣のある人は、一箇所の筋肉を動かす運動や同じ動きばかりを繰り返すよりも、全身に血が行き渡るように、いろいろな動きを取り入れてみましょう。

代謝効率を上げよう!

運動をして筋肉をつけると基礎代謝や代謝効率が上がり、それと一緒に体温(平熱)も上がってきます。

基礎代謝とは、生命活動をするための最低限必要なエネルギーのことをいい、とくに大きな筋肉を鍛えると基礎代謝は上がりやすいとされています。

運動は、続けることが大切なので、無理なくできる範囲から始めるのがコツです。基礎代謝が上がってきた、代謝効率が良くなったことは、平熱が上がってくることが目安になるでしょう。

妊活期には、基礎体温を測っている人も多いので、「また体温!」とうんざりしてしまうかもしれませんが、平熱を確認しておくことも健康管理には重要です。

自分の平熱を知ってる?

あなたは、自分の平熱を知っていますか? 基礎体温を測っている女性は多いと思いますが、平熱と基礎体温は違います。

基礎体温は、生命を維持するための体温で、体を動かしている時との体温とは差があります。女性の場合は排卵を境に高温相と低温相の二相性になり、男性は特に変化のない一相性です。

平熱は、平常時の体温で36・5~37℃くらいの範囲が望ましいのですが、測定する部位でも違いがあり、直腸などの体の中心部に近い体温(深部体温/中核温)は安定しています。たとえば、脇の下で測る体温については、舌下温・直腸温・鼓膜温に比べて外気の影響を受けやすいため深部体温よりも1℃前後低く、非接触の検温はそれ以上に低くなる傾向があります。

また、日内変動もあり、1日のうちで早朝が最も低く、夕方に向けて高くなりますが、夜はしだいに低くなっていきます。1日の体温の差は、ほぼ1℃以内です。

これらのことを踏まえて、毎日同じ時間、同じ測定部位で、飲食や入浴、運動後は避け、リラックスした状態で体温を測定し、1週間ほど測定した体温の平均値や中央値から平熱をだしてみましょう。その体温が36℃を下回るようなら、低体温かもしれません。体温が低いと体が冷えるだけでなく、血のめぐりは悪くなり、免疫が低下することもありますので、体温を上げるために、体を温める生活をしましょう。

体温をあげるための工夫

1、平熱を知ろう!

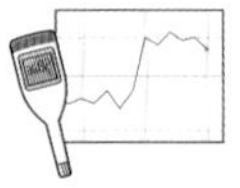

「やらなければ!」と一気に変えてしまうと、長続きしなくなることが往々にしてあります。できることから、できる範囲から始めましょう。

2、カラダを温めるものを摂ろう!

ショウガや唐辛子、ネギ類、黒ごまなどカラダを温めるものを食べましょう。飲み物は、コーヒよりも紅茶や烏龍茶、ほうじ茶などを飲みましょう。

3、十分に寝ましょう!

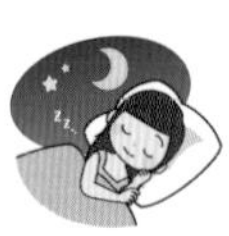

寝ている時は体温は低く、活動している時は体温は高くなります。低体温は、この差が少なく、メリハリのない状態になっているかもしれません。朝が辛いのは低血圧だからではなく、体温が低いのが要因だということもあります。

4、お風呂に入りましょう!

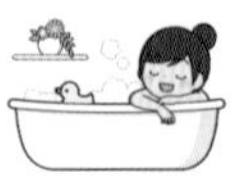

お風呂は、寝る2時間以上前までに入るのが理想的で、できれば1時間以上前には入浴を済ませましょう。その後、体温はゆっくりと下がり始め、眠たくなってきます。40℃以下の湯温で、30分ほど浸かるのがよいでしょう。

5、運動をしましょう!

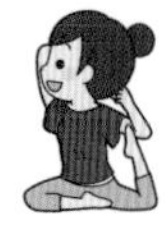

運動嫌いの人は掃除や洗濯などの家事に少し負荷をかけるようにして、できる範囲から始めましょう。

姿勢を見直してみる

姿勢が悪いと筋肉の緊張が続くため、血のめぐりが悪くなります。そうした状態が続くと筋肉が硬くなり、肩こりや腰痛、関節痛などの要因になります。

肩こりや腰痛がいつもあるという人は、姿勢を見直すことが、血のめぐりの良いからだづくりになるでしょう。まずは、自分が良い姿勢かどうかをチェックしてみましょう。

壁に背中をつけて立ち、あごを引いて軽く胸を張り、後頭部、肩甲骨、お尻、かかとを壁につけましょう。このとき、腰の後ろに手がギリギリ入るくらいの隙間なら、姿勢が良いことの目安になります。しかし、腰に拳がすっぽり入ってしまう人は腰が反っている、頭から背中を壁につけられない人や、がんばればつけていられる人は、猫背の傾向があります。

また、このとき、後頭部が壁に付かなければスマホ首かもしれません。スマホ首は、うつむいた姿勢でスマホなどを使用し続けたことで首が前に出てしまう状態です。

座ったときも、歩いているときも「後頭部、肩甲骨、お尻、かかと」の4点がまっすぐになっていることを意識しましょう。

そのほか、足を組んで座ることが多い、バッグを右、もしくは左片側にばかり持つ、パソコンの画面の高さが目の高さと合っていない、下ばかり向いた作業が多いなど、クセや日常生活の中で体のアンバランスを引き起こしてしまい、姿勢が悪くなることもあります。

よい姿勢が血のめぐりのよい体づくりにつながります。

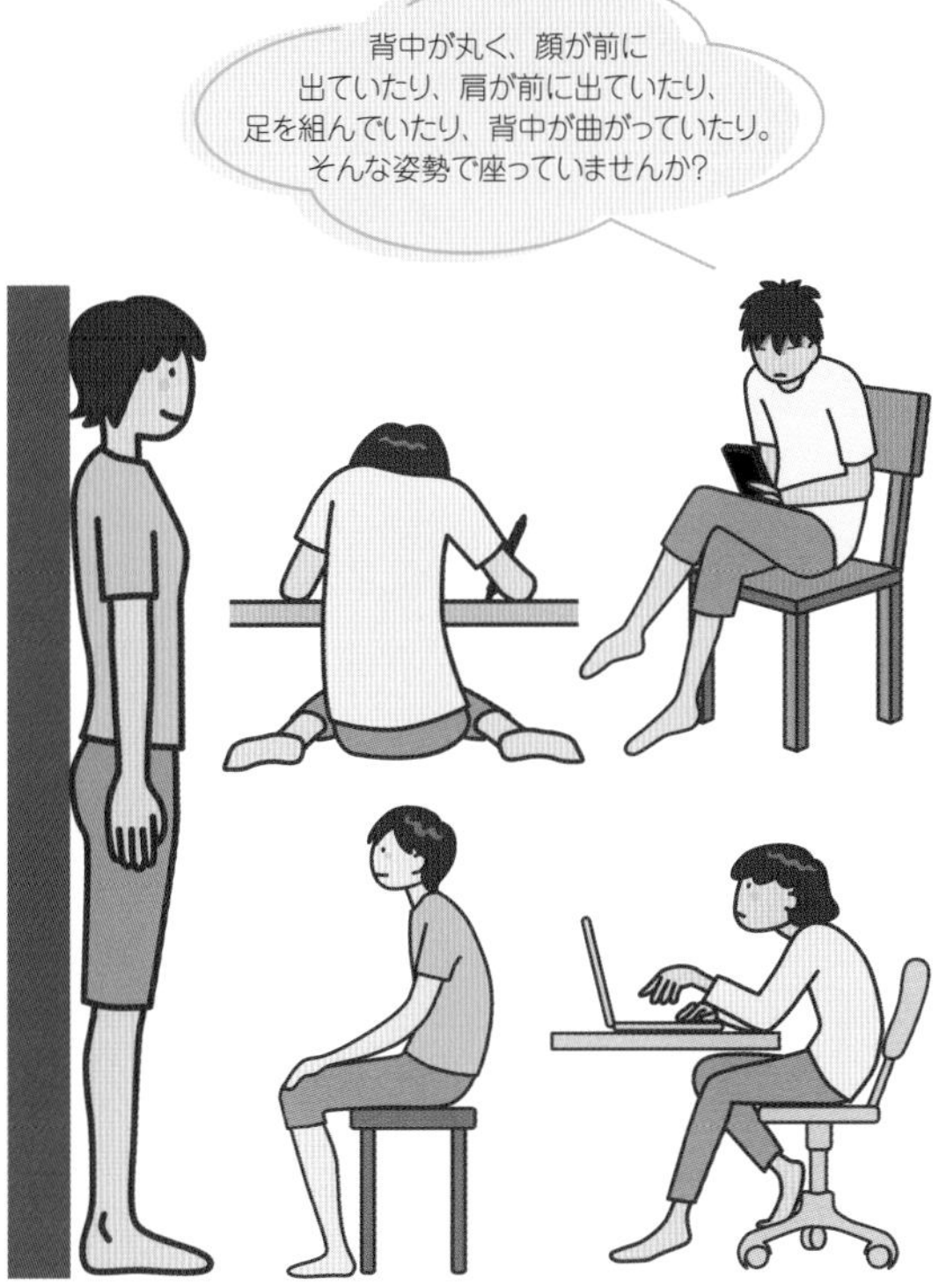
背中が丸く、顔が前に
出ていたり、肩が前に出ていたり、
足を組んでいたり、背中が曲がっていたり。
そんな姿勢で座っていませんか？

壁に後頭部、肩甲骨、お尻、かかとをつけて立ちましょう。腰に拳が入る、またはいくらがんばってもつかないところがあったら、それは姿勢が良くない証拠です。

妊娠後のための体づくり

妊娠後、赤ちゃんの発育とともにお腹が大きくなっていきます。この大きなお腹を支えるためには、日頃から筋肉を鍛えることが重要です。

しかし、妊娠初期から分泌されるリラキシンというホルモンの作用で腰周りの関節や筋肉、じん帯がゆるみます。腰周りの関節や筋肉などをゆるめるのは、出産時に赤ちゃんが骨盤を通り抜けやすくなるために起こる変化なのですが、だんだんと大きなお腹を支えるのが大変になっていきます。また、体の重心が前に移り、上半身を反らした姿勢で立ったり座ったりすることなどから腰痛を抱える人も少なくありません。

産後、リラキシンは、徐々に分泌量が減りますが、ゆるんだ関節や筋肉はすぐには戻りません。産後は、赤ちゃんのお世話をするために、これまで以上の体力が必要です。そのため、妊娠を希望する今から、運動する習慣をつけましょう。

ストレッチやヨガなどで筋肉をほぐしながら、鍛えていくなど妊娠中、また産後も続けやすい運動がおすすめです。

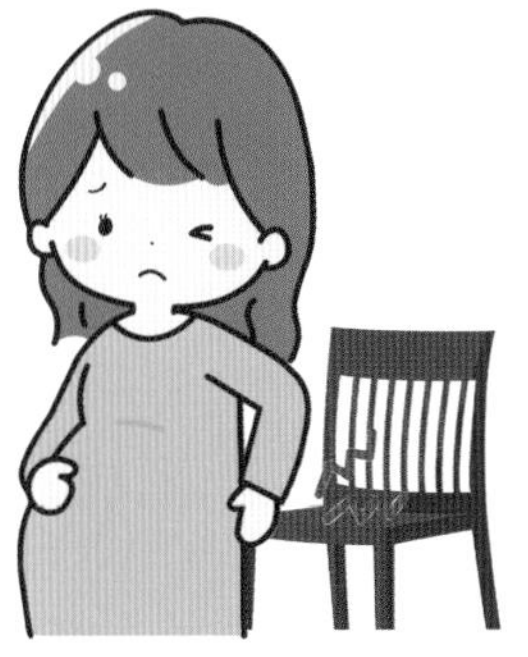

妊娠中に椅子から立ち上がるのに大変。腰、イタイタ… にならない準備も体づくりから

筋力年齢チェック！

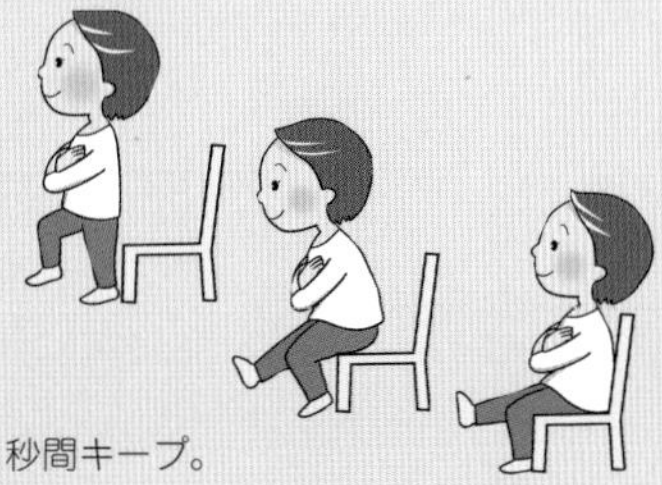

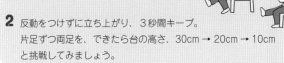

1 両腕を組んで、高さ 40cm の台に腰かけ、左右どちらかの足を上げます。

2 反動をつけずに立ち上がり、3 秒間キープ。片足ずつ両足を、できたら台の高さ、30cm → 20cm → 10cm と挑戦してみましょう。

各年代で立ち上がれる台の高さの目安
（各年代の 50％以上が実施可能であった高さ）

年齢	男性	女性
20 代	20cm	30cm
30 代	30cm	40cm
40 代	40cm	40cm
50 代	40cm	40cm
60 代	40cm	40cm

自分の筋力年齢を知り、実年齢よりも筋肉年齢の方が高かったら筋力アップのための運動をはじめましょう

※ロコモ チャレンジ！　推進協議会より

運動！

続けること　楽しむこと

運動すると いいことが！

運動は、体にも心にも良い影響を与えます。運動によって筋肉量が増えると、基礎代謝の量も増加し、筋肉ポンプが活発に動き血のめぐりもよくなります。

　妊活期には、卵巣へ栄養を届けて元気な卵子を育てること、子宮内膜が着床に適した環境へと近づくこと、精巣が元気に真っすぐ早く泳ぐ精子を育てること。これらが重要ですが、これも血のめぐりの良さが大きく関係してきます。そして、運動はストレスの軽減にもつながりますので、心の健康を保つためにも日頃から運動をすることを習慣付けましょう。

　また、運動は血糖値や血圧にも良い効果があります。糖や血圧は、妊娠後の妊婦健診でもチェックし、妊娠糖尿病や妊娠高血圧症候群の早期発見、その予防へつなげています。妊娠前から気をつけ、コントロールすることが大切です。

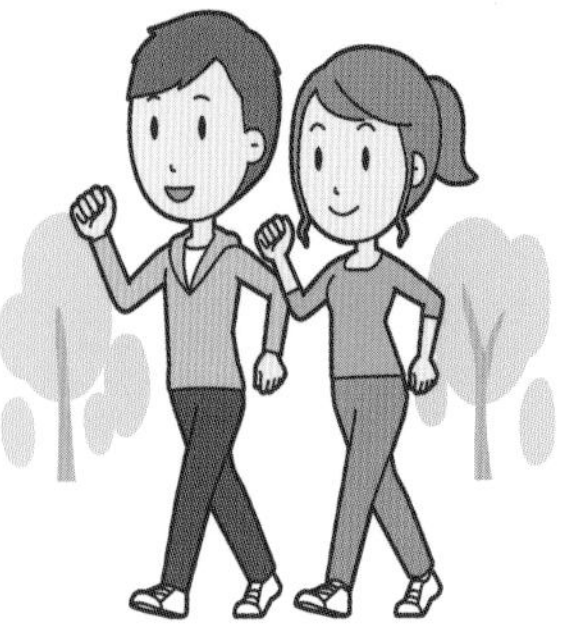

簡単に できることから

これまで運動の習慣がなかった人、または運動が好きではない人は、何からはじめたらいいのかと迷うことでしょう。「明日から、毎朝、ジョギング！」と、急に激しい運動をしたり、長い時間運動したり、または、どこかのスポーツクラブに入るよりも、「運動するって楽しいな。気持ちいいな」と思えることから始めるのが肝心です。

　最初は、週末だけ、3日に一度、1日おきとだんだんと行う間隔を狭め、運動する時間を5分、10分、15分と長くしていけばいいのです。とにかく習慣化させること、途中で「やーめた！」とならない程度から、ゆるく始めましょう。「やらなくてはいけない」とノルマを課すと苦痛になって、長続きしなくなってしまう場合もあります。ちょっとゆる過ぎかしら？と思うくらいからでも大丈夫です。

　そして、これまで運動の習慣がある人は、少しずつ負荷をかけていきましょう。

　運動する時間を長くしたり、距離を長くしたり、または運動する項目を増やし、これまであまり動かしてこなかった筋肉に注目しながら運動しましょう。

お手軽 ウォーキング

すぐに始められる運動として、とくにおすすめなのがウォーキングです。ウォーキングのポイントは5つ。

① サイズの合ったシューズを履く

② 背筋は伸ばし、胸を張り、視線は少し遠くを見る

③ 着地は、かかとから。次に踏み出すときは、足の親指に力を入れ、地面を蹴るように体重移動に意識して歩く

④ 少し息が上がる程度に早く大股で歩く

⑤ 両肘を90度に曲げ、前後にまっすぐ振り、特に後ろに引くことを意識して歩く

　これらを意識して1日あたり3㎞ほど、または30分程度を目安に歩いてみましょう。はじめは、その半分の距離、時間でも大丈夫です。慣れてきたら、だんだんと伸ばしていきましょう。また、犬の散歩をしている人は、5つのポイントを意識して歩き方を変えるだけで運動量がアップします。

　また、家でふたりでヨガやストレッチもお勧めです。次のページを参考にしてくださいね。

運動を習慣づけるコツ

1、一気に変えない

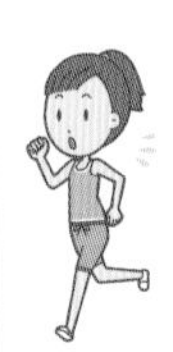

「やらなければ！」と一気に変えてしまうと、長続きしなくなることが往々にしてあります。できることから、できる範囲から始めましょう。

　これまで運動をあまりしてこなかった人は、日常生活の中で歩く機会を増やすなどからはじめてみましょう。

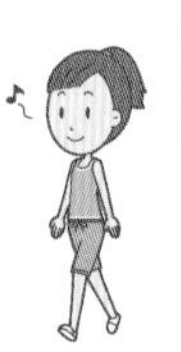

2、大きな目標、高い目標を立てない

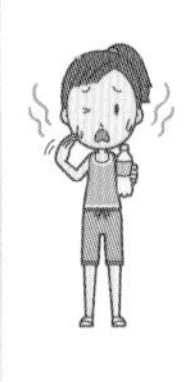

小さな目標を立て「できた！」という達成感を味わいながら、「気持ちよかった、もうちょっと運動したいな」と思うところで、今日の運動は終わりにしましょう。

　習慣化されてくると体力もつき、時間の使い方にも慣れてきます。そうなったら少しずつ負荷をかけていきましょう。

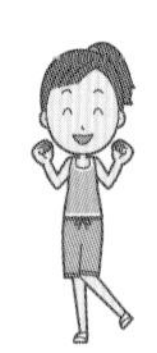

3、ひとりでがんばらない

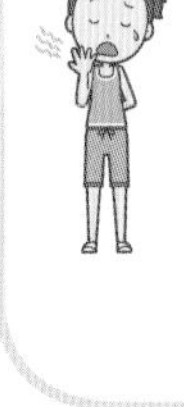

ひとりだと、「今日は、まあいいか」となってしまうこともあります。パートナーとふたりで、または一緒に運動してくれそうな友達を誘って、もしくはSNSなどで同じ目標の人と励ましあってやってみましょう。

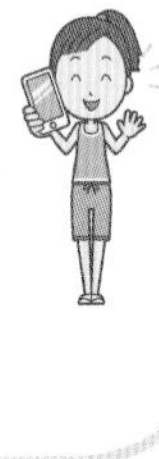

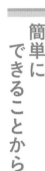

今日はふたりでヨガやストレッチをしてみませんか？

毎日の生活にヨガやストレッチを取り入れてみましょう！

まずは、できる範囲のこと、続けられることを探してみましょう。
1人で運動するよりは、ふたりで♡
ふたりもいいけど、ビデオ通話を使って気の合う仲間と！入門編として、動画サイトなどを利用してヨガを楽しむのもいいですね。

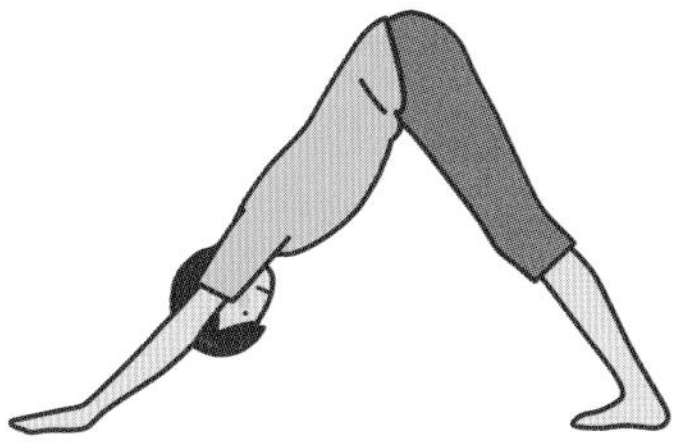

下を向いた犬のポーズ

疲労回復と猫背の矯正に！


四つ這いの姿勢から、腕と太ももが床に対して垂直になるよう、腕と脚を体の幅に合わせて開いて息を吸う。

息をゆっくり吐きながら両膝を床から持ち上げて、腰と背中の伸びを感じながら全身で三角形を作るようにする。

この姿勢のまま5回呼吸する。

ハッピーベイビーのポーズ

足のむくみや末端の冷え、血行不良の改善

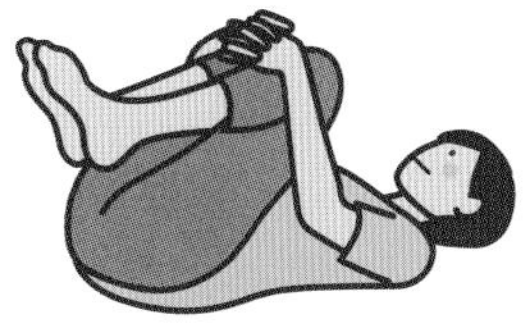

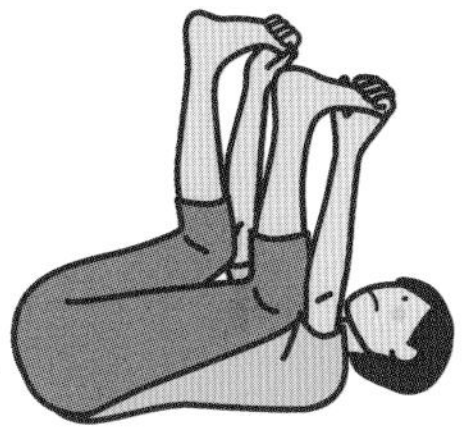

1. 仰向けに寝転がり、息を吐きながら両手でヒザを抱える。
2. 息を吸いながら、両足の指先を両手でつかむ。両ヒザを体よりも広く開き、開いたヒザとわきの下が近づくようにする。
3. 30秒～1分ほど深呼吸しながらポーズを保つ。吐く息で両足を床へ戻す。

仕事の合間にストレッチ

デスクワーク中に血流改善

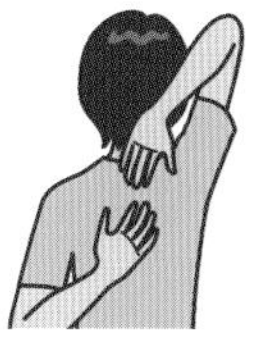

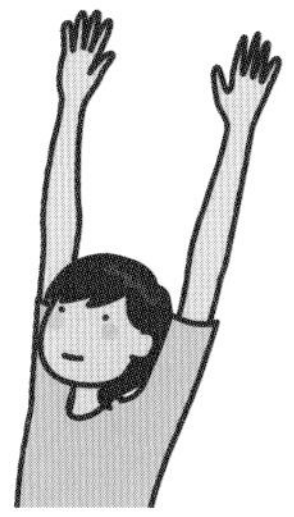

肩が凝ったぁ!
と思ったら
肩甲骨を伸ばし
てバンザイする

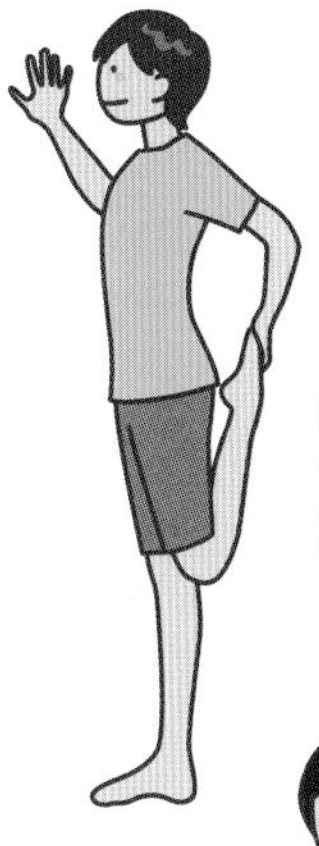

トイレに立った
ついでに!
足を伸ばす

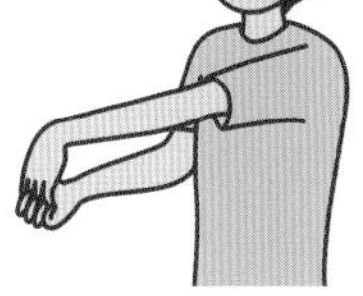

手首も大事!

猫のポーズ

骨盤周りを動かして、子宮を温める

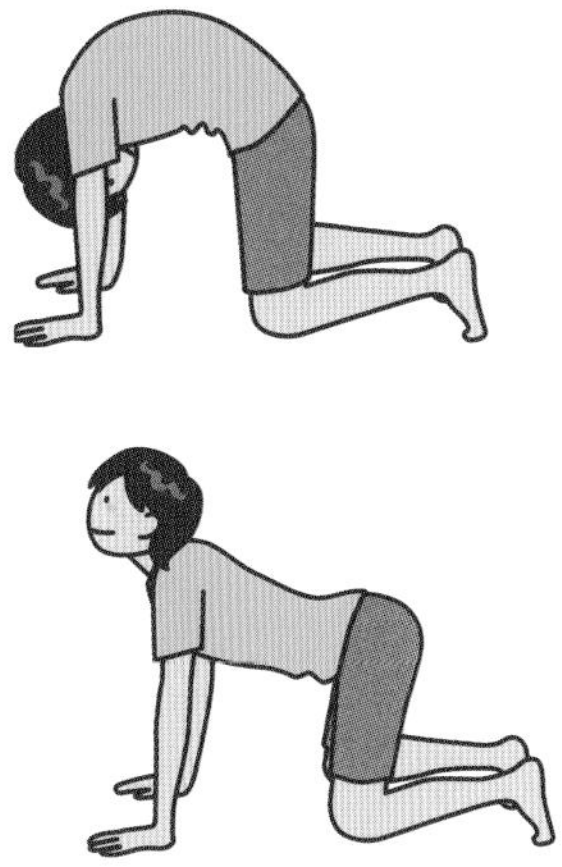

1. 足は腰幅、手は肩幅にし、両手と両ヒザをついて四つ這いになる。
2. 息をゆっくり吐きながら、しっぽを足の内側へ入れるような気持ちで背中を丸くして天井に突き出す。
3. 息をゆっくりと吸いながら、しっぽを立たせるような気持ちで背中を反らせる。

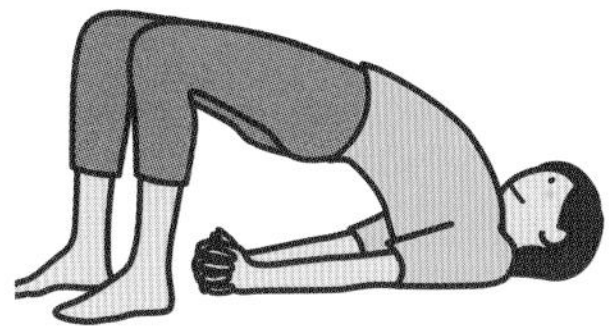

橋のポーズ

子宮を支える骨盤底筋を締める効果。落ち込んだ気分からの解放

1. 足を肩幅に開いてかかとをできるだけお尻に近づける。
2. 息を吐きながらお尻を持ち上げて、背中でアーチをつくる。
3. 左右の肩を内側に寄せて、内ももに力を入れ左右のヒザが離れないようにする。
4. 両手を背中の下で組んで、肩甲骨を寄せ、そのままキープ。

心の持ちよう

ストレスと不妊

ストレスが不妊原因になるのか？については、さまざまな意見があります。

生きていれば、誰にでもストレスはあり、赤ちゃんを授かりたいと願うカップルにだけあるわけではありません。つまり、大きなストレスを抱えていても、妊娠する人はするのです。

また、赤ちゃんを授かりたいカップルだけが極めてストレスに弱いわけではありません。ただ、多大なストレスを抱えるなかで、女性ならホルモンバランスが乱れて、月経不順になったり、排卵が起こりにくくなったりすることがあります。男性なら、精子の数が少なくなったり、運動する精子が少なくなったりすることはあるでしょう。しかし、それも赤ちゃんを授かりたいと願うカップルだけに起こることではありません。

ストレスは、誰にでもあるもの。

まずは、それを心に留めておきましょう。そのうえで、自分のストレスと向き合い、ストレスを解消するためにどのようにすれば良いかを見つけましょう。

妊活期は心が疲れやすい

妊活期には、さまざまな感情が押し寄せます。不安や心配、悲しみや辛さなど、いわゆるネガティブな感情が多いかもしれません。

また、排卵期以降に高温期が順調に続いていることを嬉しく思ったり、治療している人は卵胞が順調に育ってる、採卵ができた、胚移植ができたという喜びが期待へつながったりします。けれど、その期待の裏側には不安や心配がつきまとう人もいるでしょう。妊娠を望む日々は、不安や思い通りにいかないことが多くあります。それは、いくら心配しても自分ではどうにもならないことばかりです。

不安になったり、喜んだり、辛くなったりと心のアップダウンから、だんだんと心が疲れてきてしまいます。そうした心の疲れが、カラダの変調となって表れることもあり、またホルモン環境に影響することもあります。

妊活期は心が疲れやすいので、疲れたら休むこと、無理をしないこと、がんばらないこと、そして、疲れている自分を労わってあげましょう。

私のままでいい　無理しない！　演出しない！

疲れてしまった心を癒すためには、まずありのままの自分を受け止めることが大切です。

「赤ちゃんは、まだなの？」と周囲の人に言われて悲しくなったり、友人の妊娠を喜べなかったりしても、それでいいのです。そういったネガティブな感情を持つこと、また「それはよくない」と否定する気持ちがあることも丸ごと「私って、そういうこともあるんだ〜」と受け入れてみましょう。ただ、ありのままに「そういう気持ちが芽生える」「そういう気持ちになる」あなただということを知っていればいいのです。

心のバネ

心理カウンセリングには、心をバネに例えて話をすることがあります。

バネは、通常縮ませたら、元に戻ります。心が健康なら、ストレスによってギュッと縮められた心のバネも、また元に戻ります。ストレスがあっても、対応することができるのでバネのようにビヨーンビヨーンと伸びたり縮んだりを大きな幅で繰り返すことができるでしょう。

でも、少し心が疲れているとストレスがかかることによって心のバネが弱くなります。ギュッと縮められて、元に戻るのに時間がかかってしまったり、元に戻らないでビヨンビヨンと振り幅の小さいバネになるかもしれません。

そして、もっと心が疲れてしまうとバネがさらに弱くなり、少しのストレスで戻らなくなってしまうことがあるかもしれません。そうなったら、一人で抱え込まないで、心療内科へ行って助けてもらいましょう。

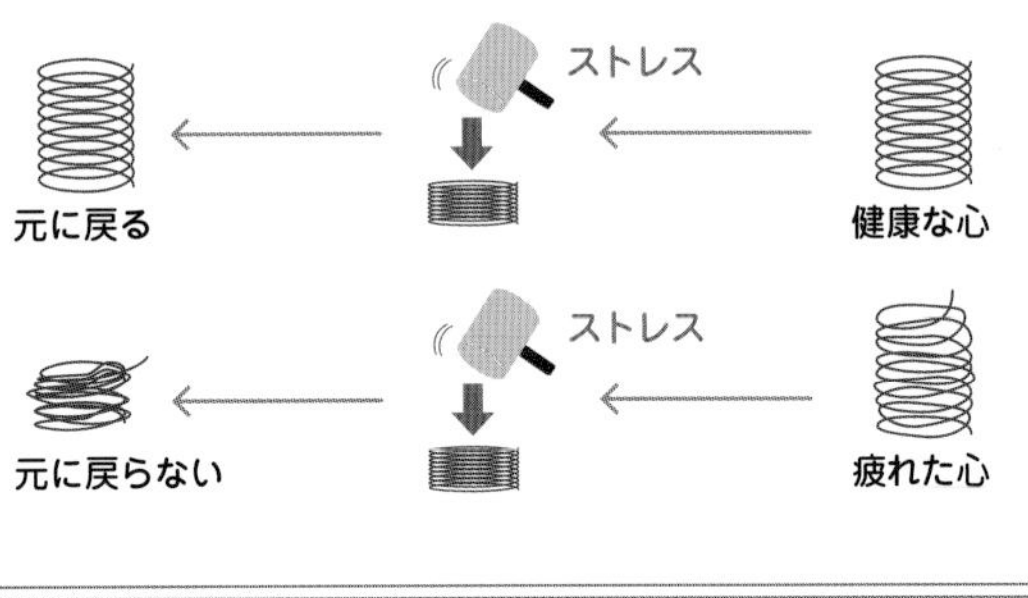

日頃の生活の中に取り入れてみよう！

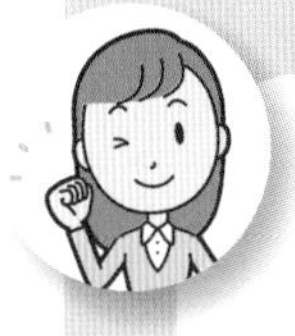

しなければ！を しようかな～に

赤ちゃんが授かりたいという一心で、やらなければいけないと考えてしまうことが多くなりがちです。

朝起きたら、基礎体温を測らなければいけない。サプリメントを飲まなければいけない。ヨガをやらなければいけない。

体外受精に挑戦している人は、決められた時間に注射を打たなければいけないということもあるでしょう。そのほかにも、洗濯をしなければ、仕事に行かなければと、あげればキリがありません。

「しなければ」には、緊張感が生まれ、それが長く続けば「しなければ」に固執して、体も心も緊張した状態が続きます。それを「基礎体温を図ろう！」「サプリメントを飲もう」など「しよう」に変えて考えてみましょう。

たまにはズル休みをしたっていいのです！ 注射は休めませんが…。

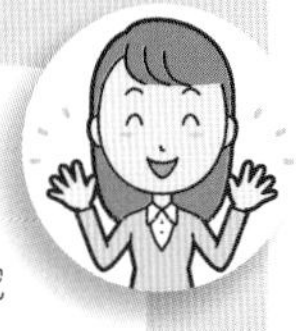

とりあえず笑顔

笑いや笑顔には、ストレスを軽減させる効果があるという研究発表は多くあります。

ストレスを感じていて、その状態が長く続くと交感神経が優位になってコルチゾールという、いわゆるストレスホルモンが増えてきます。それが、漫才やコントなどのお笑い番組などを観て笑うことでコルチゾールが低下し、副交感神経が優位になり、幸せホルモンといわれるセロトニンが増え、また自然な幸せを感じさせる脳内モルヒネであるエンドルフィンやドパミンを増やすという、さまざまな効果があるという研究報告（※１）があります。

これは、意図的に笑顔を作っても起こるようです。

「あー！ストレス！！」という時には、両方の口角を上げて笑顔をつくって鏡で見てみましょう。実際は、心の中はストレスでいっぱいでも、笑顔をみていると心が落ち着いてくることもあります。「とりあえず、やってみるか…」という気持ちでも大丈夫です。

（※１：笑いと笑顔が心身の健康に及ぼす影響）

怒りは文字にしてみる

辛いなと思ったこと、怒りが静まらないこと、イライラしたことは、ノートやパソコンなどで書いてみるのもおススメです。

何が　誰が　どこが　思いつくことを書いてみましょう。後で誰が読むわけではありませんから、好きなように書いて構いません。遠慮もいりません。文章でなくても、ノートのライン通りに書かなくても構いません。辻褄なんてあってなくてもいいのです。

とにかく思いの丈を書いてみましょう。

書いたら、ノートを閉じて「はい、終わり」といいましょう。ノートを閉じるということで、１つの区切りをつけられるように自分へ仕向けます。後で読み返すという野暮なことはせず、そのために書いたページを破って捨てるのもいいでしょう。

また、書いているうちに冷静になってくることもあります。すると、次はこうしてみようといういいアイデアが浮かんだり、対応策が閃いたりするでしょう。とにかく心のままに書いてみましょう。

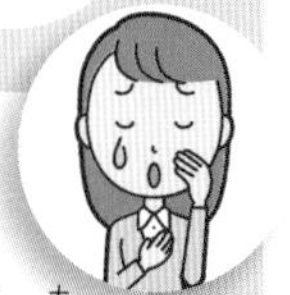

イライラを隠さない

イライラは溜め込まずに、小出しにすることが大事です。でも、もう、どうしようもなくイライラする！ という時には、自分の感情に素直に従ってみてはいかがでしょうか。思い切り声を出して泣いてみましょう。大声を出して、物を投げてもいいでしょう。（危険のない範囲で）

泣くことで緊張やストレスが鎮まり、心が落ちついてくるものです。涙は心のデトックスともいい、ストレスホルモンと呼ばれるコルチゾールを下げる作用があるといいます。泣きたいのに泣けないという人は、泣ける映画やドラマを観たり、歌を聴いたりして涙を誘ってもいいのです。

また、モヤモヤしたことを心の内に仕舞っておかないで、大声を出して叫んでみましょう。家の中というわけにいかない場合には、河川敷や海などで。そして、パートナーや気の合う友人に「お願い、助けて」と話を聞いてもらいましょう。

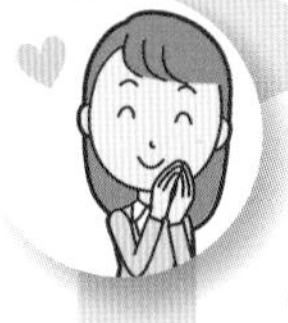

ご褒美をあげる

いつもがんばっている自分へご褒美をあげましょう。ご褒美をあげる理由は、なんでもいいのです。「生理がきちゃって辛いのに泣かなった」「今日も通院も時間に遅れずに行った」「仕事も妊活も疲れたけど、夕飯を作った」だから、お花を買ってあげよう。好きなものを好きなだけ食べよう。それもご褒美です。好きなことをしたり、家事を休んだりするのもご褒美です。

がんばった自分にご褒美をあげることで、気持ちが和らぎ、また脳からはドパミンが分泌されて気分も良くなります。

時には、自分を甘やかすのも、大事なことなのです。

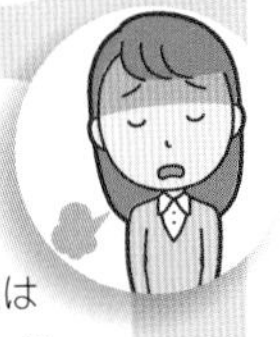

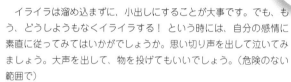

ため息OK！

「ため息をつくと幸せが逃げる」とよく聞きますが、実はため息は悪いものではありません。ため息が出るのは、体や心が疲れた時、思うようにいかない時などネガティブな時が多いので、「ため息」もネガティブに捉えがちですが、そうではありません。

「ため息」は、大きな吐息、大きな呼吸です。大きく呼吸をすることで、交感神経が優位だったのが、副交感神経優位へと変わります。興奮した時に「大きく息を吸って、落ち着いて！」という時と同じです。大きく呼吸をすることで、気持ちが落ち着いてくることもあります。それを無意識にやってしまうのが「ため息」と考えればわかりやすいでしょう。

ただ、ため息を聞くのは、ちょっとストレスですよね。「何か嫌なことでもあったんだろうな～。大丈夫、もうすぐ副交感神経が優位になって落ち着くよ」と見守ってあげましょう。

今はやめておこうか!?

タバコは、ダメ!

２０２０年４月から改正された健康増進法が全面施行され、多くの人が利用する施設などでの屋内喫煙は原則できなくなりました。屋外でも喫煙所が設けられ、受動喫煙についても配慮されています。

タバコの煙には、三大有害物質であるニコチン、タール、一酸化炭素だけでなく非常に多くの発がん性物質が含まれ、タバコを吸っている人だけでなく、その煙を望まずに吸ってしまった人にも健康被害が起こります。

妊活に関連したことでは、卵子の質、精子の質に影響を及ぼすことが知られています。喫煙者の妊活は、禁煙が第一歩といっても過言ではありません。

卵子や精子の質の問題だけでなく、妊娠後の胎児の発育、また生まれてからは赤ちゃんだけでなく、家族が健康に暮らすためにも禁煙は重要事項です。

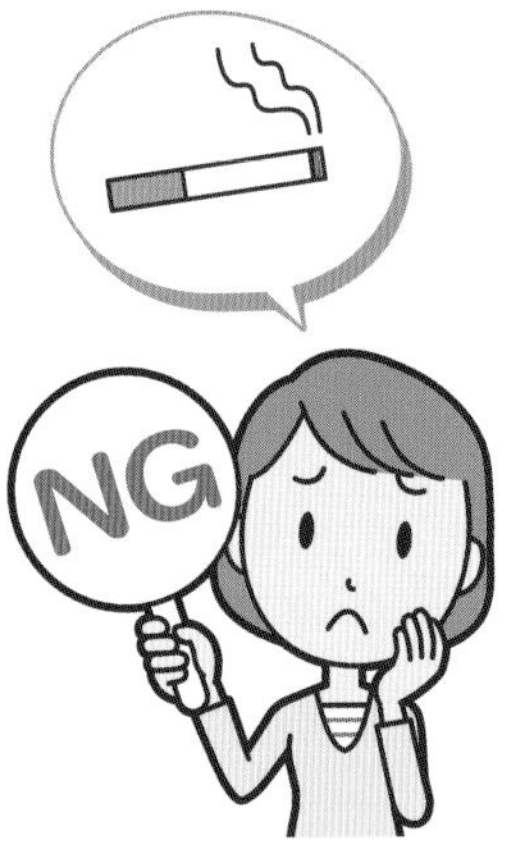

タバコと卵子

タバコの煙に含まれる有害物質であるニコチンは、血管を収縮させ、血流を低下させる作用があります。このため、卵巣への血流も悪くなり、卵胞を発育させるＦＳＨ（卵胞刺激ホルモン）が届けられにくくなります。いくらＦＳＨを分泌しても、卵巣から十分に育ったというフィードバックがこないために、まだ足りないのかとＦＳＨを分泌し続けることになり、血中ＦＳＨ濃度が高まります。これによって卵巣機能が低下し、卵子の質も低下してしまうといわれています。質のよくない卵子では、受精率や着床率も低下してしまうことにつながります。

タールには、発がん性物質が多く含まれているので、これは説明するまでもなく健康な暮らしへと影響します。また、一酸化炭素は、酸素を運ぶ機能を低下させるだけでなく、血管の内壁を傷つける、血栓がつくられやすいなどがわかっており、これも卵胞の発育、卵子の成熟などに影響を及ぼすと考えられています。また卵子に与える活性酸素の悪影響もあります。

妊娠し、健康な赤ちゃんを産むためにはタバコは吸わない、また受動喫煙も避けることが重要です。

タバコと精子

喫煙者の精液に含まれる精子の数、運動精子の数が低下し、奇形精子の数が増加するという報告が多くあります。

なかには、タバコを吸っていても精液所見に問題のない人もいますが、ＤＮＡに傷を持つ精子が増えるという報告も多く、一見問題がないように見えても、体外受精を行うと受精率、胚盤胞到達率、着床率が低くなる可能性があります。

またタバコを吸うことで活性酸素が増え、さまざまな細胞に悪影響を及ぼします。その影響は、精子も受けます。

精子は、大変活性酸素に弱い細胞ですので、タバコの被害も受けやすく、これによって精子の染色体異常が増えるといわれています。男性は、自分の精子を女性に預けることで、自分の子どもを授かることができます。

預ける精子は、染色体に問題がない元気で速くまっすぐ泳ぐ精子になるよう、喫煙者は禁煙から始めましょう。

禁煙効果

赤ちゃんが生まれたら、育てていかなければなりません。そのためには、親が健康であることは重要です。

長年吸っていても、遅すぎるなんてことはありません。子どもと一緒に生きていくために、禁煙をしましょう。

禁煙の効果：e- ヘルスネット（厚生労働省）より

直後
周囲の人をタバコの煙で汚染する心配がなくなる

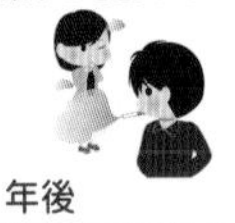

20 分後
血圧と脈拍が正常値まで下がる．手足の温度が上がる

8 時間後
血中の一酸化炭素濃度が下がる．血中の酸素濃度が上がる

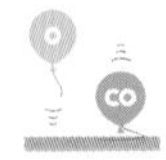

24 時間後
心臓発作の可能性が少なくなる

数日後
味覚や臭覚が改善する．歩行が楽になる

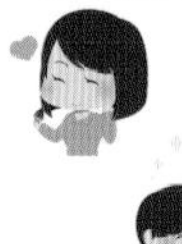

2 週間～3 カ月後
心臓や血管など循環機能が改善する

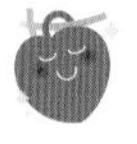

1 カ月～9 カ月後
せきや喘鳴（ぜんめい）が改善する．スタミナが戻る

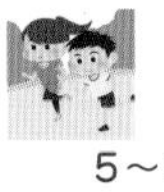

1 年後
肺機能の改善がみられる．
※軽度・中等度の慢性閉塞肺疾患のある人

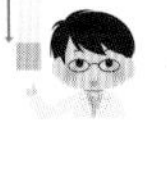

2～4 年後
虚血性心疾患のリスクが、禁煙を続けた場合に比べて 35％減少する．脳梗塞のリスクも顕著に低下する

5～9 年後
肺がんのリスクが喫煙を続けた場合に比べて明らかに低下する

10～15年後
様々な病気にかかるリスクが非喫煙者のレベルまで近づく

お酒は飲んでもいい？

一般的にほどほどの量のお酒は、妊娠前であれば問題はないといわれていますが、『ほどほど』がどのくらいかという具体的な量はあまり示されていません。

アルコールは肝臓で分解され、一般的にビールロング缶500ml1缶（アルコール含有量20g）のアルコールを分解するのにおよそ4時間かかります。ただし、その分解速度には個人差があり、お酒の弱い人なら5時間程度かかります。

1日にビールロング缶を2本以上飲む女性の妊娠率が低下した、飲む量に関係なく飲酒をする女性の方が妊娠までにかかる時間が長くなる、また男性が1週間にボトルワインを2本以上飲む場合、妊娠までにかかる時間が長くなるなどの論文も散見されます。

女性は、妊娠後の飲酒は胎児の発育に影響します。お酒好きな人は、今から少しずつセーブをしていきましょう。

カフェインは良くない？

カフェインを気にする人も少なくありませんが、カフェインは過剰に摂取するのでなければ、特に心配はいりません。

お茶やブレンドコーヒー、紅茶など、カフェインが入っている飲料を1日5杯程度飲んでいた女性の方が飲んでいない女性よりも妊娠率が高かったという報告もあれば、その反対に1日に5杯以上のコーヒーなど飲んでいた女性は5杯未満の女性よりも妊娠率が低かったという報告もあり、一定した見解は得られていません。

男性も同様で、精液所見の変化、体外受精での受精率などに相関関係は見当たらないようです。

ただし、エナジードリンクは注意が必要です。ドリンクによってカフェイン量に違いはありますが、1日1本までが良いようです。

カフェインの量と飲み物の一例

食品名	カフェイン濃度
コーヒー	60mg/100ml
インスタントコーヒー(顆粒製品)	57mg/100ml
玉露	160mg/100ml
紅茶	30mg/100ml
せん茶	20mg/100ml
ウーロン茶	20mg/100ml
エナジードリンク又は眠気覚まし用飲料(清涼飲料)	32~300mg/100ml (製品1本当たりでは、36~150mg)

食品安全委員会より

WHO では、カフェインの胎児への影響についてはまだ確定していないが、妊婦はコーヒーの摂取量を１日 3～4 杯までにし、カフェインの過剰摂取は胎児の成長遅延、出生児の低体重、早産、または死産と関連する可能性があると注意を促しています。

欧州食品安全機関（EFSA）では、妊婦の習慣的なカフェイン摂取 は 200 mg/ 日以下であれば、胎児に健康リスクは生じないとしています。

チョコレートやコーラなどにもカフェインは含まれていますので、おやつにも注意しながらカフェインを摂取しましょう。

気をつけて！

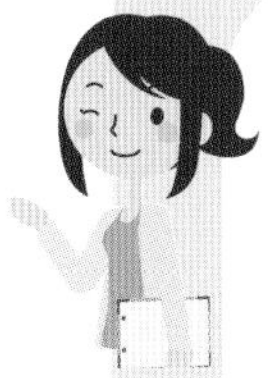

健康診断は毎年受ける！

健康診断は、健康状態を知るために、年に一度、受けることが推奨されていて、企業に勤めている人は、労働安全衛生法に基づき、年に一度の定期健康診断を受けることが義務付けられています。そのほか肝炎やがん検診も受け、健康管理に注意しましょう。

また女性は、乳がん検診、子宮がん検診などの婦人科検診を受けるのを忘れずに！不妊治療をしていても、健康診断は必要です。

抗生剤の使いすぎに注意！

基本的に妊活中に飲んではいけない薬はありません。しかし、最近では腟内フローラや子宮内フローラと抗生剤の乱用には関連があるとの見解があります。ケガや病気に治療に抗生剤は必要ですが、必要以上に使いすぎないように注意しましょう。

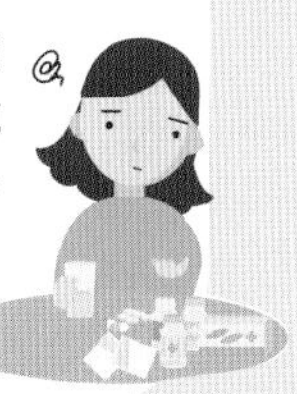

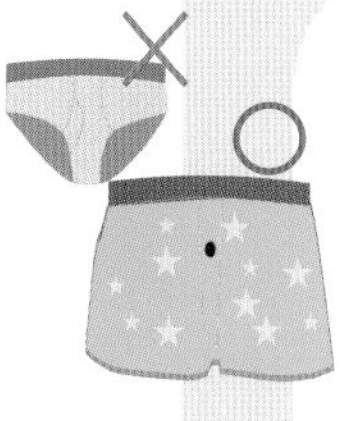

男性は温めすぎに注意！

精巣は、陰嚢という袋に包まれ、体の外にぶら下がっています。

大切な臓器は体の中にあるのですが、精巣は熱に弱く、温度が上がると精子をつくる機能が低下するため体の外にあるのです。精巣を包む陰嚢はラジエーターのような役割をしていて、暑くなると伸びて熱を逃し、寒くなると縮んで熱を逃がさないようにしています。

そのため、外的にも温めすぎはよくありません。下着はぴったりしたものよりもトランクスやボクサーパンツのような風通しの良いもの、ジーンズもスキニーでぴったりしたものよりも余裕があるテーパードやストレートなどが良いでしょう。また、長時間熱いお風呂に浸かるのもよくありませんし、ノートパソコンなどを膝の上で長時間使うのも良くありません。

風疹抗体はありますか？

風疹ウイルスによって起こる急性の発疹性感染症で、季節的には春先から初夏にかけて患者数が増えます。2013 年に 1 万 4 千人以上が発症しましたが、2021 年は 12 人と減少しています。しかし、妊婦が妊娠初期に初めて風疹に感染、発症すると、胎児にも感染し先天性風疹症候群（CRS）を引きこすことがあります。その症状として先天性心疾患、難聴、白内障などがあります。

CRS を引き起こさないために、妊活を始める前に風疹抗体検査を受け、抗体がなかった場合にはワクチンを摂取しましょう。これは、母体にだけ必要なのではなく、パートナーである男性も、また同居家族にも必要です。

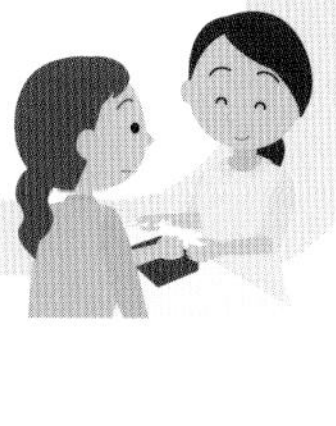

エッチはいつすればいいの？

いつでもいい！

ふたりの生活が長くなると、ドキドキしたり、ワクワクしたりすることが少なくなってくるかもしれません。お互いの存在が当り前過ぎて、「今さら…」と思うこともあるかもしれません。でも、たまには日常を離れて、ドキドキ、ワクワク感のある時間をふたりで過ごしてみましょう。

赤ちゃんが生まれたら、ふたりを楽しんでいる時間は格段に少なくなります。今しか楽しめないこともたくさんあります。特別な何かをするのもいいですが、何気ない日常のなかで同じものを食べて、同じものを見て、美味しい、楽しいと感じる時間も大切です。

その延長線上に性生活があります。赤ちゃんを授かるために！と考えた場合、排卵日を逃してはいけないと力が入ってしまい、その度合いが過ぎたり、長期間続くとふたりの関係がギクシャクすることもあります。

赤ちゃんが授かりたいは大事な目標ですが、性生活はその気持ちになった時には、いつだって構わないのです。

ピンポイントより回数

性生活を持つのは、いつでもいいという理由の1つに、排卵日だけすればいいというものではないことがあげられます。

月経周期が順調で、性行為を問題なく持つことができるのであれば、月経血が治った日から1週間に2、3回を目安に性生活を持つほうが妊娠するチャンスは増えます。

妊娠を目指すために、排卵日を狙って性生活を持ったほうがいいと考えがちですが、実際にその1日だけが有効なわけではありませんし、基礎体温や排卵日検査薬が正確に排卵日を特定しているわけでもありません。排卵付近を重点的に、何日間か性生活を持つほうが効果的です。

一般的には、その方法で1年トライしても妊娠しない場合は不妊症と定義されます。

女性の年齢が高くなると、卵子の質の低下から妊娠しづらくなるため、35歳くらいまでは1年を目処に、それ以上の年齢の場合は半年から1年を目処にして、病院への受診を検討しましょう。受診の際には、不妊原因の割合は、男女半々です。ふたりで行ける日を選ぶのも大切です。

妊活メモ

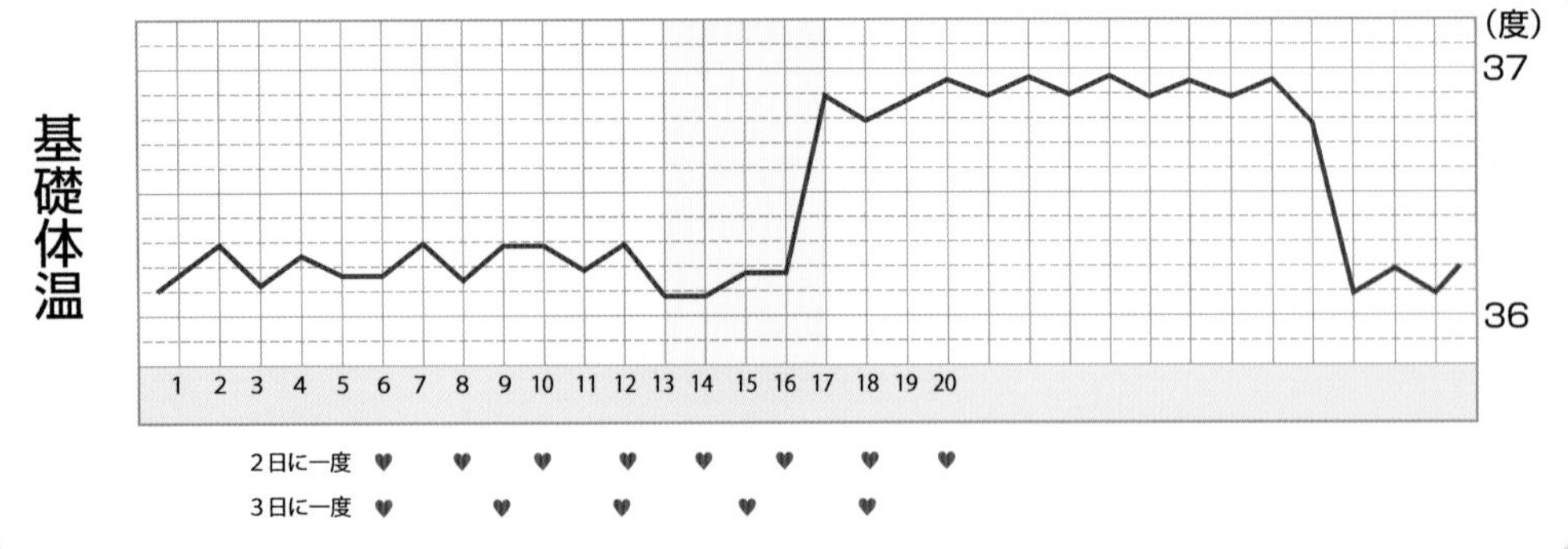

月経が順調にあれば、基礎体温を測っていなくても月経血が治ってから2、3日ごとに性生活を持てば、排卵日を逃すことも排卵日2日前を逃すこともありません。たとえば上記のグラフで排卵期となる10～18日を逃すことなく妊娠にチャレンジできるでしょう。

性生活と排卵のタイミングが合わなければ妊娠は叶いませんが、基礎体温とにらめっこして「今日か！？ 明日か！？」と気を揉まなくても、カレンダーを見て日を数えることでも十分です。

- 卵子の寿命は、24時間
- 精子の寿命は、72時間
- 基礎体温は、排卵を境にしたホルモンの変化を知ることができる
- 月経周期の長さは、排卵までにかかった期間で決まることが多い
- 精液のなかに含まれる精子は1～2％。あとは精漿
- 射精精液のなかに精子は1～3億個。そのうち卵子に辿り着けるのは数百個
- 性行為から着床までの期間は、1週間から10日程度。妊娠成立は、その1週間後程度

排卵日の2日前！

排卵日の8日前から2日後までの性生活で排卵日をゼロ日として、いつが妊娠する確率が高いかを女性の年代別にした報告（※）があります（グラフ4）。

女性の年齢が何歳であっても、排卵日2日前が最も妊娠率が高く、排卵日当日は、意外と低いことも見て取れます。一般的に、卵子の寿命は約24時間といわれていますが、そのうち受精能力があるのは約24時間という説もあれば、排卵後8～12時間という説もあります。これと比べ、精子は約72時間、女性の体内で生きていることができるといわれています。この時間差をうまく利用し、排卵が起こる前に性生活を持ち、排卵されてくる卵子を精子が待ち構えるというタイミングが、排卵日の2日前ということになるのでしょう。

基礎体温や排卵日検査薬から排卵日の2日前を知ることはできません。そのためコンスタントに性生活を持ち、そのタイミングを逃さないことが大切です。

うまくできない

性生活がうまく持てない理由は、さまざまあります。男性の問題としては、勃起しない、勃起が持続しない、性行為には至るが腟内で射精ができない、性欲がないなどがあります。女性の問題としては、性交痛がある、性行為への嫌悪感、性欲がないなどがあります。

最近、特に多いのが男性の腟内射精障害です。その原因として、強い刺激のマスターベーションを繰り返す、また心理的なプレッシャーなどがあげられます。強い刺激でマスターベーションを行っていた場合は、適切な刺激で射精できるようにリハビリテーションを行い、心理的なプレッシャーについてはカウンセリングを行うなどして性生活を持てるように指導することがあります。赤ちゃんを授かるためには射精が必要ですが、ふたりで体を触れ合ったりして楽しむことも大事です。そこに重点を置き、妊娠はシリンジ法や人工授精などに手伝ってもらうのも1つの方法です。

排卵日と性生活のタイミングと妊娠

グラフ4

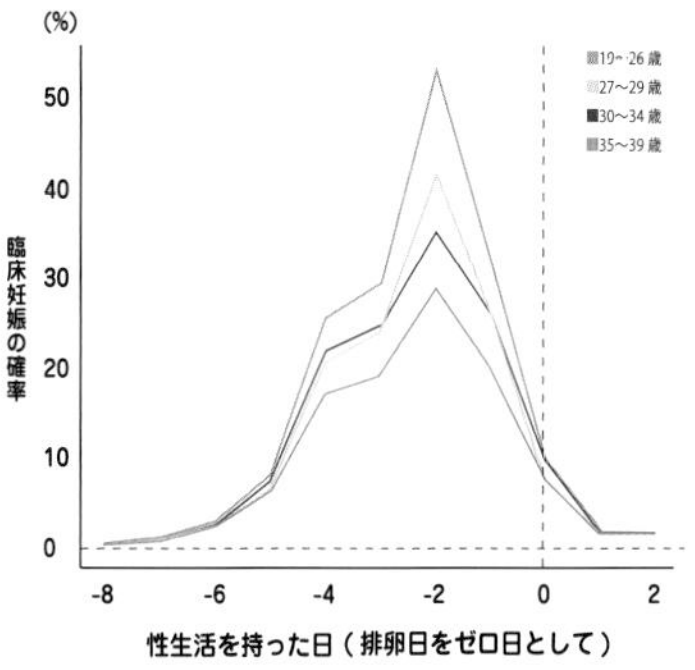

排卵日の２日前を逃さないためには、基礎体温や排卵日検査薬よりも、１週間に２、３日は性生活を持つのが効果的なのかもしれません。

ただ、月経が順調にあること、性行為が問題なく持てることが条件になります。性行為に問題があっても、射精することができるのであれば、シリンジ法（注射器を用いてパートナーの精液を採取して女性の子宮内に注入する方法）でトライするのもいいでしょう。

※ Human Reproduction Vol.17, No.5 pp. 1399-1403, 2002

妊活中の性生活 うそ？ ほんと？

妊活中の性生活に関しては、色々なことが言われているけど何が本当なのでしょう？

禁欲していたほうが、精子は元気で数も多い！

精子は、毎日つくられます。毎日射精すると薄くなる、禁欲していたほうが濃くなるといいますが、禁欲期間が長いと精液量や精子の数が増えるかもしれませんが、運動率の低下やDNAに傷を持つ精子や死滅精子が増えるといわれています。数が増えても、受精の可能性がある精子の数が増えなければ意味がありません。

性行為のあと、お尻を高くして安静にしたほうがいい！

精子が子宮へ上がりやすくするために仰向けになってお尻を高くして安静にするといいとか、お尻を高く上げて自転車漕ぎをするといいと聞きますが、とくに根拠はありません。

精子の大きさは約5～6μm自力で泳ぐことができ、射精から約１時間程度で卵管へたどり着くとされています。

性行為のあと、精液が出ちゃうのは止めたほういい！

腟内に射精された精液は、排卵期であれば頚管粘液を潜り抜けて子宮へと泳ぎ上がっていきます。このとき、一部がフローバック（逆流）しますが、自然なことなので問題ありません。元気な精子は、すでに泳ぎ上がっているでしょう。最近、子宮口キャップなどで流出を防ぐ商品もありますが、流出は防げても逆流は起こります。

何回もエッチしたほうがいい！

とくに自己タイミング法の場合、排卵日を狙っても、それが本当の排卵日かどうかはわかりません。

月経が順調であれば、月経の出血が治ってから２、３日に一度、性生活を持ちましょう。１日に何度も！ということではありません。

それを２、３日に一度続けていたら、流石に身が持ちませんよね。

朝、エッチしたほうが妊娠しやすい！

排卵日２日前が妊娠しやすいと考えたら、とくに朝であっても、昼であっても、夜であっても構いません。朝だから妊娠しやすいというわけではありません。排卵はいつ起こるかわかりません。

着床も同じ。何時に着床するかなんてわかりません。安静にしている時間に着床するとは限らないので、いつもと同じように暮らしましょう。

正常位が妊娠しやすい！

妊娠しやすい体位は特にありません。

大切なのは、排卵期に精子が腟内に射出されることです。どんな体位だったらよりいいかと考えるよりも、性生活を楽しむほうが大切です。

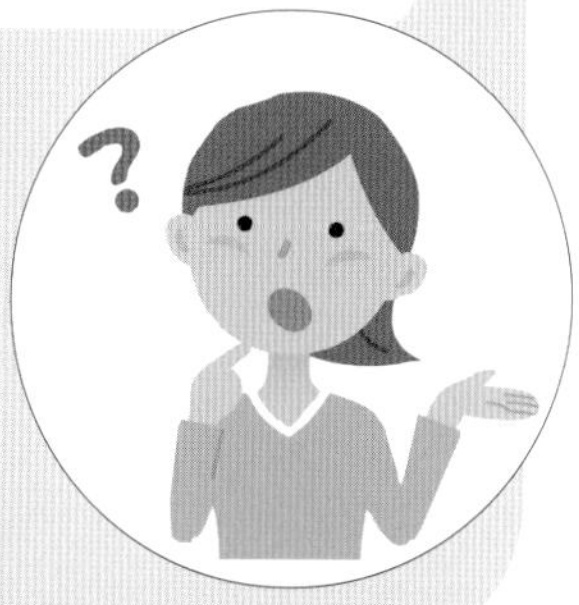

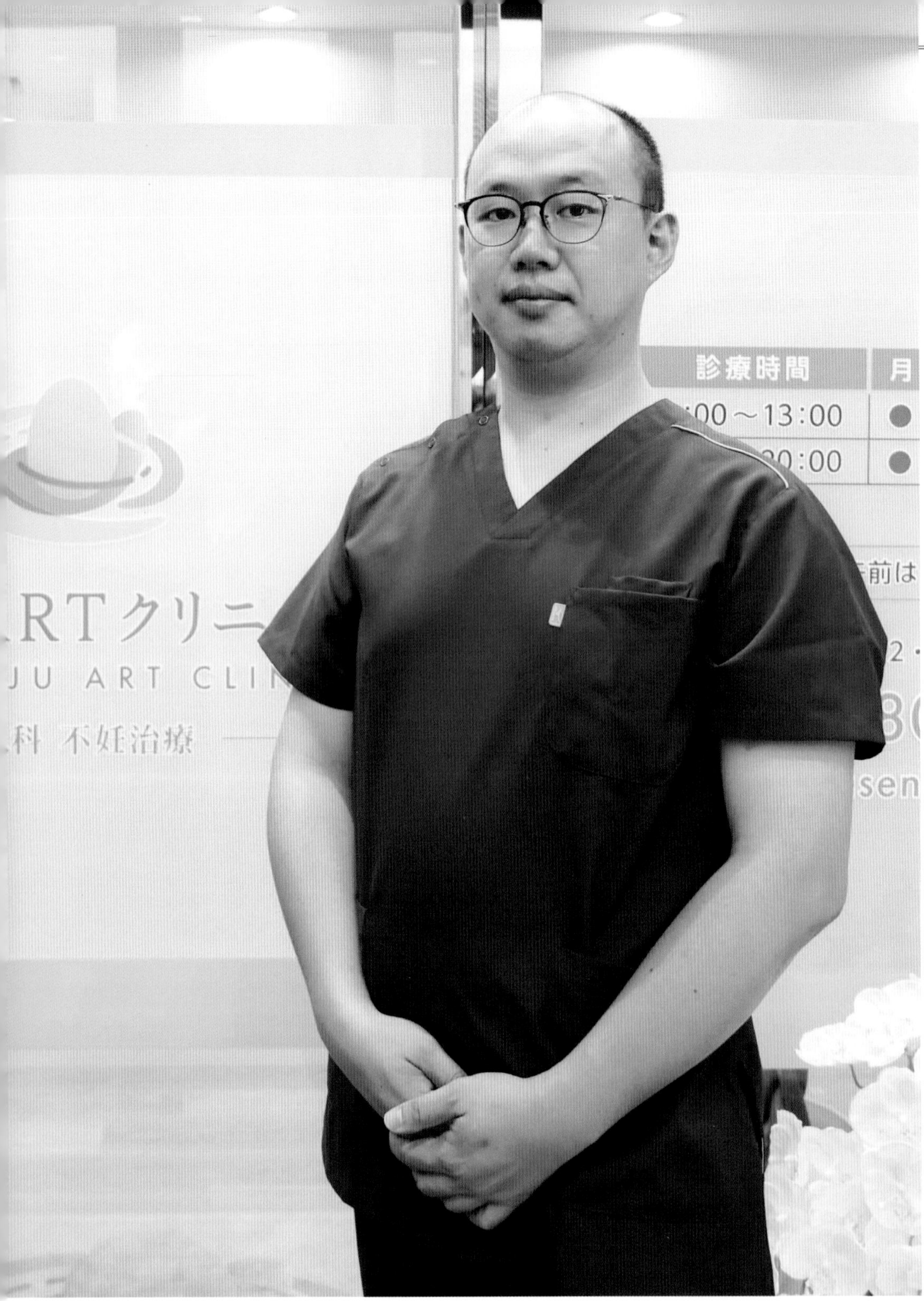

患者さんもスタッフも「みんな笑顔に」したい

地元に貢献したい 愛すべき足立に寄り添いたい

北千住 ART クリニック

大野 基晴 先生

Ohno Motoharu

生まれ育った 足立区北千住に 2023年6月開院

北千住と聞いて、どのようなイメージを持ちますか?

下町で庶民的な街のイメージ、大学もあり若者が多く活気的なイメージ。商店街があれば大きな商業施設もあり、複数路線が乗り入れる北千住駅は、世界の乗降客数ランキングの第6位なのだそうです。

その北千住に、２０２３年６月、北千住ARTクリニックが開院しました。千住ほんちょう商店街の真ん中にある、新しく建てられたビルの4階にクリニックはあります。

取材に伺ったのは開院から1カ月になろうとする6月末日。院長である大野基晴先生に院内を案内していただきながら、治療に対する考えや患者さんへの思い、クリニックの様子などをお聞きしました。

足立生まれの足立育ち 地元への貢献が目標の1つ

私は、もともと足立区竹の塚の出身です。医大へ進学し、その後は大学病院に勤め、また、不妊治療を専門とするようになってからも地元を離れていましたが、「いつかは足立へ帰って地元に貢献したい」と考えてきました。

北千住は慣れ親しんだ街でもあり多くの人が行き交う街です。その北千住駅から近い場所にクリニックを開院することができ、1カ月が過ぎようとしています。

足立区は東京23区の中でも比較的若いうちに結婚する人も多く、第一子出産の女性の平均年齢は東京都が約32歳ですが、足立区は約30歳です（2019年：足立区少子・超高齢社会への羅針盤）。開院にあたって、若いカップルの場合、比較的妊娠に結びつきやすいため、不妊治療をするカップルは多くないかもしれないと考えていました。

しかし、いろいろなところでお話を聞いてみると、若いカップルには若いカップルの悩みがありました。地元の結びつきも強く、友人たちと同じくらいに結婚したのに、友人たちには子どもが授かったとか、第二子を妊娠した、生まれたなどの話も出てきます。

でも、自分たちには子どもが授からない。「どうして私たちだけ?」「ふたりで頑張ってみたものの、妊娠する兆しもない」「毎月生理が来る。辛い」など、若いだけに妊娠して当たり前、友人たちには次々授かる、そうした不安や焦りがあるということを知りました。

産婦人科医からしたら毎月月経がこない方が大変心配なのですが、それが泣くほど辛いことなら、不妊治療を専門に行う医師として役に立てると考えています。

通院している患者さんは、30代後半のカップルも多くいますが、それよりも若い年齢層のカップルもいます。そのなかには、これまで自分たちでタイミングをとるなどして頑張ってきた患者さんたちも多くいました。

また年齢の高いカップルもいて、結婚したばかりだけど、早く赤ちゃんがほしいからと受診するケースが多いように思います。

体外受精治療周期も はじまっています

内覧会を行った日、多くの人が見学に来てくれました。その時、「近くに開院してもらえてよかった」「通院しやすいところにクリニックがなくて、どうしようか悩んでいた」という声も多く聞かれました。開院後も、すぐに患者さんがきてくださり、治療も順調に始まっています。先日は、第一号の採卵を行い、全胚凍結を予定しています。

私たちのクリニックに通院する患者さんは年齢的には30代後半が多く、治療方法の割合では一般不妊治療を受ける患者さんのほうが多くいます。ただ、体外受精治療周期を始めたカップルの多くは、これまで近所の産婦人科などで一般不妊治療の経験があり、タイミング療法や人工授精で妊娠を臨むのには限界を感じていたカップルも少なくありません。

そのため、初めて体外受精に挑戦しようとするカップルがほとんどです。開院した月に体外受精を始める患者さんはいないだろうと見込んでいたので、少し驚きもありました。

不妊治療・体外受精を行うクリニックは増えましたが、通院しやすい場所にクリニックができたから、治療を進めてみようというきっかけになったのだと思い、北千住に開院して良かったなと感じています。

よく聞く じっくり話す

初診には、とくに時間をかけて患者さんのお話をよく聞き、じっくりと話すように心がけています。よく診察中に泣いてしまう人もいるのですが、それだけ苦しい思い、辛い思いをしてきたのでしょう。その思いを手放すのが今は難しくても、「これまでのように全部頑張らなくてもいいんだよ、一緒に歩こうね」という気持ちでお話を聞いています。

また、子どもをほしいと思う気持ち、そして何歳までに子どもを授かりたいのか、何人の子どもを授かりたいと考えているのかなどもお聞き

院内のようす

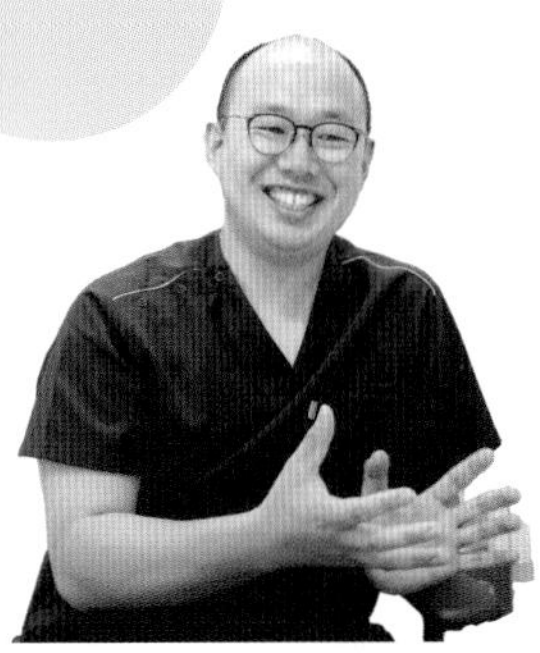
Open しました！

培養室
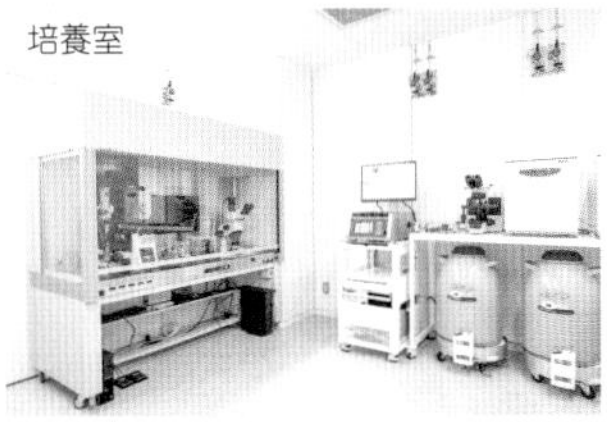

診察室
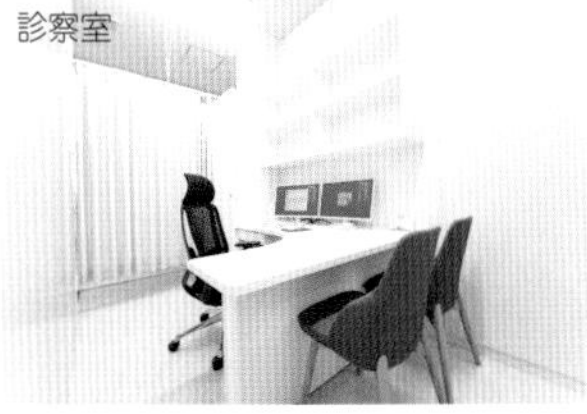

受付
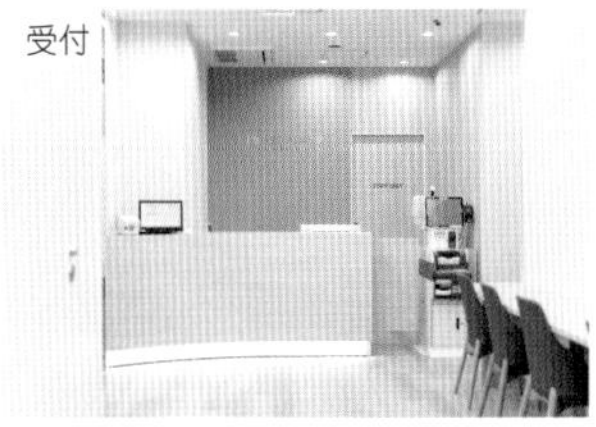

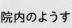

レントゲン室
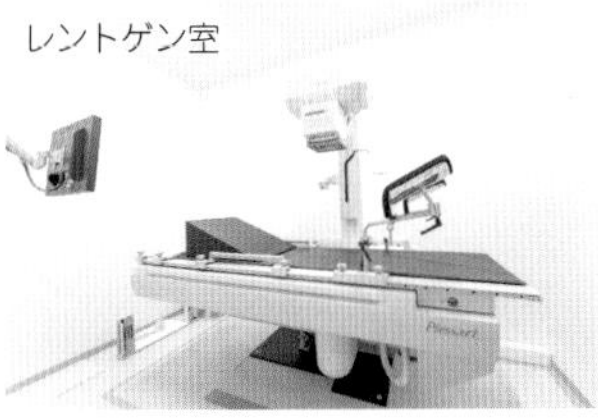

休憩室
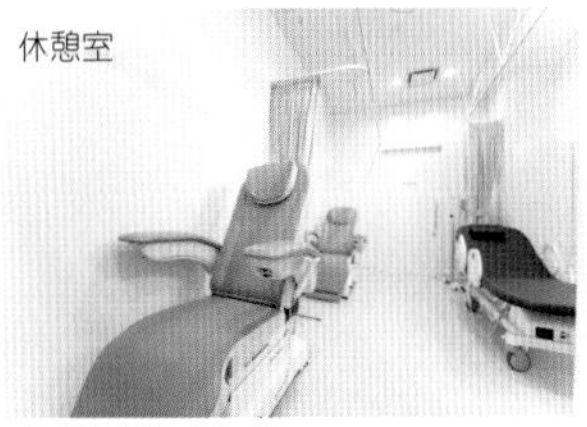

待合室
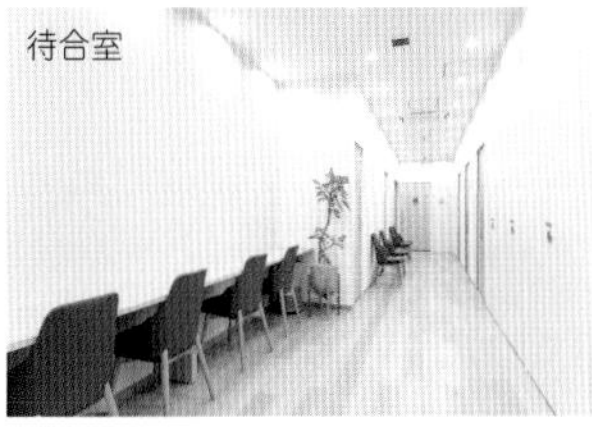

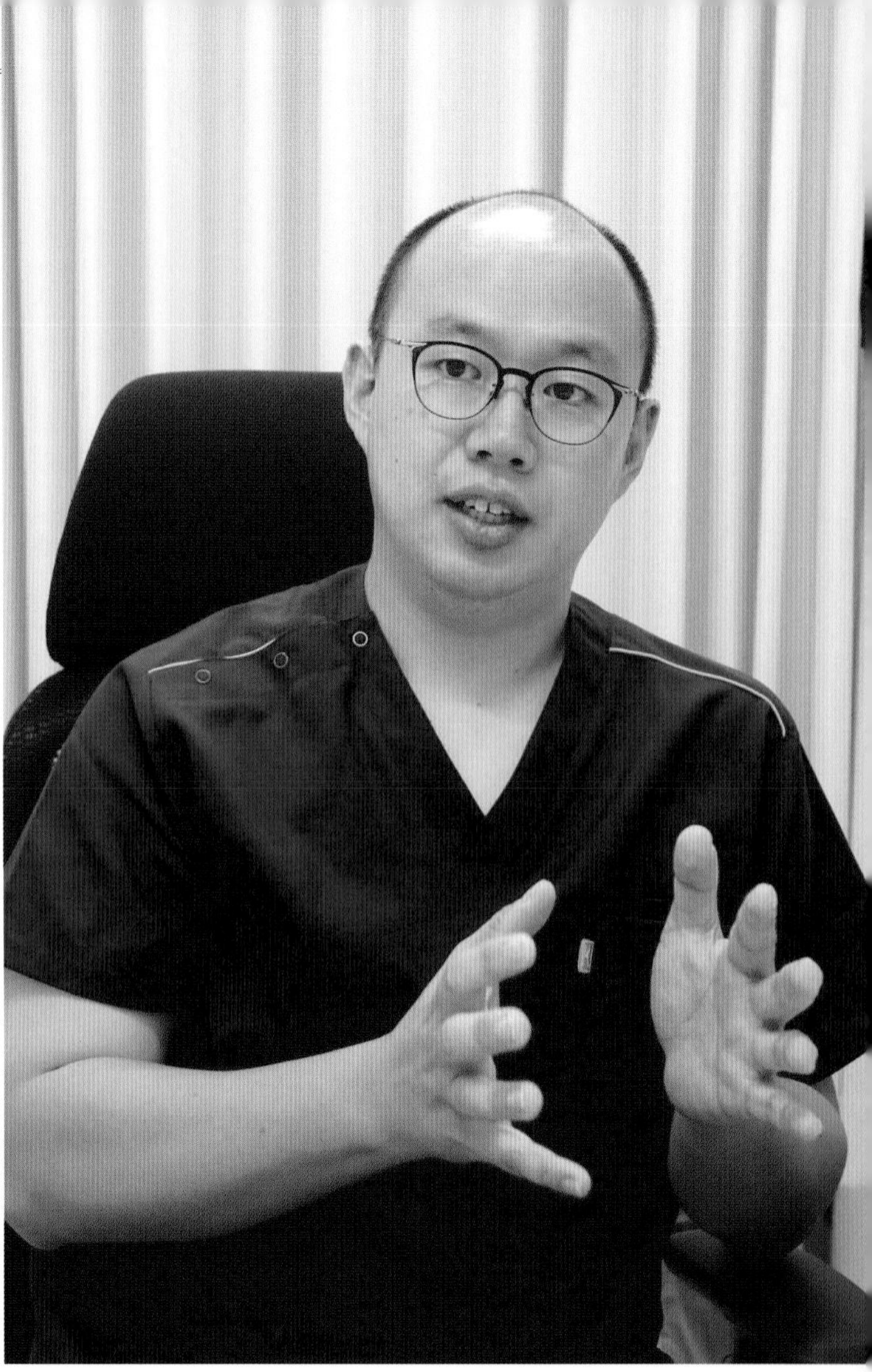

します。患者さんの中には、病院に行けば妊娠できるから大丈夫だと考えている人も少なくありません。そして、治療に通院することが目的になってしまう人もいます。でも、目的は通院することではなく、赤ちゃんを授かることですから、そのために必要な知識と、授かるために受ける治療の期間、妊娠して出産するまでの期間などを理解しておく必要があります。多くの人は理解できているのですが、それを自分に置き換えてみることで、より具体的になり、どうなっていくかを垣間見ることができるようになるでしょう。

たとえば、38歳までに2人欲しいという希望がある35歳の女性の場合、体外受精−凍結融解胚移植の1回目で妊娠できたとしたら、出産時には36歳になっているでしょう。

「2人目がほしいことも考えると、いつまで授乳する？ 卒乳しないと2人目の治療周期を始めるのは難しいよ。上の子との年の差を考えないなら、半年で断乳すれば36歳中盤までに2人目の治療が再開できるかな」

「出産が帝王切開だったら、半年〜1年は妊娠しないように気をつけてって言われるから、その場合は治療を再開する時には37歳になってるね」

「1人目の時の凍結胚が複数個あれば、胚移植から始められるね。じゃあ、これから始める体外受精では、複数の胚を獲得できるようにしたいね」

などのお話をします。

しかし、体外受精ではなく、タイミング療法から人工授精、体外受精とステップアップする方法で臨んだ場合、一般不妊治療を半年〜1年ほどしてから体外受精へとなるケースもあります。一般不妊治療で授かればいいですが、授からなかった場合、その後に体外受精を行い、37歳になってからの出産、38歳からの妊活再開ということもありえます。

これまで妊活してきた期間を踏まえ、タイミング療法や人工授精での妊娠率をお伝えしながら、体外受精の説明、妊娠率の話もします。

このように年齢や数値や期間を示しながら情報を提供し、漠然としていた思いを明確にすることが大切です。

そうした目標があれば次に何をしたらいいのか、どうしたらいいのかがわかり、漠然と治療を受けるよりもストレスも少なく済むのではないかと思います。漠然としたままだと焦ったり、心配や不安になったりするでしょう。大切なことは、一緒に歩いて行く、寄り添って行くことだと思っています。患者さんが思い描く目標をより具体的に共有するためによく聞いて、じっくり話すことから始めるようにしています。

わかりやすい説明を心がけています

難しい言葉、専門用語を使って説明すると患者さんにはわかりにくいことが多々あります。噛み砕いてわかりやすい言葉で説明するように心がけていますが、医学的には少し違うかな？ ということがあるかもしれません。

妊娠への可能性

論文から引用してご説明

可能性		子ども1人	子ども2人	子ども3人
体外受精以外		↓	↓	↓
50%	→	41	38	35（歳）
75%	→	37	34	31
90%	→	32	27	23
体外受精		↓	↓	↓
50%	→	42	39	36（歳）
75%	→	39	35	33
90%	→	35	31	28

大野先生は、論文などを引用して説明をすることもあります。

子どもを1人授かりたい場合、体外受精以外の方法では32歳ならその可能性は90%、体外受精であれば35歳ならその可能性は90%です。

少し違った言い方をすれば、子どもが2人欲しいなら体外受精以外の場合は27歳で妊活をはじめたら可能性は90%、体外受精なら31歳で治療を始めたら可能性は90%です。

35歳の女性で子どもが2人ほしい場合、体外受精なら75%の可能性があるということになります。自分に照らし合わせて見てみましょう。

これらを踏まえて、タイミング療法や人工授精などの一般不妊治療で妊娠が叶わなかった場合、次の選択肢として体外受精がありますが、その治療の切り替えのタイミングを図る上でも参考になるでしょう。

Hum Reprod. 2015 Sep; 30(9): 2215-2221.

たとえば、卵子と精子の出会いについては、合コンがいい喩えになります。タイミング療法は、1個の卵子に対して精子は不特定多数で、日程だけを合わせる合コンです。出会いの場所は精子に見つけてもらいます。人工授精は、日程を合わせ、元気のありそうな精子を選び、卵子の少し近くまで連れていきますが、場所は精子に見つけてもらいます。タイミング療法と人工授精は、合コンの会場（右か、左の卵管膨大部）まで精子が自力で泳いでいく必要があります。

体外受精は、より良い精子を選び、卵子もこの日のために大事に育てます。同じテーブル（ディッシュ）で出会うように合コン会場をセッティングします。さらに顕微授精は、「この人！」という精子を一個選んで、「この人、すごくいい人だと思うから！」と出会わせる、いわゆる一対一のお見合いです。ただ、体外受精でも顕微授精でも最終的に一緒になれるかはわかりません。

不妊治療の方法で大切なことの1つには卵子と精子の出会いがあります。タイミング療法や人工授精は、女性の体内で出会います。体外受精や顕微授精は、出会いの場を体外でセッティングします。よりよい状態で出会うためには、卵子を育てる方法、精子を選ぶ方法も重要です。

また検査の結果などもわかりやすく見てもらうことも大切です。とくに卵管の通過性については、院内にレントゲン室を設けて、子宮卵管造影検査を行っています。最近は、エコー検査で走行性を診る造影検査もありますが、造影剤が通っている状況を確認するよりも、レントゲンで検査をした方が確実ですし、患者さんも写真を見ながら説明を受けることで理解度も納得度も高く、その後の治療方法の理解、選択への意識も高くなります。

スタッフにも恵まれ　これからさらに！

胚培養士、看護師、受付など、とてもいいスタッフに恵まれました。人柄重視で選んだのですが、それぞれの専門分野のスキルも高く、クリニック内の雰囲気も良いです。

これからスタッフの勉強会をさらに充実させ、患者さんのために、1人でも多くの赤ちゃんを授かっていただくために努めて行こうと考えています。

そして、愛すべき足立のために、不妊治療だけでなく婦人科として月経異常や不正出血、おりものの問題から更年期、結婚前や結婚されたばかりのカップルを対象にしたブライダルチェックなども診療しています。

開院したばかりではありますが、これまでさまざまな病院、クリニックで経験を積んできました。

心配事があれば、ぜひお話に来てください。不妊治療については、治療をするかしないかは診察してから決めればいいのです。「ちょっと心配だから診てもらいにきた」ということで構いません。

あなたが赤ちゃんがほしいと思った時に、どうすればいいのかを知るきっかけになることと思います。

これまでも赤ちゃんがほしいと願い、ふたりで頑張ってこられたカップルは、辛い気持ち、心配や焦りもあると思いますが、私たちがサポートします。

辛い気持ちも心配や焦りも、できるだけ話してください。

一緒に乗り越えて、赤ちゃんをその手に抱きましょう！

北千住 ARTクリニック
KITASENJU ART CLINIC

北千住 ARTクリニック

東京都足立区千住 1-18-9
タワーフロント北千住 4F
TEL：03-6806-1808
https://kitasenju-art.com/

生殖医療以外の診療

- 一般婦人科診療
- 性感染症
- ブライダルチェック
- ピル処方

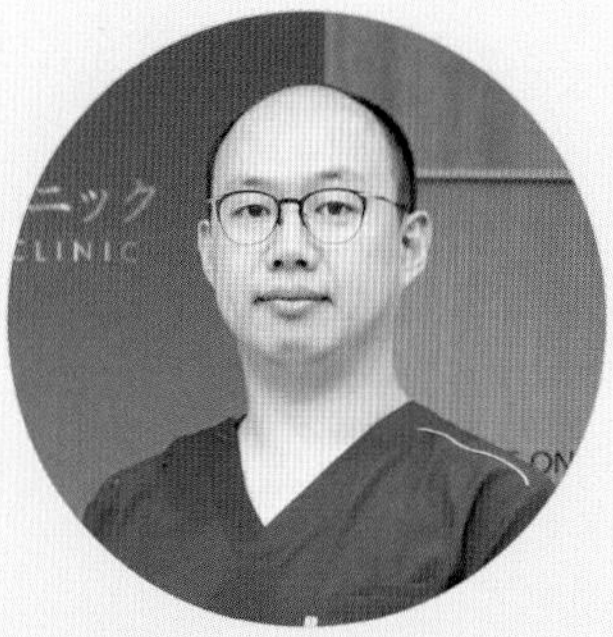

大野 基晴 先生

資格
医学博士
日本専門医機構 認定産婦人科専門医
日本生殖医学会 認定生殖医療専門医

2010年	東海大学医学部医学科 卒業
2010年	順天堂大学医学部附属順天堂医院 初期研修
2012年	順天堂大学産婦人科学講座 入局
2012年	順天堂大学医学部附属順天堂医院 勤務
2013年	順天堂大学静岡病院 勤務
2014年	社会福祉法人賛育会 賛育会病院 勤務
2015年	越谷市立病院 勤務
2016年	順天堂大学院 博士課程 入学
2016年	順天堂大学医学部附属順天堂医院 勤務
2016年	大島医療センター 勤務
2017年	セントマザー産婦人科医院 勤務
2020年	順天堂大学院 博士課程 修了
2020年	順天堂大学浦安病院 勤務
2022年	順天堂大学浦安病院リプロダクションセンター 副センター長 就任
2023年	北千住ART開院 院長就任

INFO check

一般不妊治療・検査
人工授精
体外受精
顕微授精
卵子凍結
不育症・着床障害
子宮鏡検査
子宮内膜着床能検査
プレコンセプションケア
使用する薬

ホームページに不妊治療の説明がありますので、併せてご覧ください。

台湾の不妊治療事情は?

AMH検査と卵巣PRP療法であなたのママになりたい!を叶える

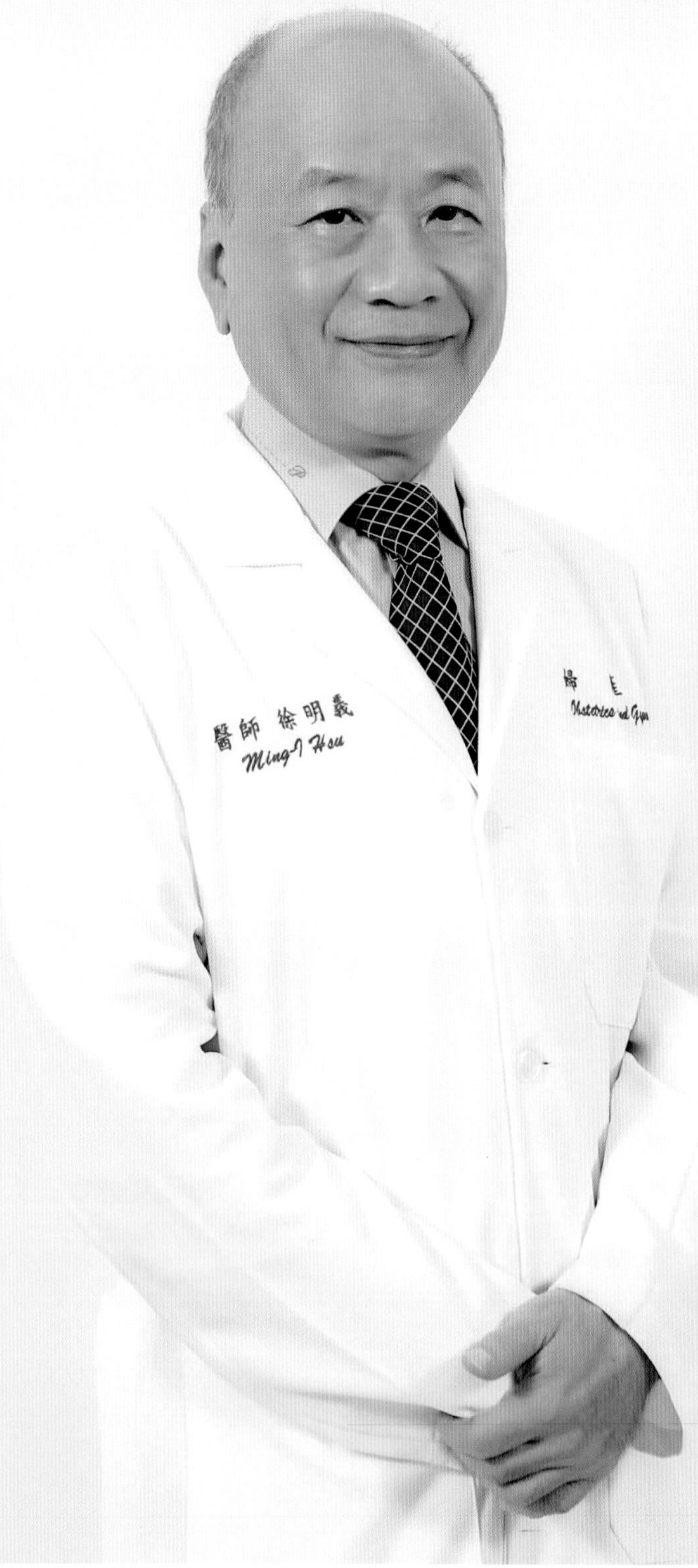

台湾の医療事情や不妊事情を知りたい!

台湾の首都台北は、東京から飛行機でたった3時間の距離です。台湾のイメージは?と尋ねたら多くの人が優しくて親切な人が多い、都市が大きく楽しい、田舎の原風景が素晴らしいなど、さまざまなワードが飛び出してきます。

近年、台湾でも不妊治療をするカップルも多いと聞きます。そこで今回は、華育生殖医学センターの徐明義先生に台湾の医療事情と不妊に悩むカップルの事情を教えていただきながら、AMH検査や卵巣PRP療法に関することを中心にお聞きしました。

徐先生のお話から台湾と日本の違い、見習うべきこと、取り入れるべきことがあると感じる取材になりました。

華育生殖医学センター
徐明義 先生
Ming I Hsu

華育が妊娠へ　患者さんに寄り添いたい

クリニック名の華育生殖医学センターである華育（ほぁーゆー）は、徐先生が話す台湾訛りだと懐妊（ほぁいゆぃん）に聞こえるのだそうです。

華育生殖医学センターに通院されたカップルが妊娠され、赤ちゃんに恵まれるようにと思いを込めたクリニック名なのだそうです。

徐先生は、「1人でも多くの赤ちゃんが授かるようにサポートしたい」「その治療にはエビデンスが重要」そして、そこには「思いやりが大切」で、それがひとつになって「不妊に悩むカップルに寄り添うこと」になるのだと考えていますと話してくれました。そのお話に、医師や医療スタッフが患者さんたちを想う心は、どこの国も変わらないのだなと感じます。

しかし医療事情には、日本との違いがあるようです。

まずは、台湾の医療事情から教えてください。

台湾の医療事情を教えてください！

台湾にも、日本と同じように国民皆保険制度（全民健康保険）があります。

日本と違うのは、患者さんが支払う医療費についてです。外来診療は、医療機関の等級に応じて決められていて、クリニックなどは50～150台湾ドル、大きな病院では400台湾ドル以上がかかるところもあります。たとえば、風邪をひいてクリニックへ受診した場合、保険診療内であれば、たとえばレントゲンを撮っても撮らなくても、また1種類の処方でも5種類の処方でも、オプション治療を希望する場合は、50台湾ドル以上は必要ありません。

また、日本では同じ病名の治療をする場合、保険が適用される治療と適用されない治療を同一周期に行うことはできませんが、台湾では日本でいう混合診療が認められています。そのため、保険診療分の50～150台湾ドルの自己負担にオプション治療にかかる医療費が追加することで、より自分に合った治療を受けることができます。

保険者は中央健康保険局（衛生福利部）で、財源は被保険者と雇用主からの保険料の他、宝くじの収益の一部やタバコ健康福利税（タバコ税とは別にかかる税）が使われます。個人の保険料は、給与×5.17%×30%×（1＋扶養家族数：扶養家族数は実際の人数で、3人が上限）を納めます。

ただ、不妊治療については保険が適用されません。人工授精：1回あたり1.5～4.5万台湾ドル前後（2023年8月時点、日本円で6.8～20万円程度）体外受精：1回あたり15～25万台湾ドル前後（2023年8月時点、日本円で68～110万円程度）がかかります。台湾でも不妊治療は高額な治療で、患者さんの医療費の負担は大きいです。その代わり、【體外受精（俗稱試管嬰兒）人工生殖技術補助方案】という助成制度があります。助成の対象や要件、助成額など決まりがあり、政府が指定する病院やクリニックで受けた体外受精治療に限ります（98施設：2023年7月現在）。華育生殖医学センターも政府指定のクリニックの一つです。多くのカップルが赤ちゃんを授かろうと通院しています。

台湾の不妊事情を教えてください！

台湾では、カップルの5～6組に1組が不妊症だといわれています。初診患者の年齢は38歳以上が多くなっていて、台湾全体の体外受精の成功率（妊娠率）は36・7%です。

日本では、不妊治療の保険適用化によって初診患者が下がる傾向にあるようですが、台湾と同じように初診患者の年齢が高いと聞いています。

ただ、台湾ではAMH検査を受けやすいよう、ごく一般的に行われ、婦人科で勧められます。独身女性も、結婚したばかりの女性も、誰でも受けることができ、費用はだいたい2000台湾ドル（約9000円）で受けることができます。

AMHに関する教育もされており、多くの人が知っています。検査でAMH値が低いことがわかれば独身女性は、自己卵子を凍結することもありますし、既婚女性なら不妊治療をはじめるきっかけになります。

AMHは、卵子の在庫を予測しますから、年齢が高くなれば卵子の在庫数も減

台湾の体外受精助成制度

【體外受精（俗稱試管嬰兒）人工生殖技術補助方案】

助成対象

- 夫婦のどちらかが中華民国籍を有していること
- 妻の年齢が44歳以下であること
- 病院で不妊症と診断され、体外受精治療の対象とされていること

年齢と助成回数

- 39歳以下：最大6回まで申請可能
- 40-44歳以下：最大3回まで申請可能
- 45歳以上：申請不可

助成額

- 一般家庭（初回）10万台湾ドル
- 一般家庭（2回目以降）6万台湾ドル
- 低収入及び中低収入家庭 15万台湾ドル

対象施設

助成の対象となるのは政府指定の病院で治療を受けた場合で、
政府指定外の病院では助成は受けられない

體外受精（俗稱試管嬰兒）人工生殖技術補助方案之特約人工生殖機構　一覧
https://www.hpa.gov.tw/Pages/Detail.aspx?nodeid=500&pid=14267

華育生殖医学センターは、政府指定の体外受精実施施設です！

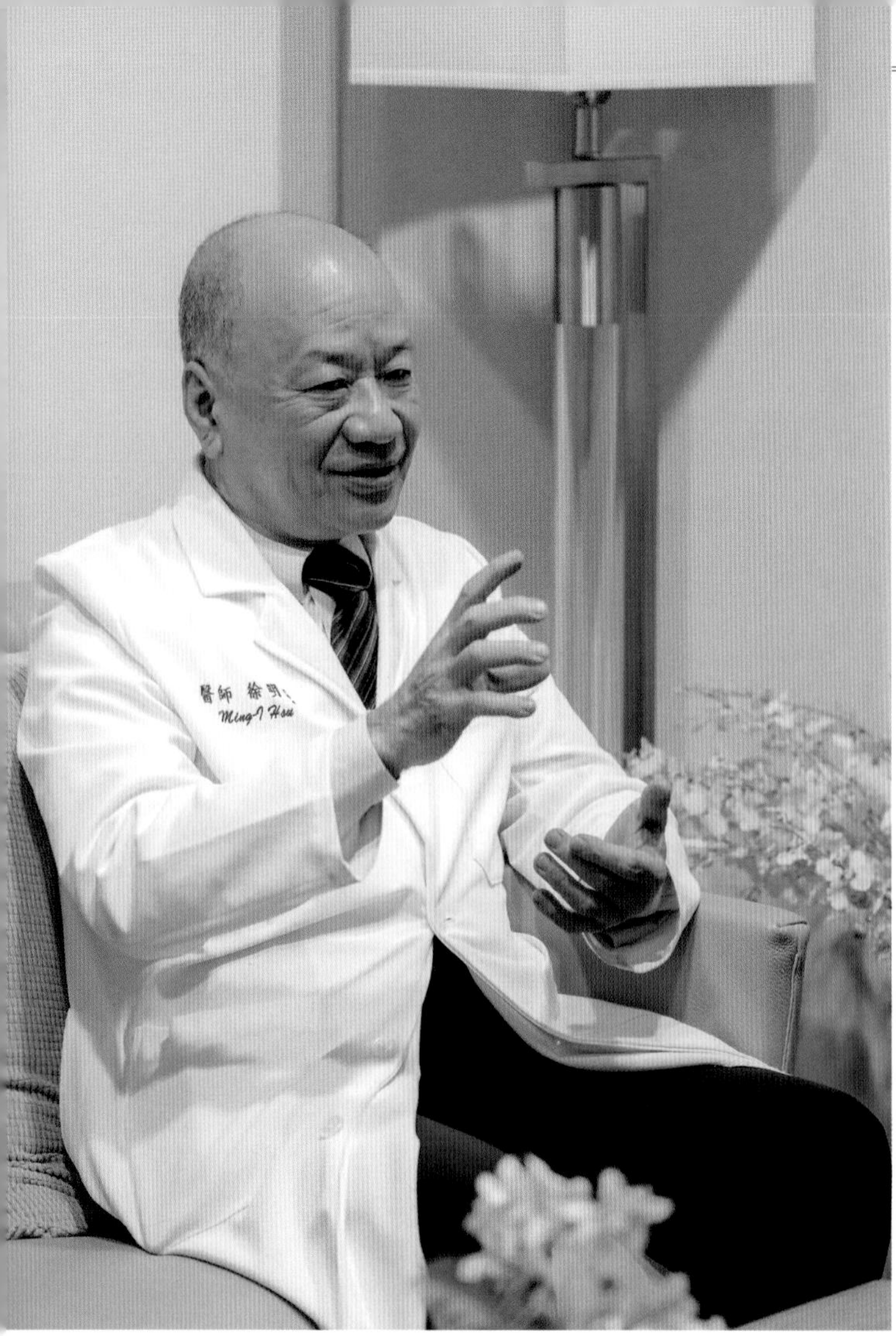

り、また質も低下するため妊娠が難しくなります。そのためAMHは将来の妊娠を考える、そして赤ちゃんを授かるためのきっかけとして重要な検査だと考えています。

当院は、初診の検査でAMH検査、超音波検査、子宮鏡検査を行い、卵巣や子宮についてしっかり調べています。

AMH値が低い場合、その後の治療はどうなりますか？

当院の通院患者の平均年齢は36・8歳で、体外受精治療を受けている患者が約90%を占めています。原因として、高年齢、卵巣予備能が低い、子宮内膜症が多く、特にAMH値と年齢分布から見て、同年齢よりも20%以上低いケースを低値としています。

私たちは、1回の排卵誘発-採卵で、多くの卵子を得て、複数の移植可能な胚を凍結させたいと考えています。そのため、AMH値が低く2回以上の採卵を必要とする可能性がある患者さんには卵巣PRP療法をお勧めしています。

卵巣PRP療法を希望した場合、患者さんに合わせて排卵誘発を行い、採卵を行います。その周期の採卵数、卵子の状態を確認、受精、胚培養、凍結をしますが、採卵手術の当日に採血を行いPRPを抽出し、採卵手術後に卵巣に投与します。その後、排卵誘発をして採卵しますが、卵胞の発育や卵巣の変化は、すぐに起こるわけではありません。PRPを投与後、卵巣の状態やその変化を超音波検査で観察することは難しいのですが、肌の状態が以前よりも良くなったと話す患者さんが多くいます。

AMHの平均値と中央値

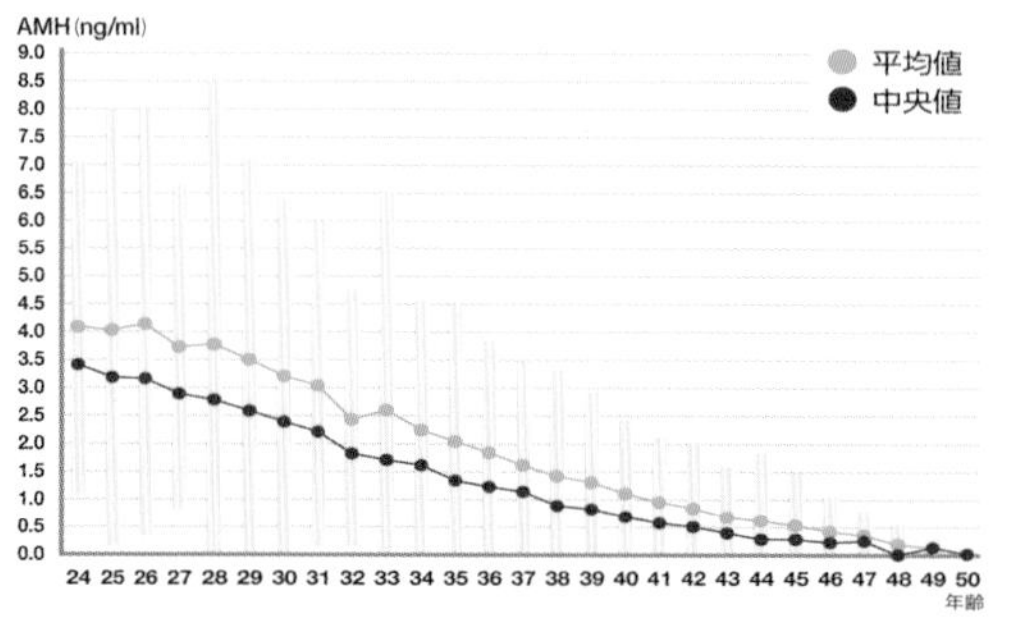

Age-specific AMH values for U.S. clinics. Fertil Steril 2010.

PRP療法を実際に受けた患者さんの様子を教えてください。

いくつか実際に卵巣PRP療法を行った例をご紹介しましょう。

1人目は、早発卵巣不全のケースです。年齢は31歳で、AMH値0・31ng/mlでした。初回採卵数は4個で、採卵当日の手術後に卵巣へPRPを投与しています。2回目の採卵はPRP療法1カ月後で7個が採卵できました。AMH値と年齢分布を見て、同年齢の人の10%以下の値だった場合は早発卵巣不全の可能性が示唆され、特に注意が必要です。早発卵巣不全の患者さんは、AMH値が大変低いことが問題になりますが、年齢は若い場合は、卵子の質は比較的保たれていると考えられ、卵子が得られ、複数の移植可能な胚があれば妊娠、出産の可能性は大いにあります。

2人目は、高年齢のケースです。年齢は45歳で、AMH値は0・389ng/mlでした。初回採卵数は3個でしたが、凍結できる胚が得られず移植できませんでした。初回採卵の当日、手術後に卵巣へPRPを投与し、2回目はPRP卵巣投与から2カ月後に行いました。採卵数は8個、そのうちの1個が5日目に胚盤胞になりました。

台湾では、卵巣PRP療法は広く使われています。自分の血液から抽出される

華育生殖医学センターPRP療法　症例紹介

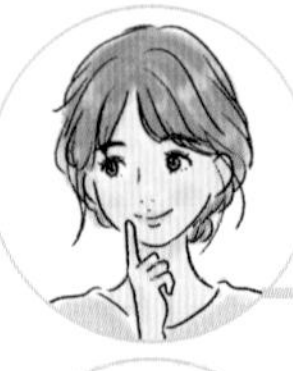

早発卵巣不全　31歳　AMH値0.31ng/ml

初回　採卵数 4個 → 採卵当日の手術後、卵巣へPRPを投与

2回目 採卵数 7個 → PRP投与後1カ月

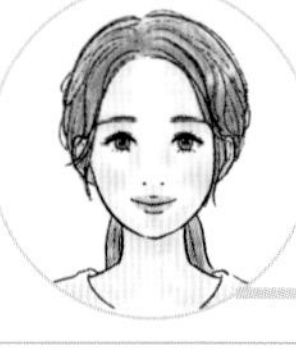

高年齢　45歳　AMH値0.389ng/ml

初回　採卵数 3個 → 移植胚が得られず、凍結胚なし　採卵当日の手術後、卵巣へPRP投与

2回目 採卵数 8個 → PRP投与後2カ月　胚盤胞1個　凍結

ＰＲＰを用いているので安全性が高く、卵巣の活性化を助ける治療の中でも効果が高い方法と考えています。

しかし、誰にでも効果があるわけではなく、特に卵巣機能が著しく低下している患者さんにはあまり有効ではありません。そのため、ＡＭＨ値の年齢分布を見て、同年齢の20％を下回るようであれば、積極的に卵巣ＰＲＰ療法を受けたほういいとお勧めしています。

当院では、これまで卵巣ＰＲＰ療法を315人に行ってきました。その約6～7割の患者さんの採卵数が前回よりも増え、卵巣ＰＲＰ療法に手応えを感じています。

クリニックの特徴を教えてください

当院は、台湾の首都、台北市中心部にあります。ビジネス、交通、ショッピングと生活を送るのに便利な場所にあり、松山空港（台北市）から車で約15分。当院は、街路樹が美しい町並みに並ぶビルの12階にあります。目立つ看板もなく、当院に訪れるカップルが人目を気にすることなく通院できるよう配慮しています。

院内は、癒しの空間になるように暖かさ、思いやり、プライバシーの保護に配慮し、特に自然光を取り入れた開放的で広々とした待合室には定評があります。

一方で、診察室・処置室などはプライバシーが守られるようになっており、患者さんとスタッフが会話をしながら落ち着いて採血や注射を受けることができます。

華育生殖医学センターでは、ＰＧＴ-Ａを推奨し、正常な胚盤胞を移植することで、妊娠率を上げ、多胎妊娠の発生率を低下させることを医療方針としています。

高い技術と、くつろげる院内を提供し、1日でも早く赤ちゃんを授かっていただけるよう、スタッフ全員で努めています。

そして、赤ちゃんを授かりたいと願っているカップルが1日でも早く、その手に抱くことができるようにと、日本の友人として台湾から祈っています。

華育生殖醫學中心
HUAYU FERTILITY CENTER

華育生殖医学センター

台北市大安区敦化南路 2 段 39 号
國泰敦南信義ビル 12 階
TEL：02-27099966
https://huayuivfjp.com/
（日本語でご覧いただけます）

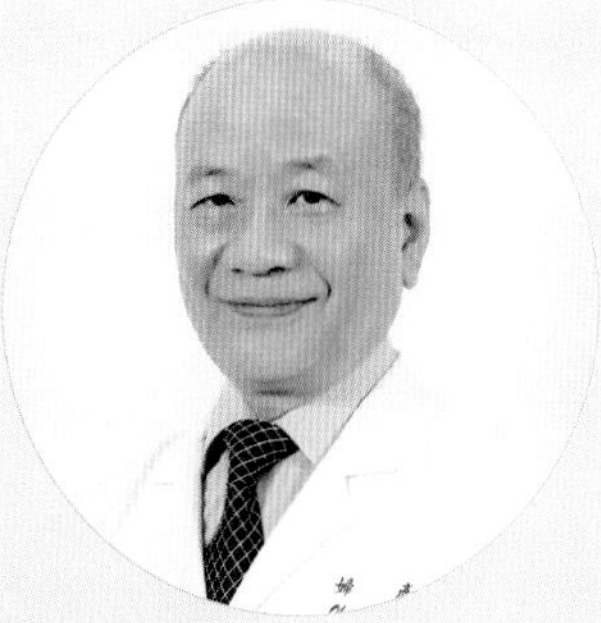

徐明義 先生

資格

華育生殖医学センター 院長
教育部（日本の文部科学省に相当）認定教授
台湾産婦人科医学会理事

台北医学大学医学部産婦人科専任教授
台北医学大学萬芳医学センター産婦人科主任
台北医学大学萬芳医学センター生殖医学研究室所長
台北医学大学にて師鐸賞を受賞
（保護者、学生、その他教師などから尊敬される教師に贈られる賞）
萬芳医学センター教学部主任
萬芳病院教師育成センター主任

華育生殖医学センター　説明会
in 東京

華育生殖医学センターは東京で説明会&個別カウンセリングを開催いたします。
●2023年10月1日 (日) 13:00～16:30
（受付開始: 12:30）　帝国ホテル　東京
※ 詳しくはホームページをご覧ください。

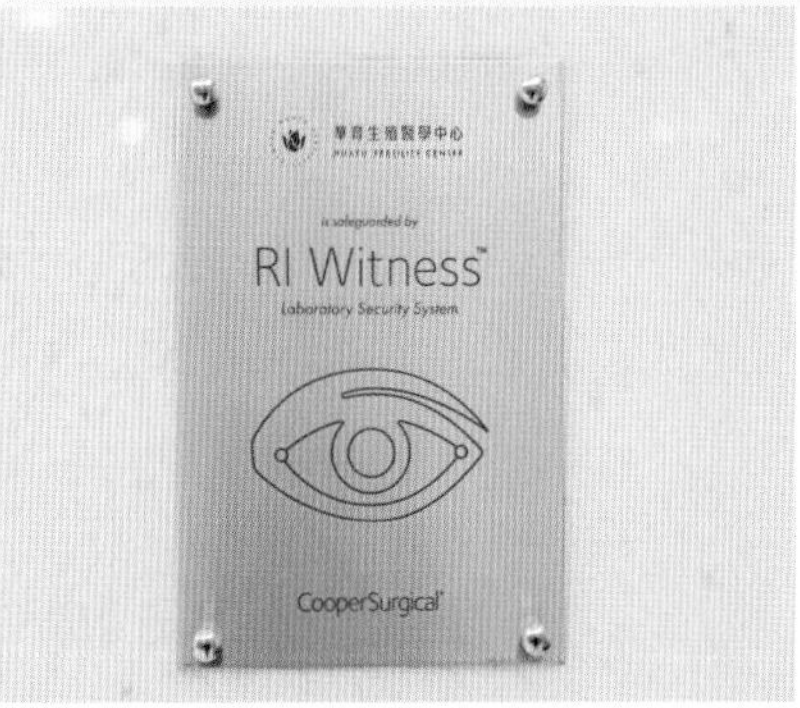

RI Witness：IC チップが埋め込まれたタグを用いて「誰が何を どこで いつ行ったか」というプロセスを管理できるシステムを導入。
IVF の現場で懸念されている人為的なミスの発生の防止や作業管理等の効率化が図る。

院内紹介

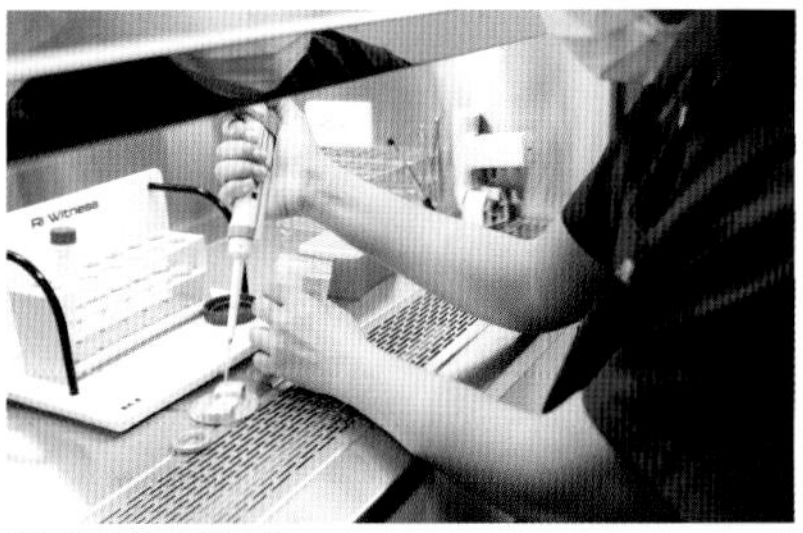

精液検査をする胚培養士

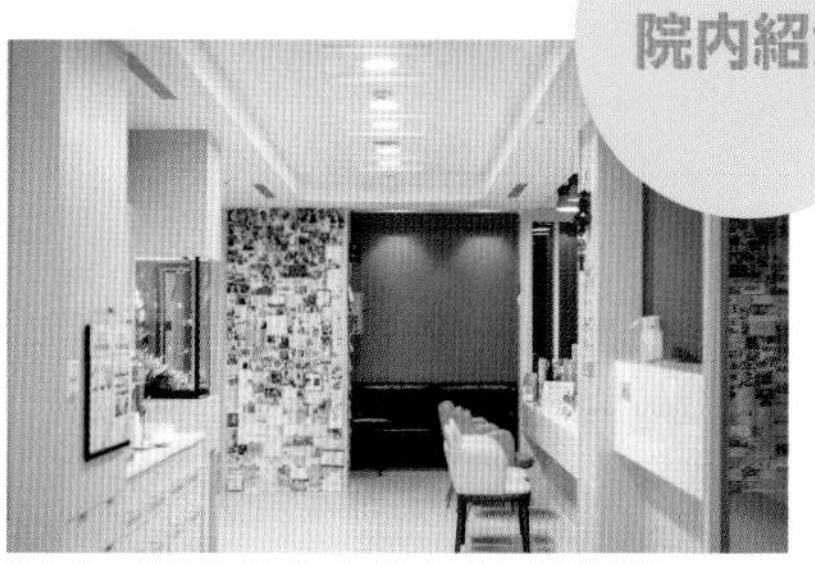

患者さんから届いた赤ちゃんの写真でいっぱいの受付

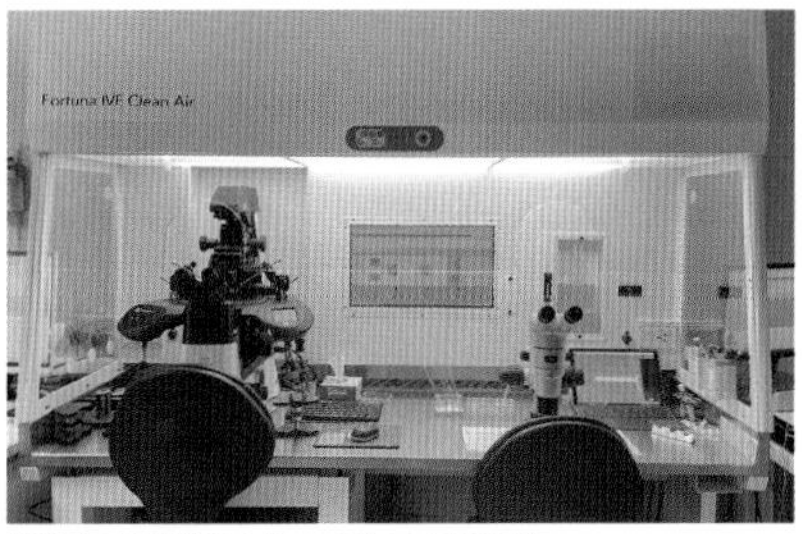

培養室：顕微鏡はクリーンベンチ内に設置

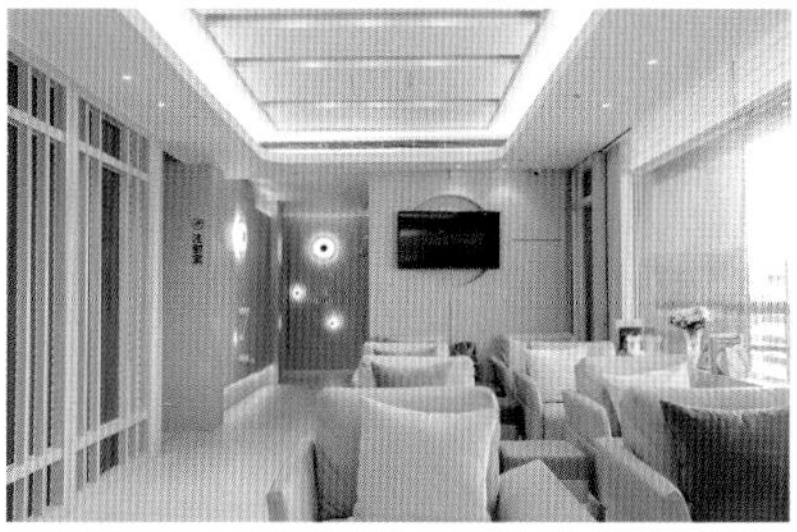

自然光が溢れる待合室

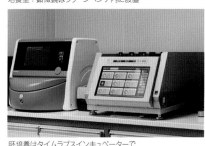

胚培養はタイムラプスインキュベーターで

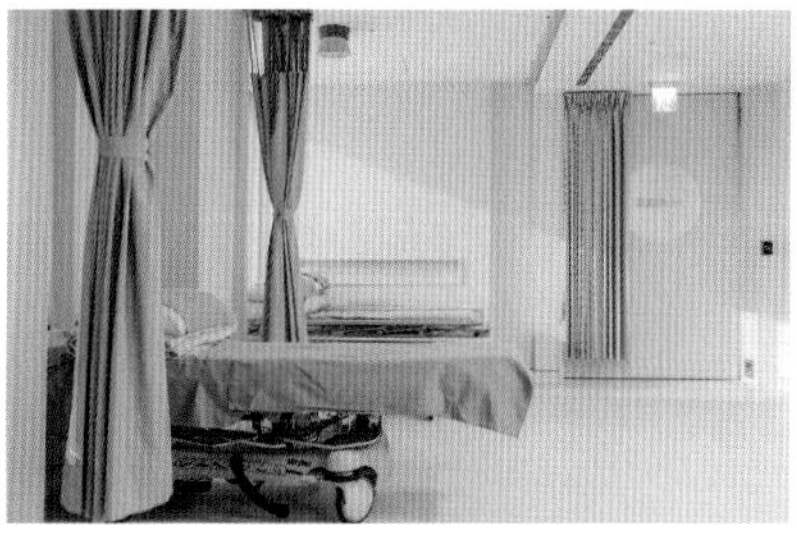

採卵後はリカバリールームでゆったりと

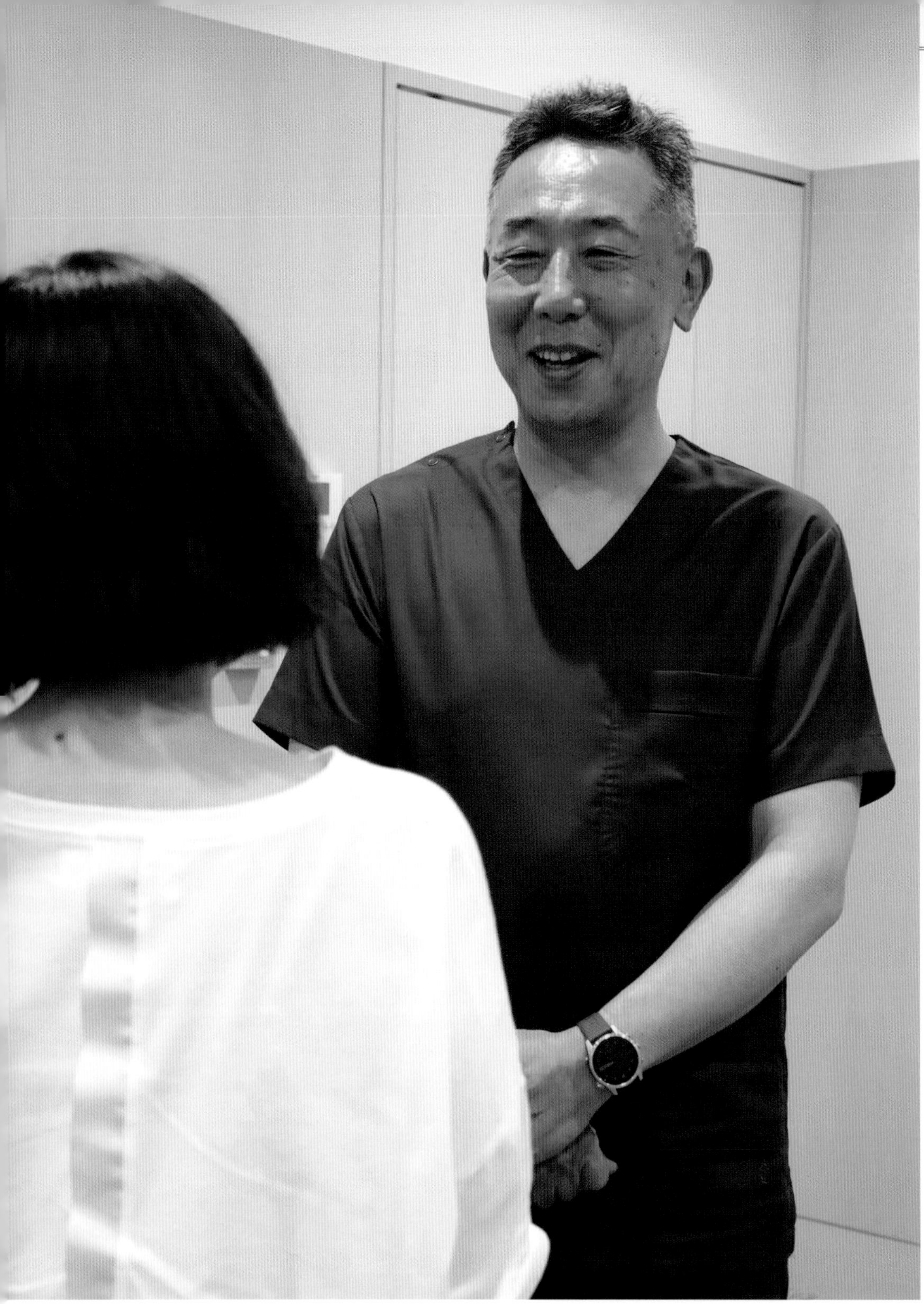

医師と患者、それぞれの思い

赤ちゃんを授かるまでは平坦ではなかった。でも、今、伝えたいこと

医師の思いと患者の思い
笑顔と涙の座談会

絹谷産婦人科は、１９８１年に先代の院長だったお父様が開院しました。

「産婦人科の待合室で妊婦さんに囲まれて肩身が狭く、つらい気持ちを抱えつつ不妊で悩んでいる方たちのために、不妊治療を専門にしたクリニックを広島に作りたい。そして一人でも多くの方の力になりたい」というお父様の思いを受け継ぎ、２０００年から絹谷先生が院長として、日々努めています。

今回、絹谷産婦人科で体外受精を受け、第一子を授かったMさんと一緒に、絹谷先生とアイジェノミクス・ジャパンのみなさんとお話をする機会ができました。

治療をする医師の思い、治療を受ける患者の思い、どのように治療を受けてきたかなどの話の中に、今、治療を受けている皆さんへのアドバイスやヒントがありました。

絹谷産婦人科
絹谷 正之 先生

With Igenomix
PART OF VITROLIFE GROUP

Kinutani
Masayuki

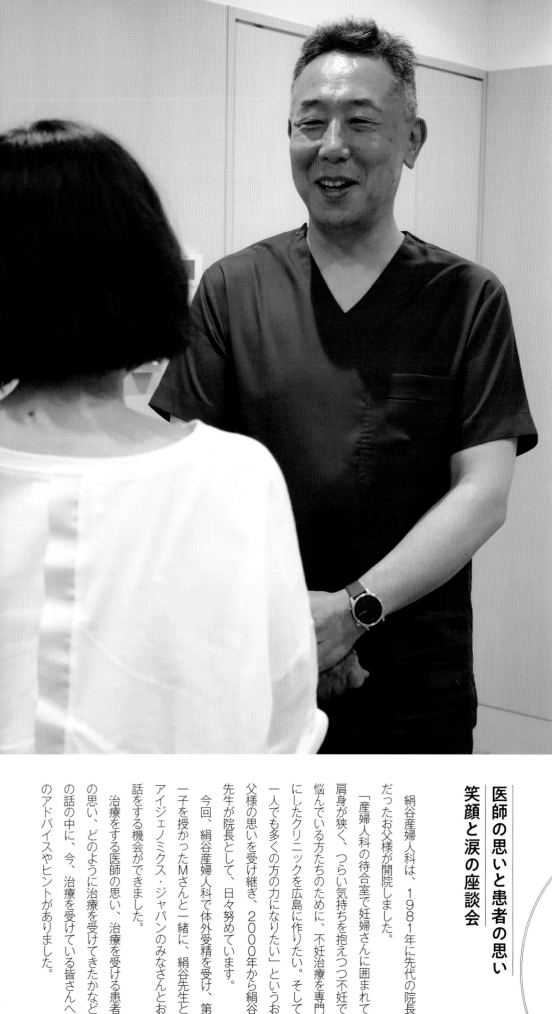

治療をはじめるきっかけは？ 病院を選ぶポイントは？

●Mさん

私は、結婚が遅かったこともあり、早く子どもが欲しかったので、体外受精をすることもあるかもしれないと思っていました。

ただ、結婚後、流産になってしまいましたが、割と早く妊娠したので、30代で1人産みたい、そのためには何月までに妊娠しないとならないなど、逆算をしながら計画を立てました。その時は他のクリニックで、タイミング療法を受けていたのですが、30代で1人産める予定の月までに妊娠することができなかったので、年齢のこともあり、早めに体外受精をしようと考えを切り替えました。

体外受精は、毎日注射に通うことや、頻繁に診察があることなどがわかっていたので、職場から近く、通院しやすい絹谷産婦人科を選びました。もう1つは、夫と参加する初診前説明会や体外受精説明会があったからです。

●絹谷先生

そうですね。不妊治療は、どうしても通院回数が多くなりますし、仕事をされている方は、なかなか時間が取れないとよく聞きますので、通いやすいクリニックを選ぶというのは重要だと思います。

その上で、子どもを授かりたいという大切な思いを託すことになるので、クリニックのオフィシャルサイトを見たり、身近に不妊治療を受けたことがある人がいれば相談してみるのもいいでしょう。

もし、相談する人が身近にいなければ自治体の不妊専門相談センターへ相談するのもいいと思います。

何がなんでもすぐに妊娠したい
ちょっと診てもらいたい
じっくりゆっくり治療していきたい

など、カップルによって不妊治療に臨む気持ちや状況はさまざまです。

その時に、自治体ごとにある不妊専門相談センターなら、それぞれの病院の情報も持っていると思いますので、自分たちの思いを聞いてもらいながら病院選びをしましょう。できれば、2、3軒の治療施設から選ぶのがいいのですが、それぞれ地域によって事情も違います。1軒しかないという場合には、まずはその治療施設へ行って相談してみるのがいいでしょう。

私たちのクリニックでは、初診前説明会を必ずご本人とパートナーおふたりで受けていただき、妊娠のしくみ、不妊症の検査、治療、そして治療の終結などについて詳しくお話していますが、このような説明会や勉強会に参加されるのもいいと思います。説明会をふたりで受けることで、妊娠や不妊、また治療に関する全体像をしっかり知ってから通院を開始することができ、治療を自分たちのものと捉え、積極的に、また自発的に受けることができるようになると思います。

また、患者さんとクリニックとの関係構築にも良い場となっています。

実際に治療が始まってからはいかがでしたか？

●Mさん

初めての採卵はショート法でした。方法については、初めてだったこともあり、よくわからないことも多かったので、先生にお任せしました。先生が、私に合う一番良い方法を選んでくれているという信頼もあり、あまり不安はありませんでした。1回目の採卵で良好胚が育ったので、その時にできた胚を全部移植しても妊娠できなかったら、もう諦めようと、終結も考えて移植に臨みました。でも実際は、移植しても移植しても妊娠できず、【治療を始めるより終わるほうが勇気がいる】と感じました。

結局、妊娠できるまでに採卵6回、移植7回を受けました。

2回目の排卵誘発-採卵からは、PGT-Aも受けて移植に臨みましたが、妊娠するまでの間には移植できる胚が育たない時期もあり、その間に、年齢も上がり、ほかの道もあるんじゃないのか？と考えつつも、胚を移植しないで治療は終われない『先生、何とかして！』という思いでいっぱいでした。

移植ができなかった時期は、なにを考えていましたか？

●Mさん

移植が出来なかった時期は、円形脱毛症になったのをきっかけに鍼に通ったり、サプリメントを飲んだり、気分転換に主人と旅に出たりしていました。治療では、先生から提案を受けて、子宮鏡検査をしたり、着床時期を調べるERA検査などを受けたりしました。子宮鏡検査では、子宮内に癒着が見つかったり、ERA検査では通常より約2日間ズレているとい

Mさんの ERA検査

1回目　2019年5月

検査実施　ホルモン補充周期（125時間）
検査結果　2days pre-receptive（173時間再検査推奨）

2回目　2019年7月

検査実施　ホルモン補充周期（173時間）
検査結果　Early receptive（185時間移植推奨）
胚移植　185時間で移植→着床せず

3回目　2021年3月

同周期に2回生検
①検査実施　自然排卵周期（黄体補充有）（146時間）
　検査結果　Pre-receptive（170時間移植推奨）
②検査実施　自然排卵周期（黄体補充有）（192時間）
　検査結果　Late receptive（182時間移植推奨）

1回目のERA検査は、P+125というごく一般的な時間で検査しました。結果は、P+173（2 days pre）という稀な症例でした。
その2年後、改めて検査した際には、同一周期（146時間と194時間）に2回の生検を実施し着床の窓の時期を確認しましたが、同じようにP+170という結果が出ました。

アイジェノミクス・ジャパンからのコメント

3回目の検査ではP+146時間に生検が行われ、Pre-Receptiveで着床の窓がP+170時間の結果が得られました。さらに、同じ周期のP＋194時間にも生検を行い、その結果がLate-receptiveで着床の窓がP+182時間の結果も得られました。これらの2つの結果で着床の窓が想定される時間枠はP+170～P+182時間であることを示していますが、通常着床の窓の開始時期に移植することが推奨されるため、P+170時間に移植することをお勧めします。

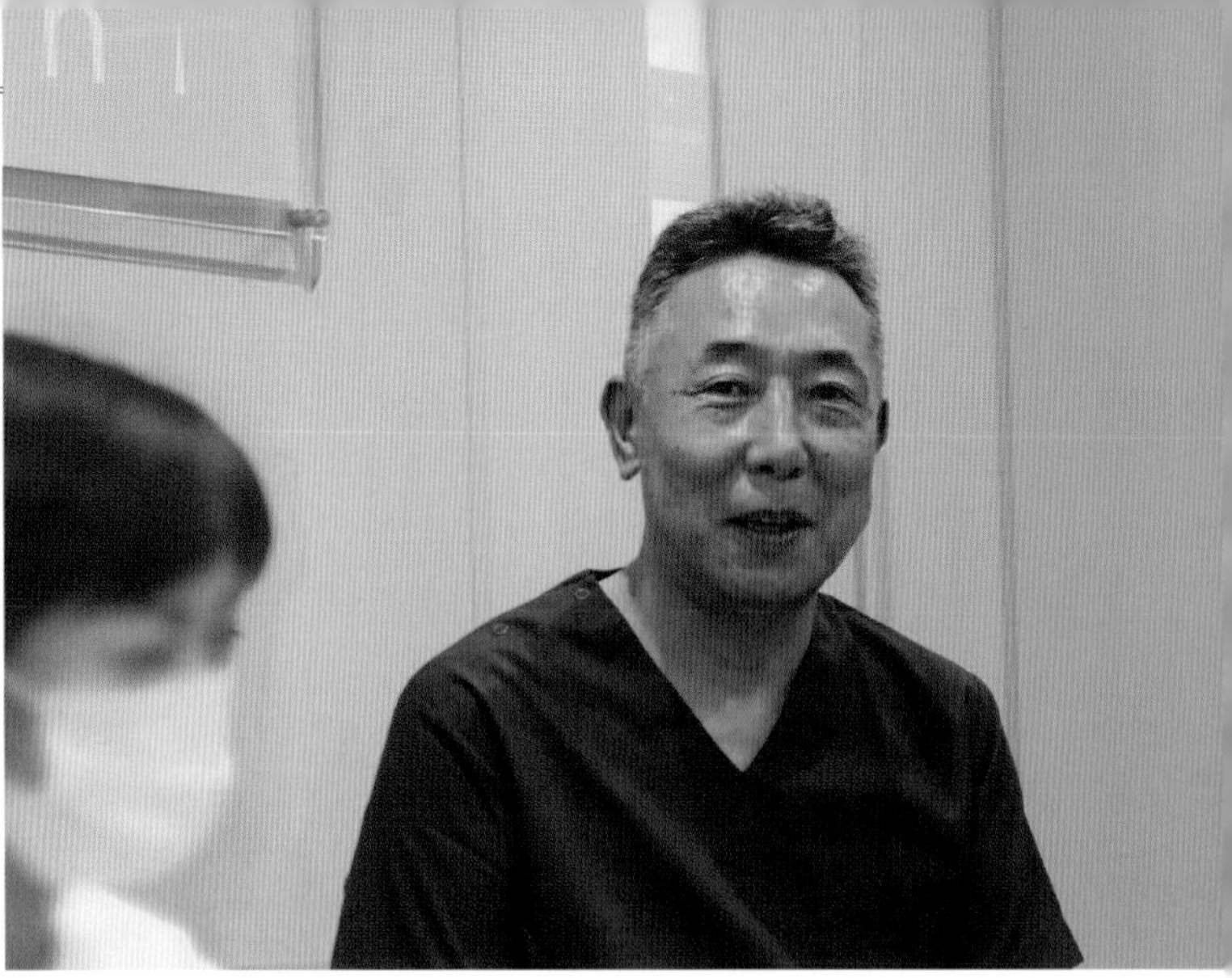

う結果が出て、『これが原因だったんだ。こんなことが起こってたんだ』と、とても驚きました。

しかし、それを解決しても、次の胚移植でも妊娠することができませんでした。その時は、すごいたくさんのことを乗り越えて、妊娠するんだなと改めて思いました。

子宮内の癒着はどのようなものでしたか？その治療は？

●絹谷先生

たぶん、最初に自然妊娠をされた時の流産手術で軽い癒着が起こったのではないかと思います。Mさんの場合は、子宮内に柱のようなものができていました。ただ、子宮内に癒着があっても妊娠する人もいますので、癒着イコール妊娠しないということではないのですが、癒着はないに越したことはありません。

●Mさん

癒着を剥がすために他の病院で治療を受け、癒着の問題が解決できたのは良かったです。

ただ、その後すぐ誕生日を迎え、40代に突入したこともあり、焦りと不安とストレスで心が病んでいくのが自分で分かりました。たとえば、友達の妊娠を素直に喜んであげられないとか、子どもの写真のある年賀状を見て辛く思ったりするなどがあり、そんな自分が嫌になってしまい、とても辛かったです。

ERA検査は、いつ行ったのですか？

●絹谷先生

癒着の治療後に3回目の胚移植をしましたが、妊娠しなかったのでERA検査を行いました。検査の結果は、約2日間のズレという特殊なケースでした。

ERA検査と子宮鏡検査以外で受けた検査は？

●Mさん

着床障害に関する検査は、ほぼ受けています。免疫検査では異常があり、タクロリムスを服用しました。癒着治療後の胚移植は期待していたのですが、妊娠できなかったので、今から思えば着床の窓が問題だったのでしょうね。ただ、その後も妊娠できず、稀なケースだったこともあり、1回目の検査の2年後に先生とアイジェノミクスの方に相談をしてERAの再検査をしました。

再検査の時には、1周期の間に検査のタイミングを変えて2回行いましたが、結果は同じように約2日間のズレがあることがわかりました。

着床の窓のズレは流産手術の問題でしょうか？

●絹谷先生

2日のズレは、本当に稀なケースでしたね。なにが、そんなにズレを生じさせるのか、それはわかりません。流産手術の問題なのか、癒着したのが問題なのか、それ以外に何かあるのかもしれませんし、もともとズレていたのかもしれません。いずれにせよ原因を追求することは難しいです。

●Mさん

とても珍しいと言われたので、『先生の患者さんでこれまでいましたか？』と尋ねたら、『いない』というお返事だったので、かなり不安になり、もう無理なのかな？治療のやめどきも分からなくなってるし諦めるための出来事なのかな？とすら思いました。途方に暮れていましたが、検査会社のアイジェノミクス・ジャパンに連絡をして、私の検査結果について相談してみました。すると、とても親身にしてくださって希望の光が見えました。こんなにもお話を聞いてくださるとは思っていなかったのでとても感動し、心強く思え運命が動いた気がしたのを覚えています。移植に関するご提案もいただいたので、先生とも相談し、治療に活かすことができ、相談して本当に良かったと思っています。

アイジェノミクス・ジャパンさんは、SNSなどもあり、連絡が取りやすかったのも良かったです。

妊娠された胚移植周期は、どのような方法でしたか？

●絹谷先生

妊娠成立された周期は、自然排卵周期で胚移植をしました。結果的には、それが良かったのかもしれませんし、たまたまだったのかもしれません。妊娠が成立するまでには、さまざまなことをクリアしていかなければなりませんが、体外受精を受けるカップルの多くは、そのクリアする方法が難しいことも少なくありません。

Mさんの場合は、PGT-Aを行い、染色体の数に問題のない胚を移植しているのに着床しなかったことから、受け入れる子宮側に何らかの問題があることが考えられ、その問題や原因を探るために、さまざまな検査を行いました。結果から考えるとMさんは、ERA検査をしなければお子さんを授かっていただくことができなかったかもしれません。

妊娠された時は、どのようなお気持ちでしたか？

医療法人
絹谷産婦人科

絹谷産婦人科

広島市中区本通 8-23
本通ヒルズ 4 階
TEL：082-247-6399
https://www.kinutani.org/

診療内容

- 一般不妊検査
- 一般不妊治療
- 高度生殖医療
- 不育症外来

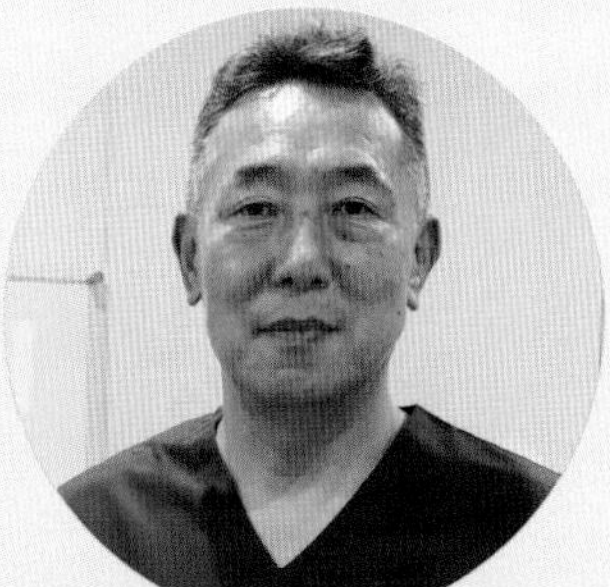

絹谷 正之 先生

資格	医学博士 日本専門医機構 認定産婦人科専門医 日本生殖医学会 認定生殖医療専門医

1976年	広島市立千田小学校卒業
1982年	修道高校卒業
1989年	愛媛大学医学部卒業、医師国家試験合格
1989年	広島大学医学部産科婦人科学教室入局
1997年	山王病院リプロダクションセンター（東京） 井上正人院長のもとで高度生殖補助医療研修、顕微授精修得 広島大学医学部産科婦人科助手 （体外受精部門担当）
1999年	McGill大学医学部産婦人科（カナダ、モントリオール）、Toronto大学Toronto Centre for Advanced Reproductive Technology（TCART）（カナダ、トロント）、Diamond Institute（アメリカ、ニュージャージー）、Bourn Hall Clinic（イギリス、ケンブリッジ）にて高度生殖補助医療研修
2000年	絹谷産婦人科副院長 博士号（医学、広島大学）取得
2002年	絹谷産婦人科院長

●Mさん

信じられない気持ちでした。

病院で検査をする前に市販の妊娠検査薬を使って、まず検査をしていたのですが、その周期は結果を見るのも怖くて、夫に説明書を渡して、検査薬を見てきて欲しいとお願いをしました。説明書もちゃんと渡しているのに、『見方がわからない』と言われて、あたふたする夫のもとに見に行ってみると、2本の線があり『出てる！出てる！』と2人で喜びました。その後、クリニックで血液検査をしてもらい、先生からお話をいただいて、ようやく妊娠できたんだと嬉しくなりました。本当に、信じられないくらい嬉しかったです。

●絹谷先生

長期間通院され、6回に渡る採卵、7回の胚移植で、ようやくお子さんを授かることができ、本当に良かったと感じています。

2018年に体外受精を始めて、妊娠したのが2021年8月でしたから、治療期間は2年10カ月になります。

私は、妊娠判定が出た時には、どの患者さんでも同じですが、嬉しいという気持ちよりも、責任が1つ果たせたかもしれないという思いです。

妊娠判定だけでは、喜べない。まだ、流産の心配もありますし、このまま無事に出産までいってほしいという心配の方が先に立ちます。妊娠判定でいい結果が得られた時には、『あぁ、よかった』というひとまずの思いです。

ふたり目治療もERA検査？

●Mさん

無事に出産もでき、子どもは1歳半になりました。保存している凍結胚があるので、もう1人がんばりたいという気持ちで、そろそろと思っています。

帝王切開での出産でしたが、着床の窓は大丈夫でしょうか？ ERA検査が、また必要になるのでしょうか。

●絹谷先生

基本的には、妊娠が成立した周期と同じ方法で胚を移植してみてからでないと何ともいえません。また、一緒に進みましょう。

最後に、体外受精を受けられているカップルにメッセージをお願いします。

●Mさん

私は、治療中『今が一番若い！』を合言葉にしていました。足踏みもしたくなりますが、年齢のこともあり後悔するよりも進みたいという思いでした。しかし世の中はコロナが大流行。ワクチン接種後に移植することにしたので、数カ月治療をお休みすることになり、その間も後悔しないようにサプリメントを飲んだり、デトックスで体質改善をしたりしました。今思えば、治療から開放されることも大切だったと思います。治療中は、体がというよりも心が一番しんどかったです。心の内を話せる人に、話を聞いてもらうだけで、スッと心が軽くなることが多々ありました。そして、一番近くにいる旦那さんと一緒に治療に臨んでいると思えること、これがやはり一番大事かなと思います。

●絹谷先生

不妊治療は「時間との闘い」です。その時間を意識して、積極的にさまざまな検査や治療にトライすることをお勧めします。治療は、受け身にならず医師や看護師に、自分の気持ちをどんどん伝えてコミュニケーションを取ることも希望を叶えることにつながる大切なことだと思います。

また、私たち絹谷産婦人科は、J-ISARTに加盟しています。J-ISARTは、不妊治療を専門とするクリニックによって結成された団体で、子どもが欲しいと願うカップルに安心して、満足できる医療を受けていただくことを目的として活動しています。

高いレベルで生殖医療を提供するためにISO9001（品質マネジメントシステムに関する国際規格）を取得し、外部の先生や患者団体などJ-ISARTによる施設審査を受け、それをクリアして日々の診療に努めています。

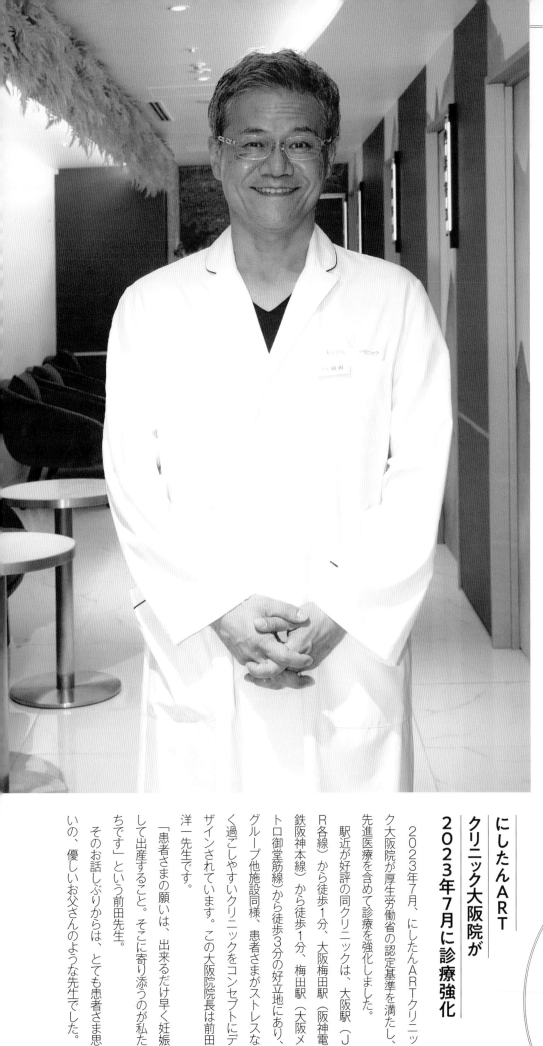

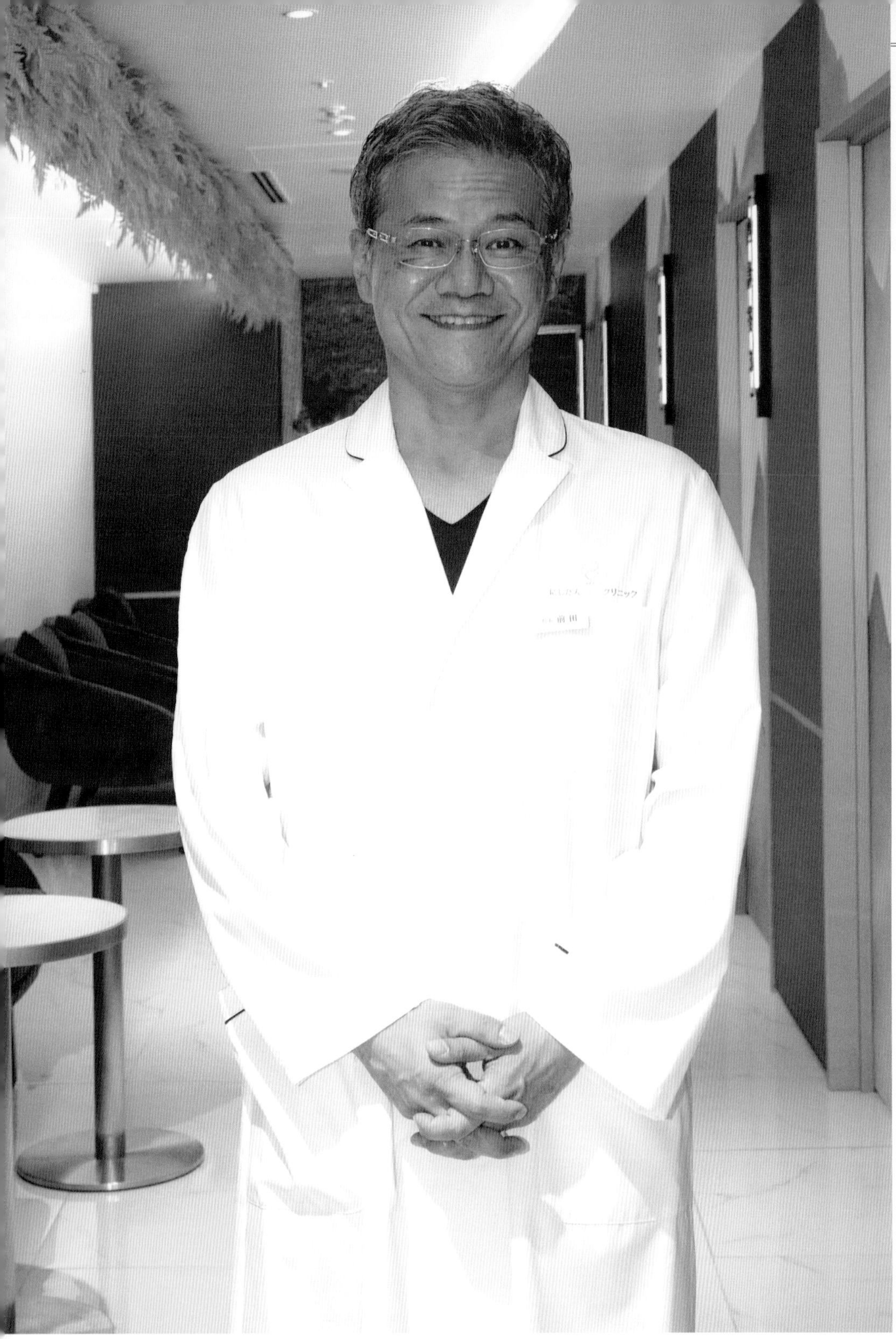

ストレスがかからないことが患者さまにとって一番

患者さまの願いは出来るだけ早く妊娠して出産すること

そこに私たちは寄り添っています

にしたん ART クリニック 大阪院
前田 洋一 先生
Maeda Yoichi

にしたんARTクリニック大阪院が2023年7月に診療強化

2023年7月、にしたんARTクリニック大阪院が厚生労働省の認定基準を満たし、先進医療を含めて診療を強化しました。

駅近が好評の同クリニックは、大阪駅（JR各線）から徒歩1分、大阪梅田駅（阪神電鉄阪神本線）から徒歩1分、梅田駅（大阪メトロ御堂筋線）から徒歩3分の好立地にあり、グループ他施設同様、患者さまがストレスなく過ごしやすいクリニックをコンセプトにデザインされています。この大阪院院長は前田洋一先生です。

「患者さまの願いは、出来るだけ早く妊娠して出産すること。そこに寄り添うのが私たちです」という前田先生。

そのお話しぶりからは、とても患者さま思いの、優しいお父さんのような先生でした。

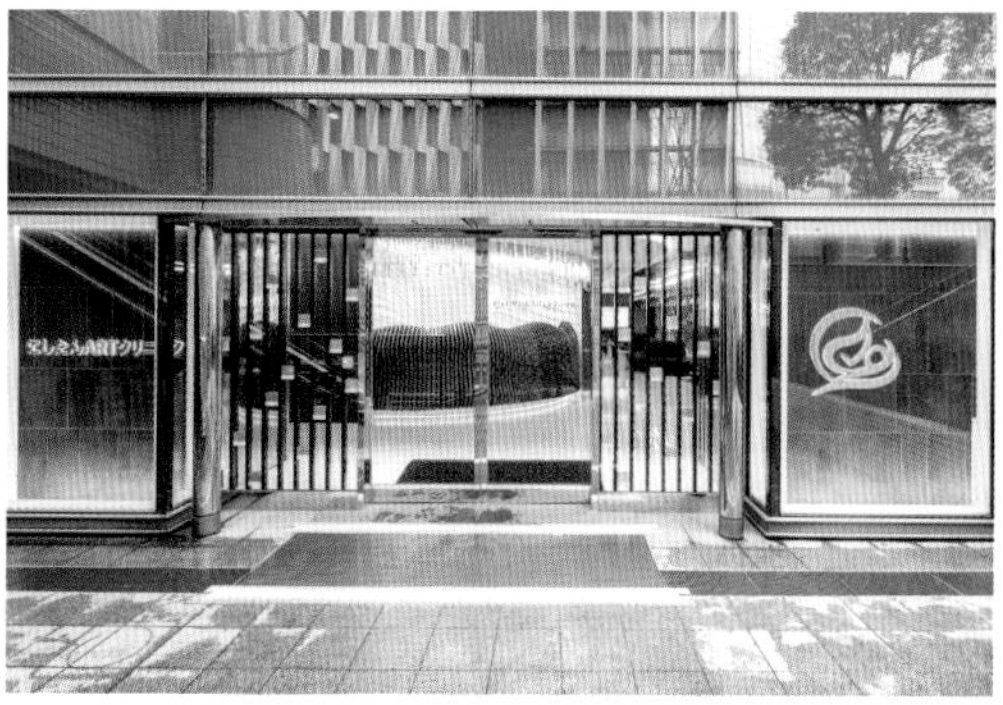
開放的で明るいエントランスが目を引きます

先生は、どのように診療されていますか?

にしたんARTクリニックの方針でもありますが、通院にストレスがかからないことが一番、治療効果が上がる要素であると考えています。

患者さまにとっては、通院回数が自分のライフスタイルに適していることや、受診するのに待ち時間ができるだけ少ないこと、そして自分の想いを医療者に話しやすく相談しやすいこと、そのような環境であることが理想だと思います。当院では、患者さまの治療への考え方やそれぞれの背景に合わせてお話をうかがいながら、納得して一緒に治療に臨める環境を提供できるよう努めています。

また、治療期間も大切な要素になります。できるだけはやく結果に繋げるべく、患者さま一人ひとりに応じた治療方法を提案しています。

短期間で結果を得るためのカウンセリング

当院では、医師との診察の前に、まず患者さまとカウンセラーでお話をさせていただきます。不妊の期間や月経の様子、治療歴、お二人の生活、そしてパートナーについて。さらには、不安や心配なこと、想いなど些細な情報こそ大切に考え、おうかがいしています。なぜなら、患者さまのことをより理解し、寄り添いたいと考えているためです。カウンセラーはカウンセリングで得た情報を整理し、医師と看護師に情報共有します。

このように、大切な情報を診療前に共有することで、医師との診察の際には緊張も和らぎます。そのため患者さまの納得のゆく治療をご提案することができ、短期間で結果が得られると考えます。

妊娠率の高い治療法の選択 治療スタートはどのように?

患者さまにはそれぞれの不妊期間や年齢、パートナーとの性交渉の頻度、治療への考え方など様々なケースがあります。

当院の診療をARTクリニックから連想して体外受精専門とのイメージを抱かれるかもしれませんが、そうとは限りません。

これから治療を受けようとするお二人で、一通りの検査を行い、検査結果から、安心されてタイミング療法を選択し、妊娠されるカップルもいます。

すぐに体外受精を希望される方には、過去の治療内容や現在の年齢と診療内容を診て、体外受精をご提案することもあります。

不妊の原因が一般不妊治療ではっきりしない場合も状況に応じて早めのステップアップ治療をご提案させていただくこともあります。体外受精まで進んで、初めて受精障害、卵質の問題、着床障害などの原因が判明することもあります。

もちろん、検査結果から問題が見つかれば、それに適した治療をご提案いたします。

例えば卵管通過に問題があれば、その症状から通過障害の治療をするのが良いか、程度によっては体外受精が良いのかを見極め、最善の治療をご提案します。

また、精子の問題であれば、精液検査から人工授精、体外受精、顕微授精の適した治療法をご提案し、深刻な場合は、男性不妊専門医に診てもらうようご案内いたします。

不妊の原因は、お二人それぞれに考えられますので、お二人の問題として捉えてもらうことが大切です。

患者さまはどの年齢層が多いですか?

30代～40代の方が多い印象ですが、20代の方も多く来院されています。

理由として、夜の22時まで開院してい

院内のようす

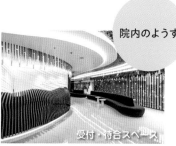

受付・待合スペース

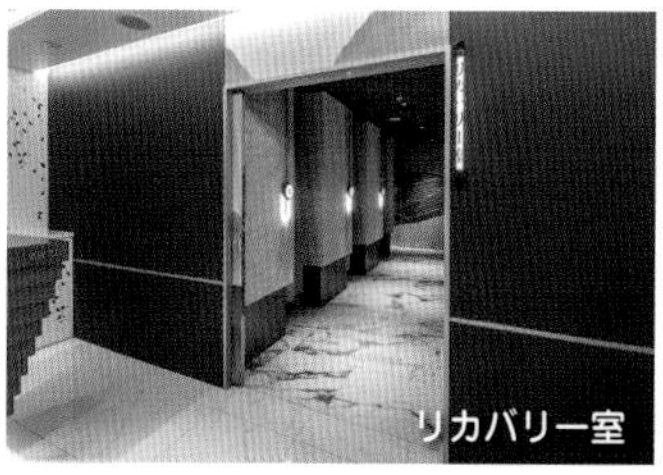
リカバリー室

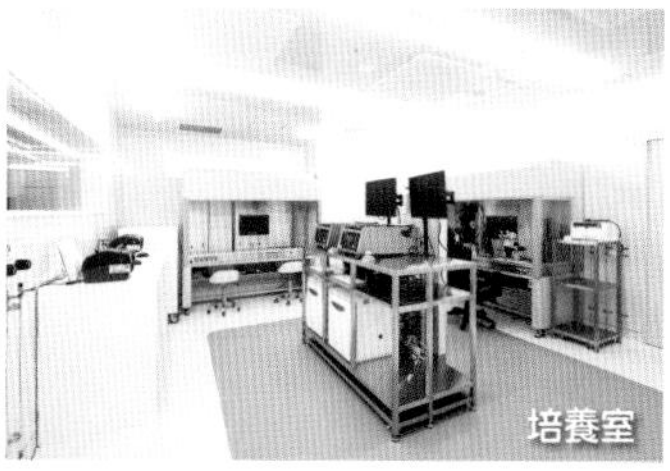
培養室

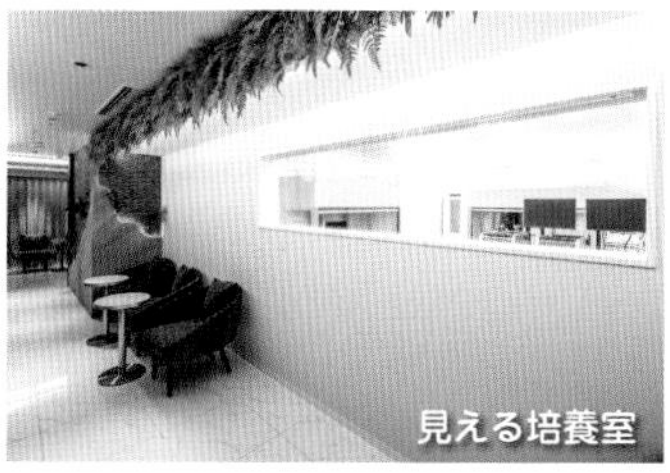
見える培養室

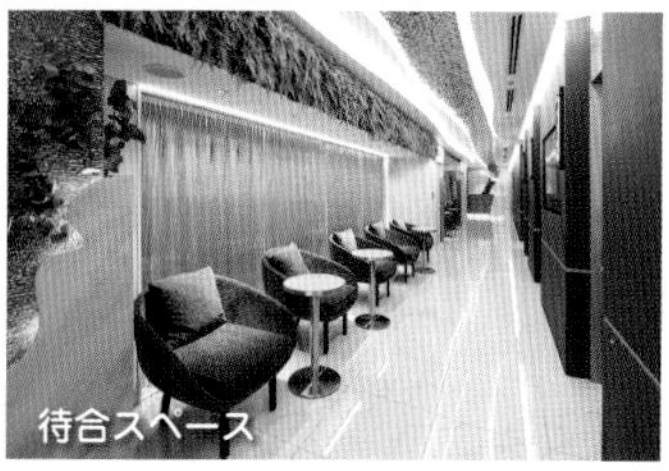
待合スペース

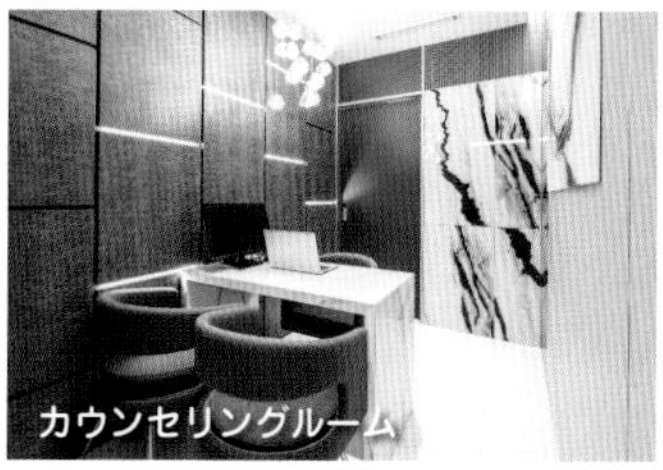
カウンセリングルーム

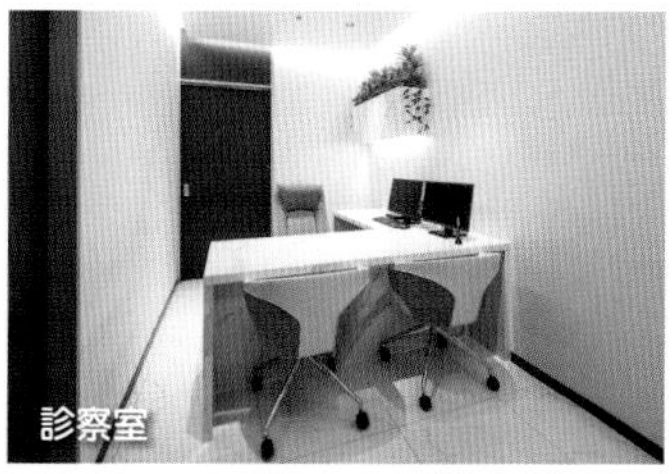
診察室

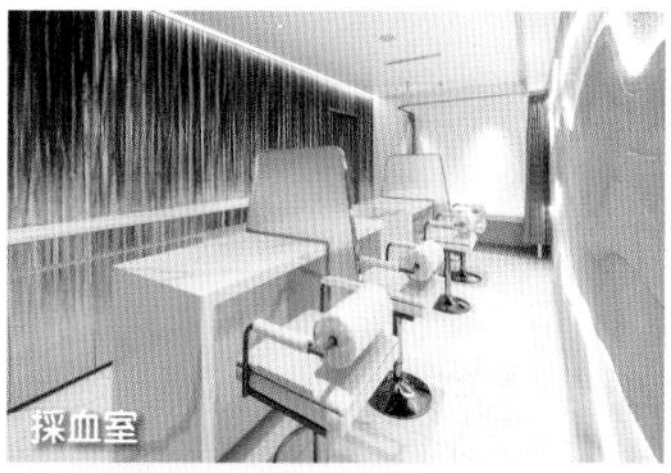
採血室

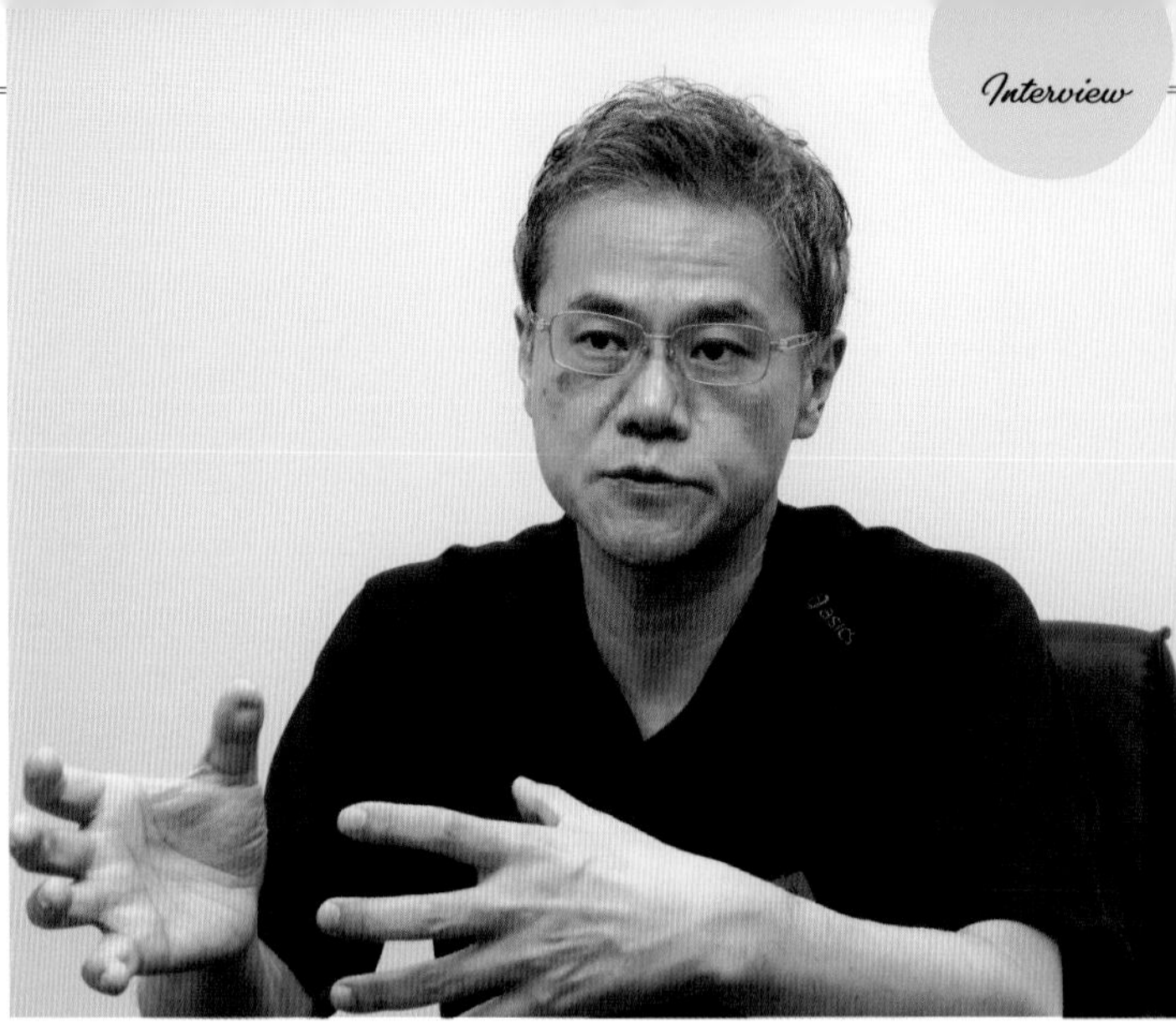

ることで仕事帰りにも通院できること、予約枠が夜遅くまで対応していること、他院と比べて待ち時間が少ないことが考えられます。

そのため、他院にて体外受精を行っている方より通院の利便性から転院希望の相談もございます。

全体の状況としては、20代前半ですと検査希望が多く、30代～40代は、体外受精も検討されている方が多いです。20代や30代前半から取り組んでいただくと妊娠率が高いので良い傾向だと感じます。

患者さまに寄り添う
診療スタイル

患者さまに寄り添った診療スタイルというのは、グループ全体で揺るぎないものです。にしたんARTクリニックでは全院、ほぼ同じ設備や体制を整え、どの地域でも同じ診療を受けていただけるように医療の提供を行っています。

現在、全国に6院と各都市に展開しているため、転勤などで関東圏から大阪に転居する際も、大阪院で不足なく治療が出来る体制となっております。

また、全院がグループで繋がっており、情報共有を密に行っておりますので、転院後の治療を安心して継続することが可能となっております。

患者さまへの想い

患者さまは、お子さまを授かりたいという強い想いがあり来院されておりますので、私たちはその想いに寄り添い妊娠までの最善の治療を提案しています。

女性に関しては、特に何度も通院しなくてはいけませんので、出来るだけ負担のかからないように、少ない通院回数で済むよう心掛けています。お仕事などでパートナーにお越しいただくことが難しいときには、休日や平日21時台の診療もご利用いただいています。

ともに喜び合えること
それが全て

これまで多くの患者さまに寄り添う中で、診療したお二人に命が宿ることは、とても嬉しいことです。

お子さまを授かりたいという目的でご来院いただいているわけですから、一緒に喜びを分かち合えることがスタッフ一同のやりがいです。

そのために通院環境に配慮した治療を提供しています。

「一日も早くご懐妊に結びついてほしい」本当に我々が願うのはそれだけです。

また、妊娠がわかった際には、出産のためにご希望の地域や比較的通いやすい産婦人科をご紹介し、年齢的な心配やご不安がある患者さまには、ご自身のご希望の施設に紹介状を書いています。

妊娠しやすいからだづくり
コンディション作りも大切

妊娠するためには、生活習慣や食事のバランスなどを含め、体のコンディションを整えることも大切です。

患者さまから「運動や栄養バランス、睡眠など、体のコンディションを整えるには、何をしたら良いですか」とよく質問されます。

妊娠しやすいからだというのは、一般的にいう健康なからだと同じですから、全般的に健康に対するアドバイスをしています。

例えば、栄養面での心配であれば、マルチビタミンは妊娠だけではなく、様々なホルモンにも影響すると言われています。健康を司っているホルモンであるセロトニンやドパミンなどの生成には各種栄養素が必要と考えられております。ご自身が元気に過ごしていただく意味でも食生活の改善に加え、不足をサプリメントで無理なく補うことも良いとお話しています。

診療では生活習慣や食生活、睡眠時間などのご相談もお受けし、バランスを崩しているところがないかなども確認しています。いわゆる妊娠するのにバランスのとれた状態なのかを知ることが大切だと思っています。

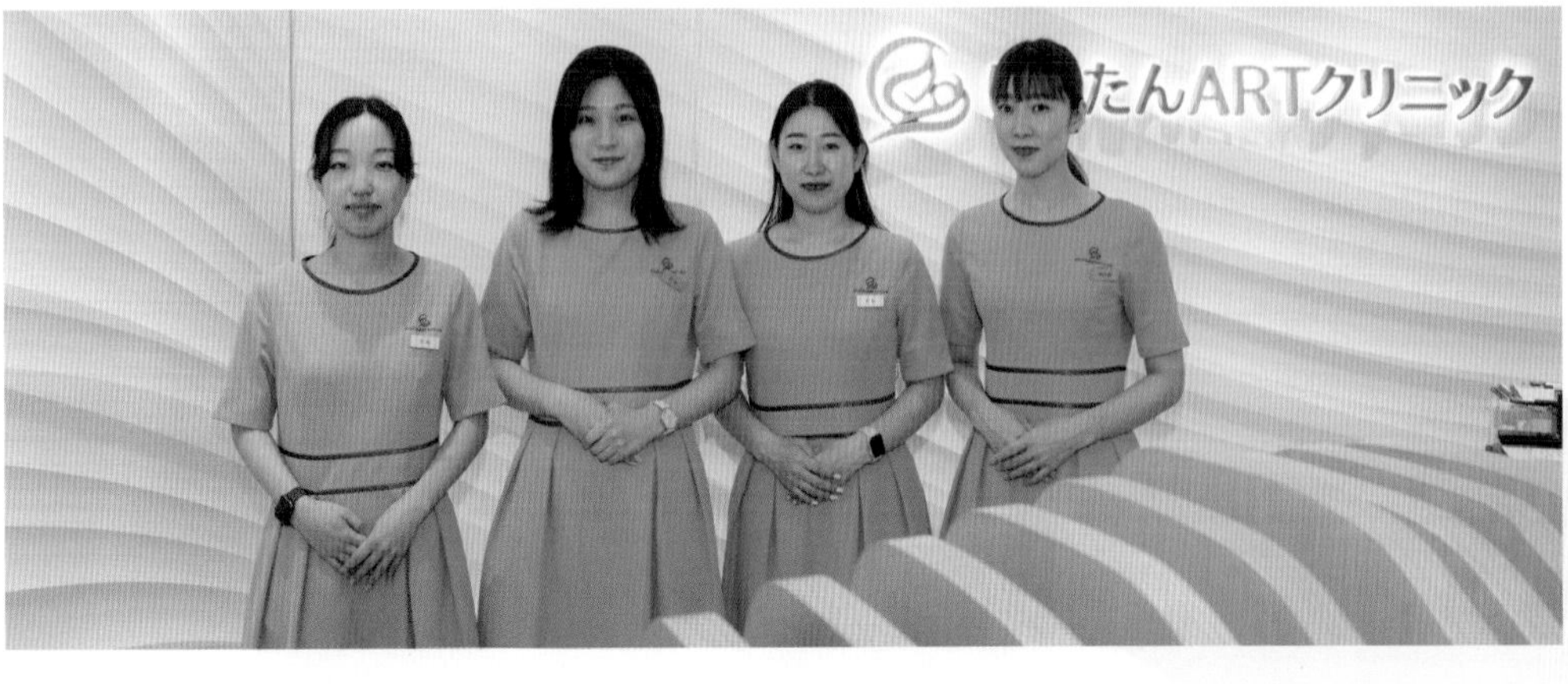

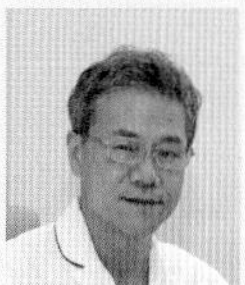

前田 洋一 先生

Profile

1996年3月 三重大学医学部卒業 三重大学医学部附属病院、山田赤十字病院（現 伊勢赤十字病院）などで産婦人科に従事

2002年より 松阪済生会総合病院、ヨナハクリニック（現 ヨナハレディースクリニック）、春木レディースクリニック、身原病院にて高度生殖医療に携わる

2023年2月 にしたんARTクリニック大阪院院長就任

資格・専門医
日本産科婦人科学会 認定産婦人科専門医
母体保護法指定医

にしたんARTクリニック

電話番号．0120-542-202

大阪院

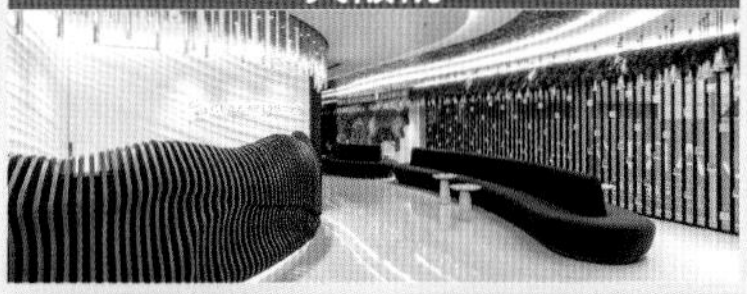

新宿院

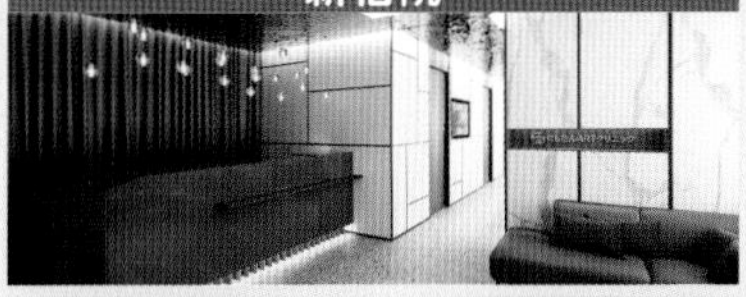

日本橋院

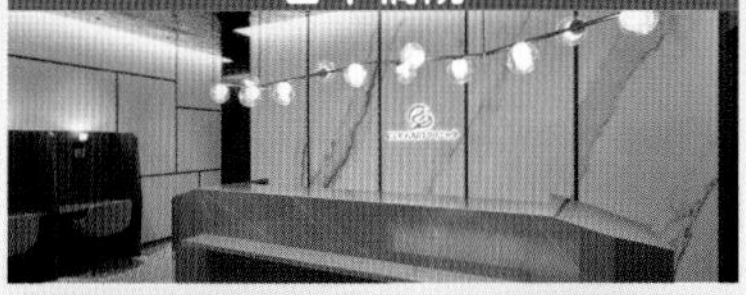

品川院

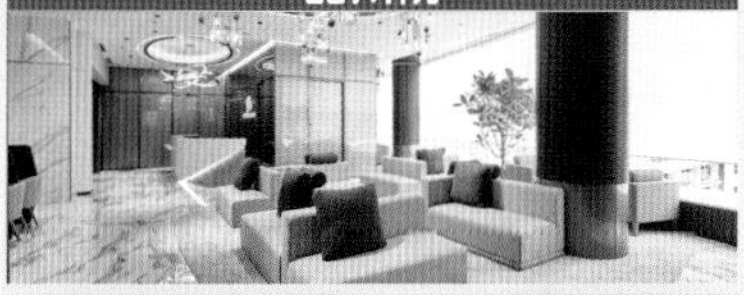

名古屋駅前院

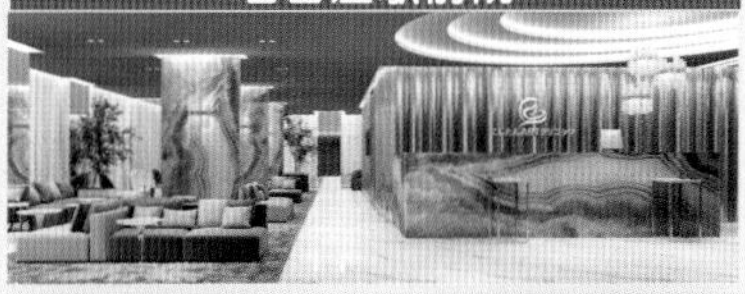

神戸三宮院

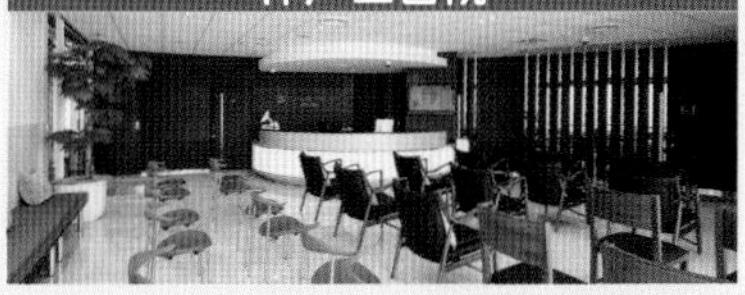

＜今後の開院予定＞

2023年11月 博多駅前院
2025年1月（仮）大阪うめきた院

にしたんARTクリニック
各院情報QRコード

CHECK!

前田先生からのアドバイス

Q 太ってしまうと妊娠しづらい？

A 一人目を自然妊娠され、その後かなり体重が増えてしまい、二人目に恵まれないという方もいます。まずは徐々に一人目を授かった時の妊娠実績のあるコンディションに戻していきながら、妊娠への治療もすすめています。

Q お酒と煙草は妊娠に影響するの？

A 基本的にお酒と煙草は、精子にとっても卵子にとっても妊娠していく上で良い物ではありません。

ただ、今まで吸われていた方が急にやめるのもストレスですから、量を調整することからご提案しています。

Q ストレスは不妊に関係ある？

A ストレスは大敵。とにかくストレスから解放されるのが妊娠に対しても健康に対してもサイクルを良くしてくれるのではないかと思います。基本的には極端な生活習慣は避けることが大切です。通院のストレスも可能な限り軽減できるようご提案しています。

Q からだの温めすぎもよくない？

A からだに熱をため込む事は良くありません。男性の場合は、サウナなどで精子を温めることもよくありません。女性もホットヨガはあまり高温はおすすめしておりません。楽しみであれば、温度を下げていただき極端にしないように注意してください。

Q 夫婦でぶつかり合ったときの対処法は？

A 夫婦でぶつかり合ってのストレスなら、自分自身の許容力とか寛容性といいますか、「そういうのもあるのかな」「あなたはそうね」など、お互いを受け入れてみてください。

Q 不妊かもと思ったら

A 諸々ネットですぐに調べられる時代です。いい情報を引き出し、不妊かなと気になっていたら、気負わず気軽に病院にお越しください。実際に検査のご相談も多くございます。

Q パートナーとの性交渉が上手くいかない方

A 原因で意外と多い、パートナーとの性交渉が上手くいかない場合には、一般不妊治療の人工授精もご提案できますので、辛いときには悩まずに病院に足を運んでください。

Q 年齢で悩んでお悩みの方

A 年齢が気になる場合、まずは一人目を授かることを目標に治療いたします。二人目三人目もご希望の場合は、体外受精で複数の受精卵（胚）を得ることができれば、凍結胚によって妊娠の可能性も高まる場合があります。

Q ステップアップのタイミングがわかりません

A 早めのステップアップ治療も選択肢の一つです。我々としても早く妊娠していただきたいので、同じ治療を何周期も続けるのではなく1～2周期で早めに治療を切り替えるスピード感も大切に考えています。年齢のお若い方でお急ぎでない場合には患者さまに合わせたペースで対応します。

Q パートナーが今はいないが、いつか妊娠がしたい

A 将来の家族設計を考え、卵子を凍結して備えるという方法があります。

受精確率を高めるために、たくさんの卵子を採って備える必要がありますが、パートナーがいない方も、将来に備えて今できることがあります。

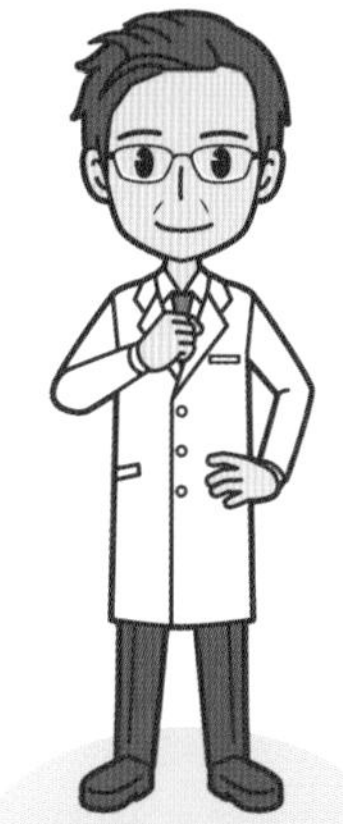

妊娠する身体＆コンディションづくり

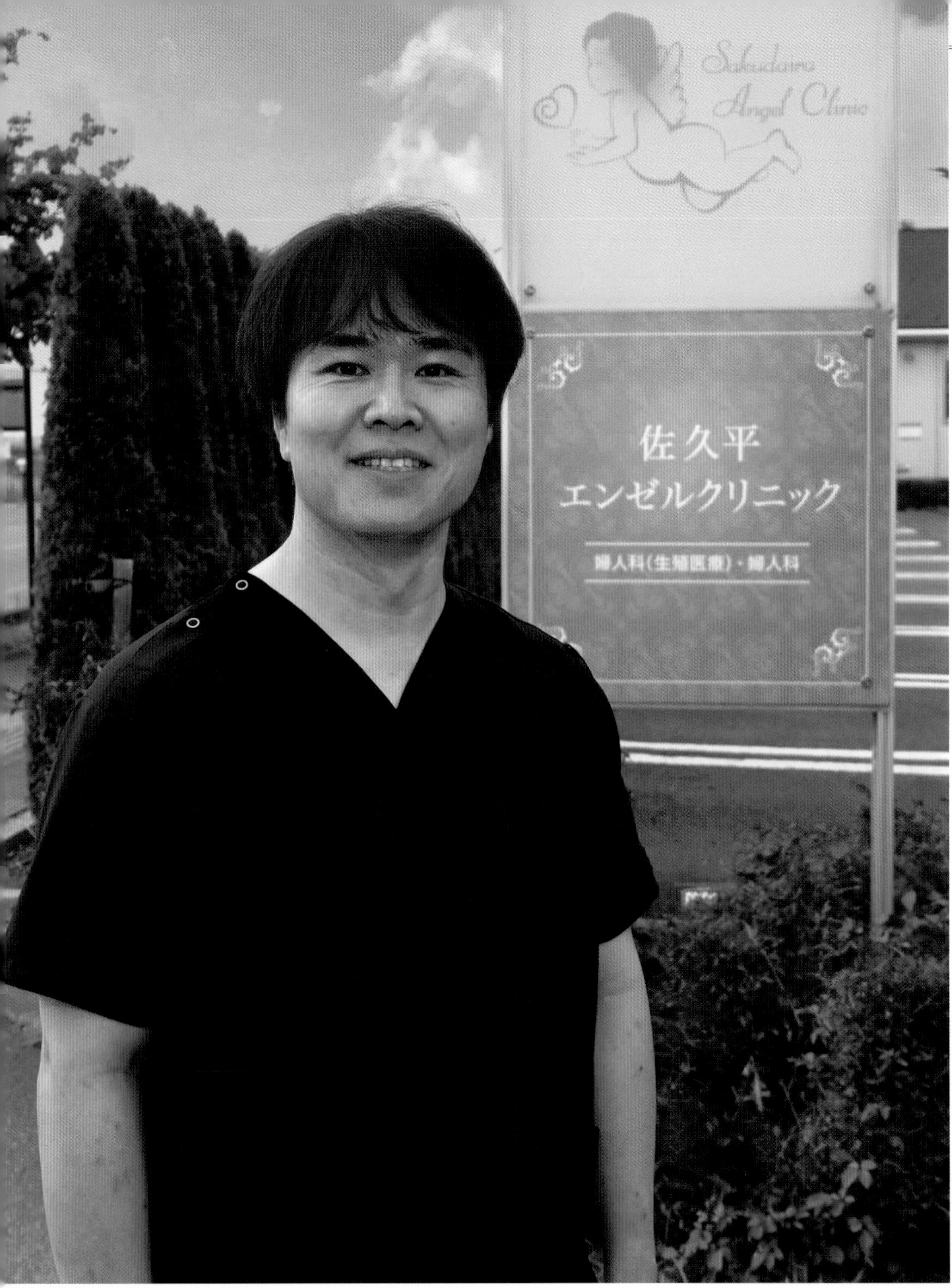

妊娠しやすいからだづくりのその前に

妊娠の基本を知ること 自分のからだに興味を持つこと

佐久平エンゼルクリニック
政井 哲兵 先生
Masai Teppei

教えて先生! 妊娠しやすいからだづくり

佐久平エンゼルクリニックの政井哲兵先生には、これまでもいろいろな疑問や質問に真摯に答えていただいてきました。

今号のテーマである『妊娠しやすいからだづくり』についても、栄養や運動に関することをたっぷりお聞きしようと伺ったのですが、先生のお話をひと通り聞いて、少し立ち止まって考えたほうがいいのかもしれないと思い始めました。

【そもそも『妊娠しやすいからだづくり』は、何が始まりなんだろう】ということです。

「治療を必要とするカップルと、治療を必要としないカップルでは、妊娠しやすいからだづくりにも違いがあるのではないかしら?」そう思い、先生に新たに質問してみました。

治療が必要なカップルのための妊娠しやすいからだづくりは、何から始めるのが良いのでしょうか?

月経や妊娠のこと 年齢と妊娠の関係を知る

治療を必要とするカップルに大切なのは、不妊治療をするための基本となる月経や妊娠のことを知っておくこと、年齢と妊娠の関係を知っておくことです。

なぜなら、治療の目的は、自分の病気を治すためではなく、新しい命を授かるための治療だからです。不妊治療は一般的な病気治療と違い、どこかに痛みや痒み、湿疹や腫れなどの症状があるわけではなく、受診するカップルのほとんどが健康体です。

よりよい治療を受けるためには、月経や妊娠などの基本を理解しておくこと、自分の体に興味を持つことが妊娠しやすい体づくりへも繋がっていくのだと思います。

それが、妊娠しやすい体づくりの第一歩となると考えています。

年齢が高いと妊娠が難しくなること

保険診療が始まって1年が過ぎ、35歳以下など比較的若い年齢層のカップルが増えました。保険診療による体外受精の治療回数制限は、40歳未満の女性は6回（胚移植の回数）、その回数制限内に妊娠成立するケースが多いです。ただし、そのなかでも年齢が高くなるに従って妊娠が難しくなる傾向があります。40歳以上の女性の治療回数制限は3回（胚移植の回数）で、その間に妊娠成立するケースもありますが、着床しないケースや流産するケースも少なくありません。

私たちのクリニックの２０２３年１～５月までの妊娠率を見てみると、全体の妊娠率は38・9％でした。保険診療による凍結融解胚盤胞移植の妊娠率は62・9％、凍結融解分割胚移植の妊娠率は17％でした。

自由診療による凍結融解胚盤胞移植の妊娠率は44・3％、凍結融解分割胚移植の妊娠率は0％でした。

年齢分布と分母にバラツキはありますが、保険診療による凍結融解胚盤胞移植を受ける患者さんは、年齢が若く、得られる卵子の数も多く、胚盤胞へ発育する胚の数も多い傾向があり、妊娠率が高くなっています。

得られた卵子の数が少なく、発育した胚の数も少ない場合は、胚盤胞まで培養せず、分割胚で凍結することもあります。凍結した胚が分割期であっても、患者さんの年齢が若いケースでは、分割期の胚移植あたり約20％の妊娠率が出ています。しかし、年齢が高く、得られる卵子が少なく、胚盤胞まで発育しない患者さんたちは妊娠率が低く、結果的に凍結分割胚移植の妊娠率は17％となっています。

自由診療の凍結胚盤胞移植については、私たちのクリニックで第1子を授かったカップルの第2子に向けた治療というケースが多く、第1子と同じ内容の治療を希望するため保険診療ではなく、あえて自由診療を選択することが多いです。第1子を授かった際に凍結保存した胚を用いているケースがほとんどで、比較的若い年齢の胚であること、妊娠した実績があることなどから妊娠率も良いです。

自由診療での凍結分割胚移植の妊娠率は0％ですが、ほとんどが43歳以上です。なかには治療回数制限を超えたケースもあり、非常に難しい症例といえます。

保険診療による排卵誘発-採卵周期については、排卵誘発剤の量、エコー検査の回数、ホルモンチェックの回数などに制約があり、成熟した卵子を獲得するためには難しいこともあります。たとえば、卵胞の発育程度を確認し、途中で薬の種類を変更したほうがいいと判断しても、保険診療では同一周期に用いることができる薬の用い方にも制限があり、それを超えて処方することができません。あと少しの工夫で！と考えても、保険診療という枠の中で治療を続けるには、まだまだ課題があります。

このような年齢と妊娠の関係、治療方法と妊娠の関係なども踏まえながら、自分の体に興味を持って、妊娠しやすい体づくりを考えることも必要なのではないかと思います。

佐久平エンゼルクリニック
妊娠率（凍結胚　ホルモン補充周期）
2023年1～5月

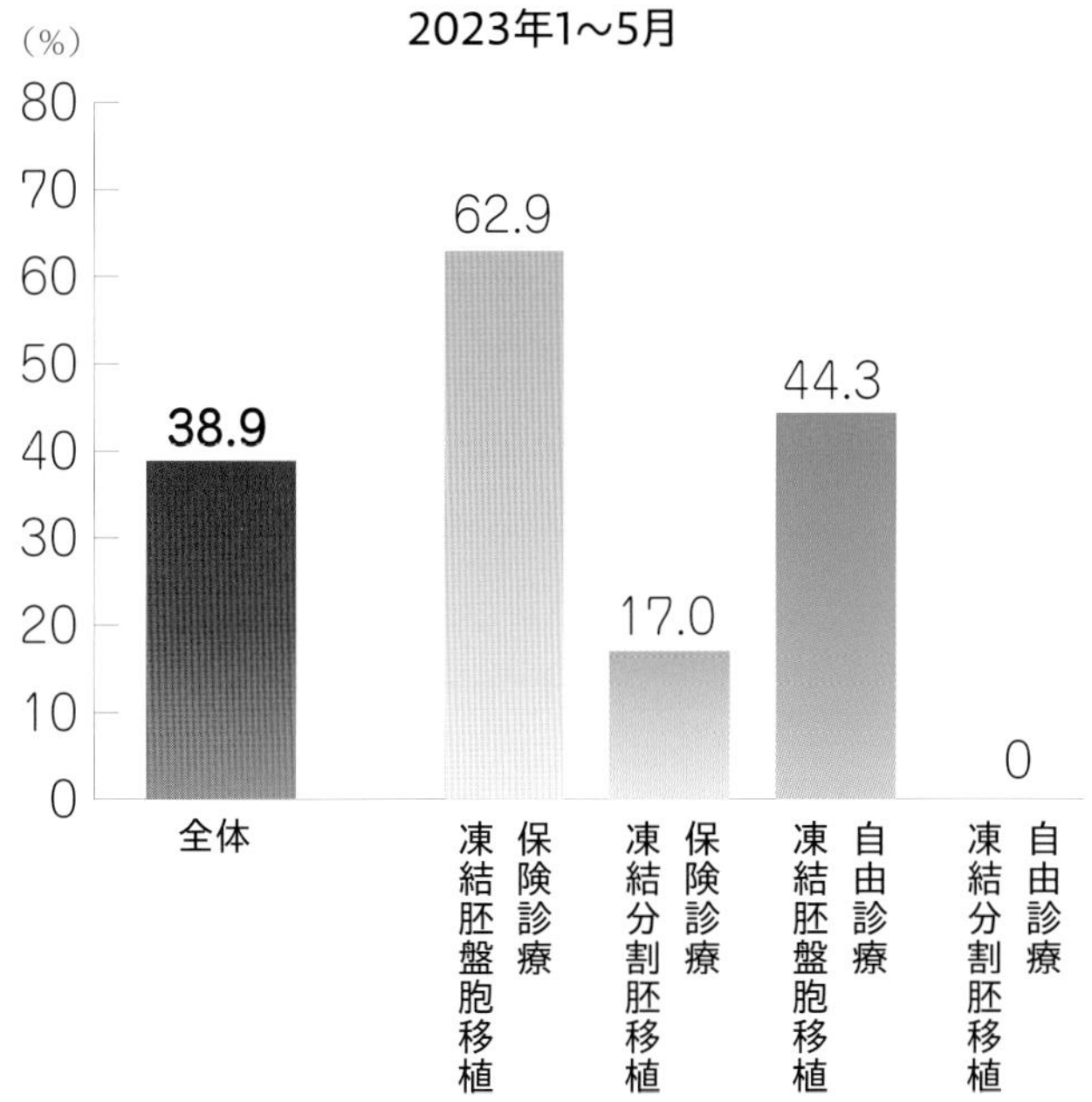

保険診療による妊娠率が高いのは、患者年齢が若いことがその理由にあげられる。また分割胚よりも胚盤胞のほうが妊娠率が高い。胚盤胞が得られれば、年齢が高くても多くの方が妊娠できている。

赤ちゃんを産む体として 自分の体を観てみる

月経や妊娠、妊娠と年齢の関係などの理解不足からなのか、妊娠や出産をする体として、自分の体はどうなのか？ということの観察や確認が足りていない患者さんが増えたように感じています。

　美容的な観点でいくと、もう少し痩せたいとか、肌をキレイにしたいなどがあると思うのですが、妊娠や出産に関していえば、痩せはよくない状態です。

　肥満は良くないということは、よく聞くと思うのですが、最近は肥満よりも痩せている人の方が多く、それに伴って必要な栄養素が不足していることが多くみられます。

　自分が痩せているかどうかの自覚もあまりない人もいるので、一度は自分のBMIを確認してみましょう。

　いわゆる痩せは、BMI18・5未満をいいます。女性の場合、月経が止まりやすくなりますが、なかにはそれ以前の数値でも月経が止まったり、周期が安定しないなどの問題を抱える人もいるでしょう。つまり、妊娠や出産は難しい状態になるわけです。

　そこまでいかなくても、顔色が青白かったり、肌に艶がなかったり、虚弱に見える人もいて、そのような人たちを血液検査するとフェリチン（鉄結合性タンパク質：鉄の貯蔵および血液中の鉄濃度を維持する）不足という結果が出ることが多くあります。

BMI（数値範囲）	（肥満度）判定
<18.5	低体重
18.5≦BMI<25.0	普通体重
25.0≦BMI<30.0	肥満（1度）
30.0≦BMI<35.0	肥満（2度）
35.0≦BMI<40.0	肥満（3度）
40.0≦BMI	肥満（4度）

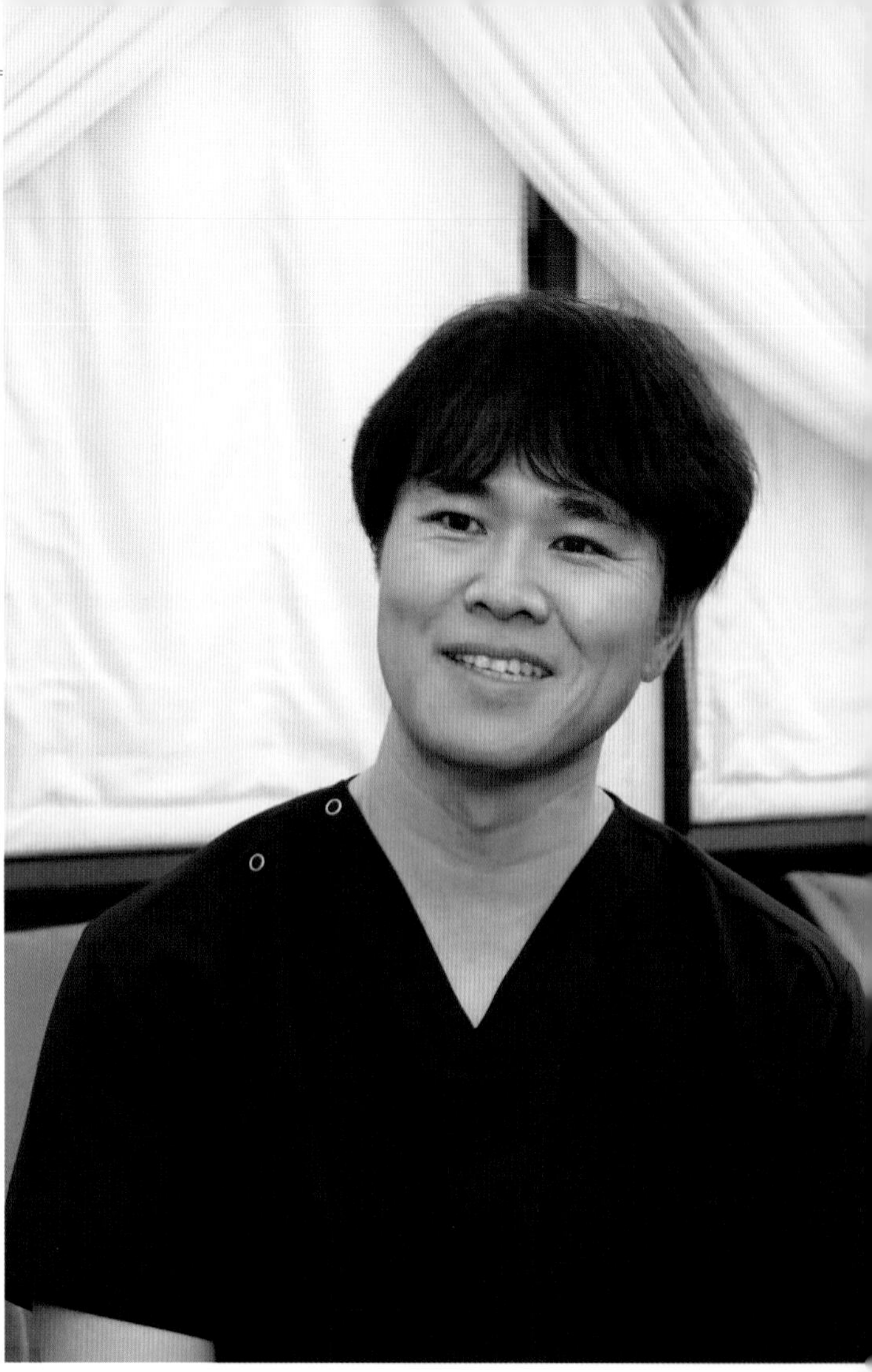

　貧血で治療が必要になるというほどではないにしても、慢性的に鉄が欠乏している、いわゆる【隠れ貧血】は、自覚するのは難しいかもしれません。
　日に何度かは鏡を見る機会があると思いますので、顔色や肌の色艶などもよく観察したり、入浴の際には肌のハリや血管の見え具合、手足の細さ、太さなどもよく確認し、以前と比べた変化なども思い起こしながら、自分をよく観察してみましょう。
　そして、それは美容的な観点よりも『赤ちゃんを産む体』としてどうか？を見ることが大切です。

フェリチンが不足すると

　鉄は、卵子にダメージを与える活性酸素を除去する作用があり、鉄が不足すると卵子の染色体異常が増え、不妊や流産の原因になるといわれています。

　女性の場合は毎月の月経により大量の鉄が失われるために慢性的な鉄欠乏状態になっていることがあり、高度貧血の方では、そもそも妊娠が難しくなります。

　私たちのクリニックでは、初診検査にて希望者にフェリチン検査（血液検査／自由診療）を行っています。その結果フェリチン値30ng／ml以下だった患者さんには、それ以上になることを目標に鉄剤を処方することもあります。

　保険診療になって、20代で検査に訪れるカップルも増えてきましたが、ヘモグロビンの値は正常でも、フェリチンがとても低い【隠れ貧血】の女性は、比較的若い年齢層に多くなっています。

　痩せ型、青みがかった色白の人は、自分でも鉄分の摂取に気を配って欲しいと思います。

どのように気をつけるか なにがポイントになるのか

　これまでの話から、鉄やフェリチンが不足しないようにサプリメントを飲めばいいのかな？と考えがちだと思うのですが、フェリチンの話は、1つの例に過ぎません。実際に大切なのは、食事や栄養管理です。

　たとえば、フェリチン検査の結果から食生活について尋ねることがありますが、食生活に問題のある人の食生活はバランスがあまり良くなかったり、朝昼晩と三食きちんと食べている人も少ないようです。

　男女とも朝は食べないとか、昼はパスタやうどんなどの麺類、パンが多く、夕食が栄養摂取の中心になっているケースがよく見受けられます。お話から男性は特に、バランスの良くない食生活を送っている印象です。

　みなさん、日々忙しいので食事も簡単に済ませる傾向があるかもしれません。夕食は作らずに、お惣菜に頼る、レトルト食品に頼ることもあるでしょう。

　けれど、赤ちゃんを授かりたいと治療を受ける期間は、もう少し自分の体や健康、食事や栄養に気を遣った生活を送っていただきたいと思います。

お惣菜であっても、レトルト食品であっても、栄養が偏らないように肉も野菜も十分に摂取できるように工夫してみましょう。料理をする機会が少ない人は、少しずつ機会を増やし、食材と栄養について身につけていって欲しいと思います。卵子や精子を育てるためにも、少しずつ改善し、それが日常となるよう習慣づけられるようにしていきましょう。

保険診療がスタートする以前は、私たちのクリニックでは栄養や運動などについてもサポートしながら治療を進めることができましたが、保険診療になり難しいのが現状です。フェリチン以外にもビタミンDや葉酸なども重要です。

とくにビタミンDは、血液検査などからサプリメントなどで補っていると思われる人と、全く何もしていない人との二極化が最近の傾向です。これまでの私たちのクリニックを妊娠して卒業された人は、ビタミンDに問題のなかった人が多い傾向です。ビタミンDが充足しているから妊娠しやすいとは言えませんし、ビタミンDに不足があっても妊娠している人はしています。ただ、卒業者の中では、ビタミンDに不足がない人の方が多かったということが傾向として出ています。

日頃の食生活から足りない栄養を見つける

日頃の食生活を顧みながら、足りていなさそうな栄養、摂り過ぎている栄養を見つけ、まずは食生活を改めてみることが大切です。

それでも不足しがちな栄養素はサプリメントを活用しましょう。私たちのクリニックでも、サプリメントを紹介していますが、サプリメントを飲用するにあたって大切なことは続けることです。

同じサプリメントは続けて飲用することが大切です。

いいサプリメントだと思って飲み始めても、金銭的に続かないのでは意味がありません。成分もたくさん入っていればいいというものではなく、自分に不足しがちなものを不足している分だけ補うようにしましょう。そのため、1日の推奨量が4粒だったり3カプセルだったりしますが、それは自分の不足に合わせて2粒や1カプセルにしてもいいと思います。サプリメントは薬ではないので、その辺は自分に合わせて摂取しましょう。

また、毎日飲むものなので、粒やカプセルの大きさ、匂いなど苦にならないもの、飲みやすいものを選びましょう。

最後に、もう一度、まずは基本を理解してから、妊娠しやすい体づくりを考えていきましょう。

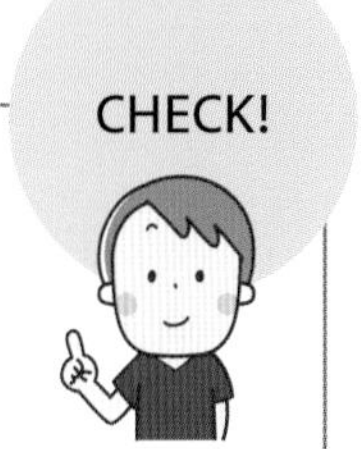

妊娠しやすい体づくりのためのアドバイス！

1、月経と妊娠について知る
2、妊娠と年齢の関係について知る

← 妊娠しやすい体づくりの基本!!

3、自分たちの食生活を顧みる
- 三食きちんと食べる
- たんぱく質は、毎食食べる
- 糖質の制限は、食事以外で行う
- 野菜は多くの種類を食べる
- 亜鉛は通常の食事で不足することはないので気にし過ぎない
- 偏った食生活を送らない、好きなものばかり食べない
- バランスのいい食事を心がける

4、痩せ過ぎは、適正体重へ近づける
- BMI を調べてみる
- 赤ちゃんを産むからだとして体型を考える
- 痩せすぎの母親から生まれた赤ちゃんは生活習慣病のリスク増といわれている

5、サプリメントは続けやすいものを選んで、長い期間飲む
- 金銭的に、成分的に適したもの
- 飲みやすいもの

佐久平エンゼルクリニック

長野県佐久市長土呂 1210-1
TEL：0267-67-5816
https://www.sakudaira-angel-clinic.jp

特別な検査や治療
- 子宮内膜着床能検査（ERA 検査）
- PGT-A（着床前検査）
- 難治性不妊に対する PFC-FD 療法

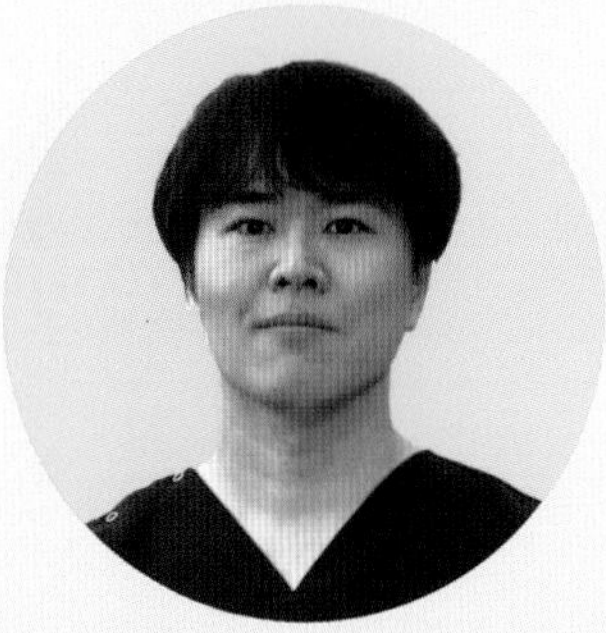

政井 哲兵 先生

資格　日本専門医機構 認定産婦人科専門医
　　　日本生殖医学会 認定生殖医療専門医

2003年	鹿児島大学医学部卒業
2003年	東京都立府中病院（現東京都立多摩総合医療センター）研修医
2005年	東京都立府中病院（現東京都立多摩総合医療センター）産婦人科
2007年	日本赤十字社医療センター産婦人科
2012年	高崎ARTクリニック
2014年	佐久平エンゼルクリニック開設（2016年 法人化）

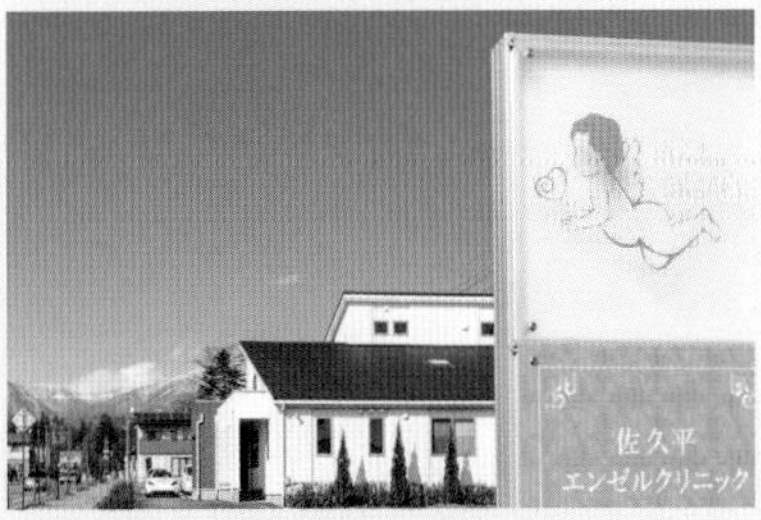

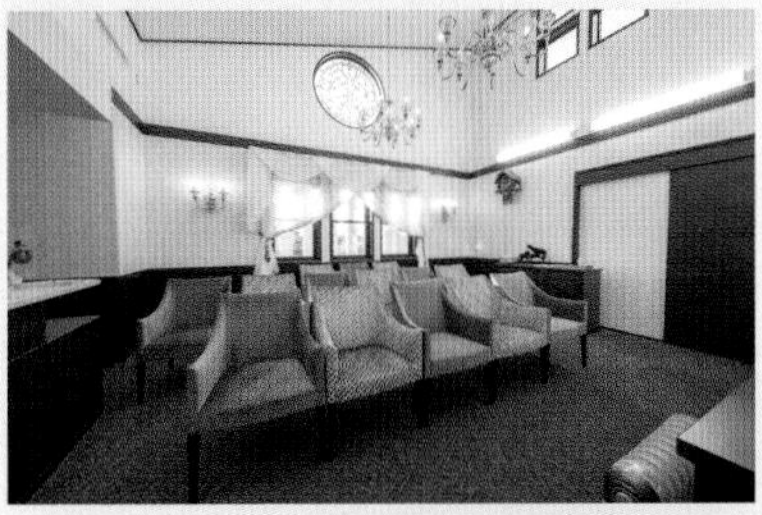

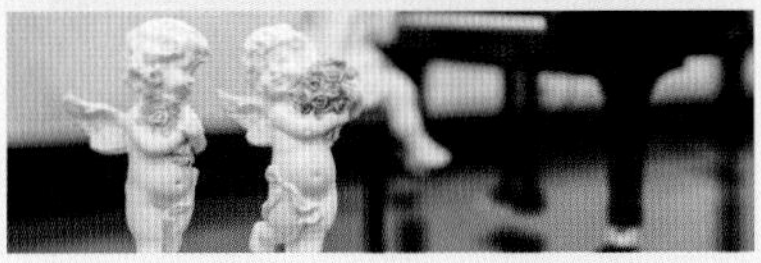

培養室から
こんにちは！

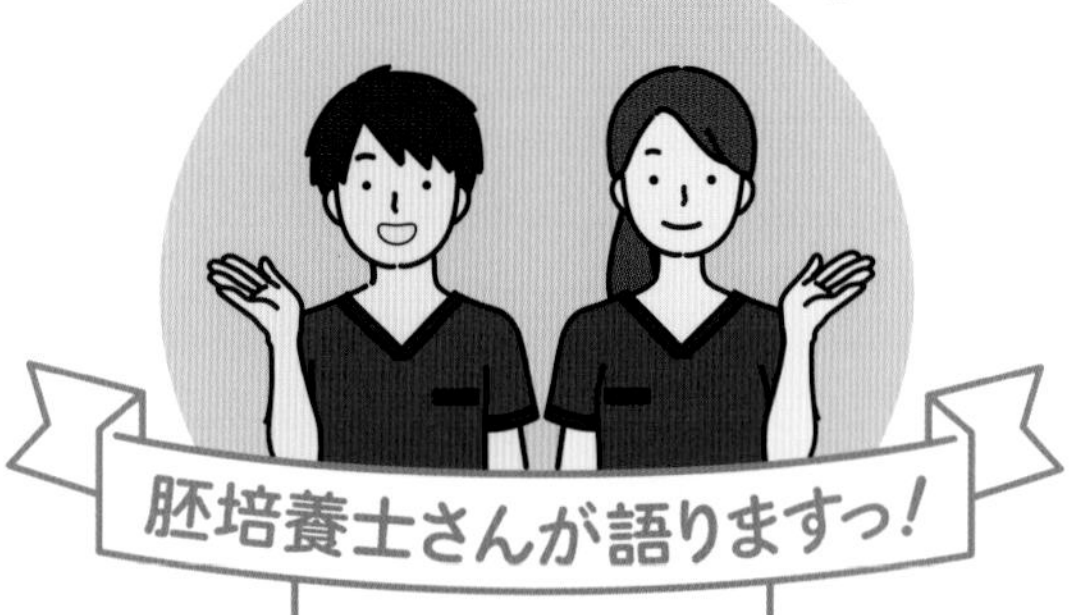

連載 第6回

培養室ごとの違いと、培養液の違い

不妊治療実施施設の心臓部、培養室をご紹介します！

1、クリニックそれぞれの成績の違いって？

体外受精を行う病院のホームページを見たことが、一度や二度あるのではないでしょうか。病院のホームページには、院長先生やその施設に勤める医師の略歴、その施設で行える治療、患者さんに治療について知ってもらうための情報など、沢山の情報が載っています。

その中に、「当院の成績」として過去に治療を行った患者さんのデータを見かけたことがあると思います。

人工授精の妊娠率、体外受精の妊娠率、胚盤胞到達率といった項目だけではなく、施設によっては来院される患者さんが平均で何回の移植で妊娠に至ったか、また一人当たりの凍結胚が平均何個できるかなどを見ることができます。

これは、病院に来院される患者さんに、安心して治療に臨んでもらえるようにするだけではなく、「ほかの施設とこれだけ成績が違う！」とアピールするためでもあります。体外受精を行える病院は、日本国内に600施設以上あり、多くの人が住む地域には、複数の病院があることも少なくありません。病院はできるだけ多くの患者さんに来てもらいたいという考えから、成績を開示しているといえるでしょう。

では、病院ごとの成績の違いはどのように見れば良いのでしょうか？ そこに、医師の誘発方法による違いや、使用している誘発剤の違いなど様々考えられますが、培養室の違いも関係してきます。

2、培養室ごとに何が違う？

培養室の違いとひと言でいいましたが、細かくわけると「胚培養士の技量」「使用しているインキュベーターと使い方」「クリーンルームの清浄度の違い」「使用している技術」「培養方法」「培養液」「使用している製品の違い」など様々です。そのため、同じように培養している施設は全くないといえるほど、違いがあります。これは、培養室長の考え方が関係しています。例えば、病院を立ち上げる際に任命された培養室長の実績や好みが反映されていたり、培養室長が交代した際にラボワークが少しずつ変わるなどの培養室長ごとの違いがあります。

同じ医療法人の病院では使用物品が同じであることも少なくありませんが、培養室長の違いによってラボワークに細かな違いがあるため、全く同じとは言えないでしょう。

3、インキュベーター

培養室の違いの中で特にわかりやすいのは、使用している製品やそれぞれの製品の使い方です。

先進医療の項目の「タイムラプス撮像法による受精卵・胚培養」では、タイムラプスインキュベーター（カメラが内蔵された培養器）を利用するため、胚培養中の胚を培養器から出すことなく、一定間隔で胚発育の様子を自動撮影することが可能となり、環境変化によるストレスを胚になるべく与えないで培養を行うことができます。

このタイムラプスインキュベーターの種類は複数あり、日本国内では4社あります。各社の製品にはそれぞれに特色があり、使用するガスの違いや使用するディッシュ（患者さんからお預かりした胚が育つベッド）に違いがあったり、さらにAI技術を利用した画像診断システムを搭載したタイムラプスインキュベーターもあります。

いくつかの学会での報告や論文ではこの違いに着目し、タイムラプスインキュベーターによる成績の違いについて発表しているものもあるほどです。

4、培養液の違い

培養液にも違いがあることが知られています。

培養液は、受精と胚発育の場所である卵管液の組成を模したもので、胚の発育や代謝に関連するグルコース、ピルビン酸、乳酸、アミノ酸、無機イオンといったエネルギー源が含まれており、胚培養士は受精の確認をした後は、ディッシュ上に胚培養液を乗せ、その中に胚を入れます。あとはインキュベーター内に入れ、発育するのを待つのみなので、どれだけ培養液が胚発育にとって重要かがわかると思います。

培養液はいくつかありますが、違いとして、含まれるエネルギー源濃度の違いがあげられます。日本国内では10社近く培養液メーカーがあり、それぞれに濃度の違いがあります。

さらに培養液のエネルギー源の濃度組成は各メーカーが社外秘扱いとしていることが多く、培養室では実際培養に使用し、比較検討をすることで、どのメーカーの培養液を使用するか判断しています。

過去の発表では、数社の培養液を比較した結果、濃度に大きな違いがあったり、含まれているアミノ酸が違ったりと、各社それぞれの特色が示されています。また、細胞はエネルギーを使うたびにストレスがかかることが知られていますが、それを軽減させるために抗酸化物質を入れたもの、胚が発育するために必要とされているG-CSFという発育因子を添加したものなど様々な研究成果がつまっているのが培養液です。

過去には、培養液の違いによる出生体重の変化について報告しているものもありました。私も6社程の培養液を利用した経験がありますが、結果に大きな差はなかったものの、ある程度の差が認められたこともあり、施設ごとの成績の違いに少なからず影響を与えているのではないかと考えています。

5、どの培養液がいいの？ 転院の選択肢？

培養液には、同じ培養液で受精前から胚盤胞まで培養することができるワンステップ培養液と、受精から3日後までと3日後から胚盤胞までの培養液を変えるシーケンシャル培養液があり、どの方法が一番良いか、どの培養液が一番良いかというのは結論が出ていません。施設ごとの誘発方法の違いや、使用している製品による違いもあるため、病院選びで困った際は、施設ごとの成績も参考にしてみましょう。

また、胚培養士は成績を少しでも向上させるために培養液の比較検討を行い、より良い培養液を選んでいます。一方で、病院の成績にも関わってくるため、一度これと決めた培養液を容易に変更することはできません。更に、人によって合う培養液に違いがあるかもしれないとも考えられているため、同じ病院で結果が出ない場合は、前向きな転院をおすすめしている病院もあります。

病院・培養室ごとの違い

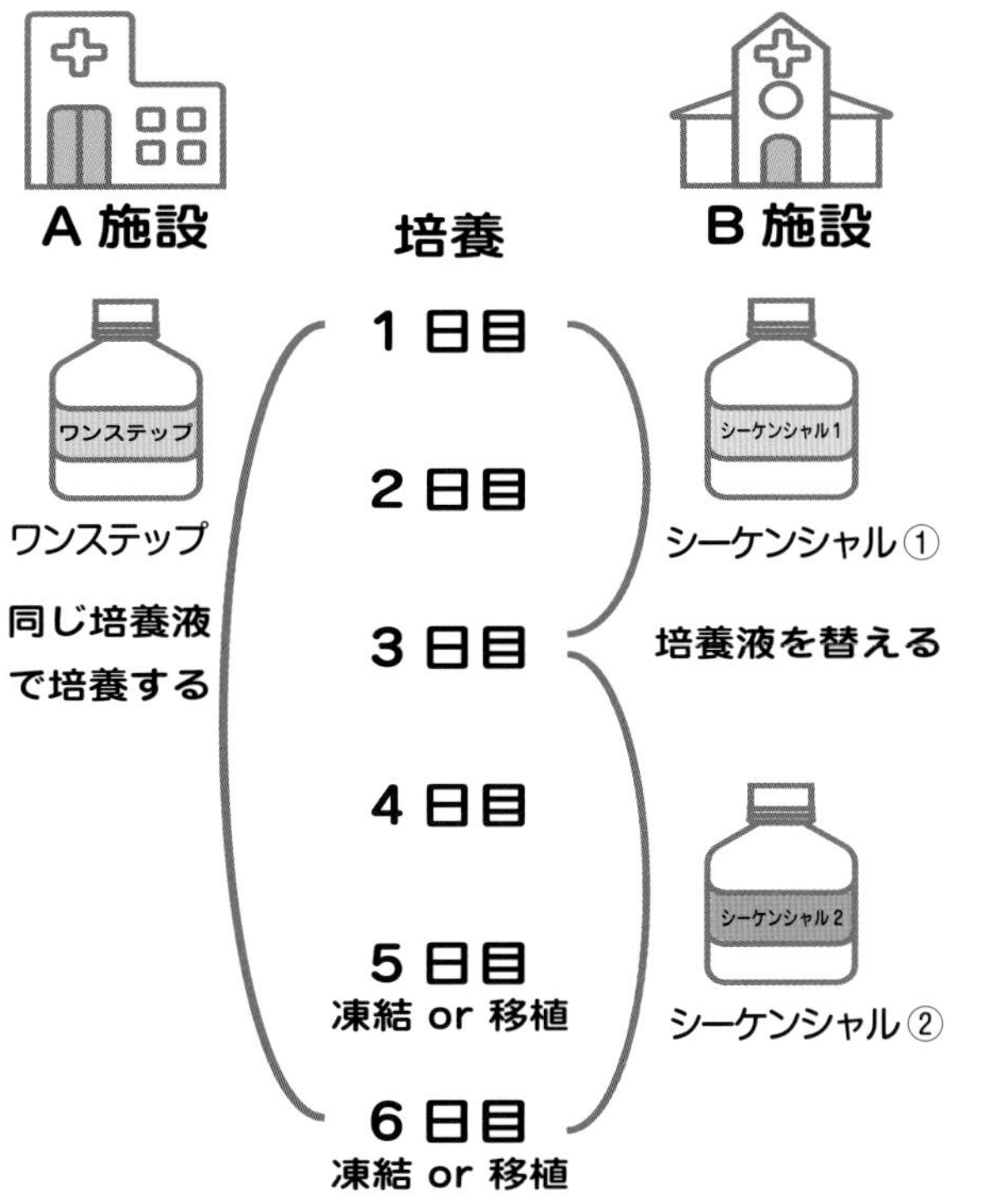

ワンステップ：胚盤胞まで育つために必要な成分が含まれている。
シーケンシャル①：8細胞期頃まで育つために必要な成分が含まれている。
シーケンシャル②：8細胞から胚盤胞まで育つために必要な成分が含まれている。

このコーナーでは、全国の不妊治療・体外受精専門クリニックで行われている勉強会や説明会の情報を紹介しています。

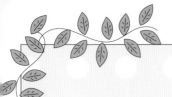

あなたの今後の治療にお役立ち！

SEMINAR INFORMATION

病院やクリニックで行われている勉強会・説明会では、医師が日頃から患者さんに伝えたい治療方針や内容など、とても丁寧に、正確で最新、最適な情報を提供しています。病院選びをするときには、いくつかの勉強会に参加してみるのがおススメです。自分たち夫婦に合った医師選び、病院選びがきっとできるでしょう。

ぜひ、ふたり一緒に参加してみてくださいね！（P.95 の全国の不妊治療病院＆クリニックも、ぜひご活用ください）

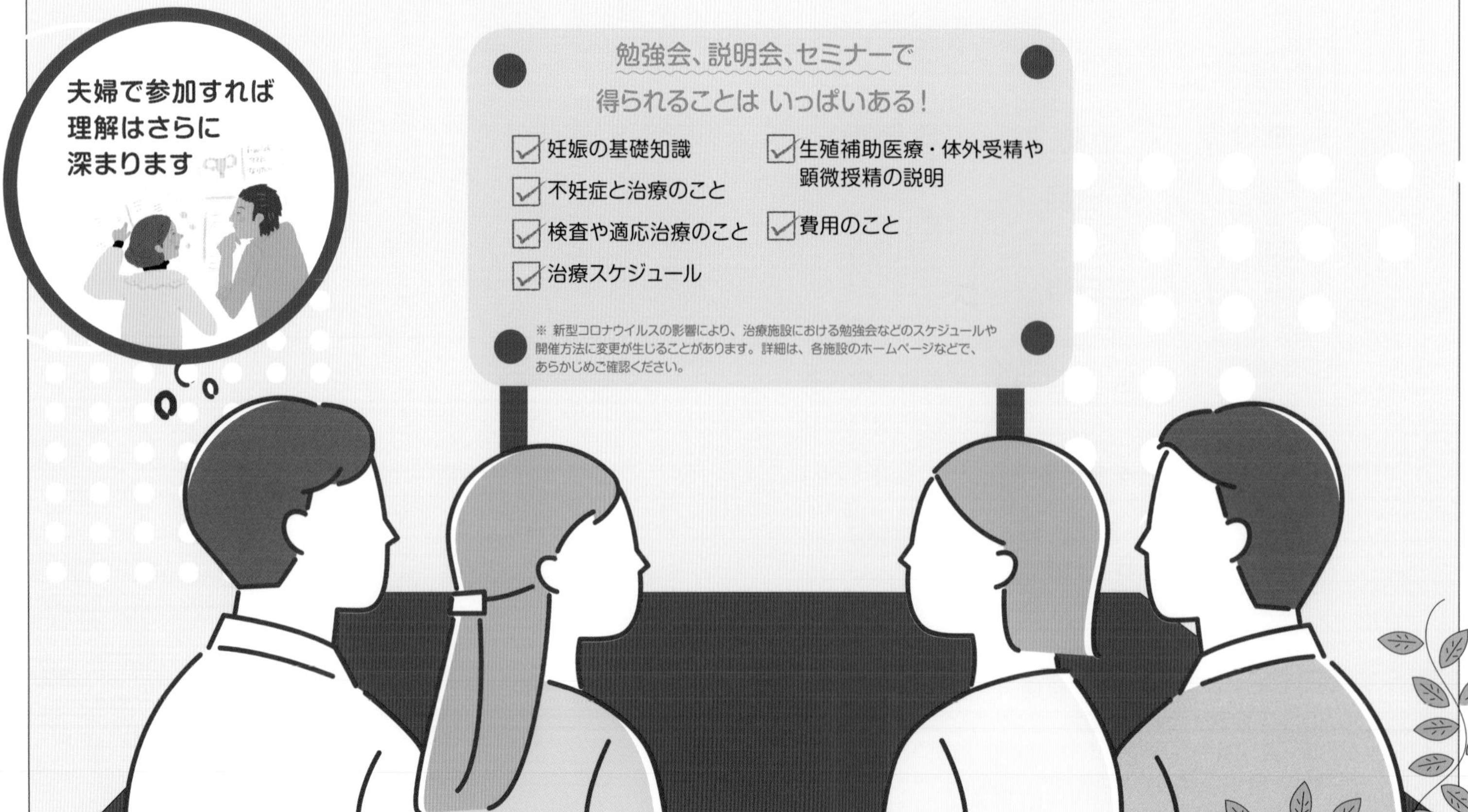
夫婦で参加すれば
理解はさらに
深まります
勉強会、説明会、セミナーで
得られることは いっぱいある！
妊娠の基礎知識
不妊症と治療のこと
検査や適応治療のこと
治療スケジュール
生殖補助医療・体外受精や
顕微授精の説明
費用のこと
※ 新型コロナウイルスの影響により、治療施設における勉強会などのスケジュールや
開催方法に変更が生じることがあります。詳細は、各施設のホームページなどで、
あらかじめご確認ください。

Tokyo　Access　JR 品川駅高輪口 徒歩5分

京野アートクリニック高輪

https://ivf-kyono.com

東京都港区高輪 3-13-1 高輪コート 5F
TEL : 03-6408-4124

参加予約▶　ホームページの申込みフォームより

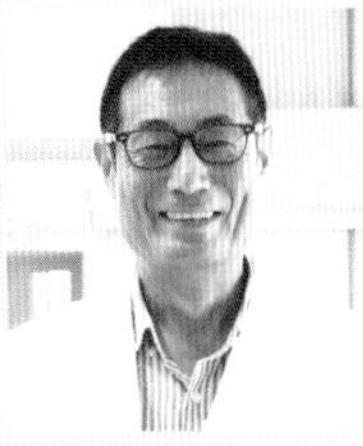

京野 廣一 医師

■名称…………ARTセミナー
■日程…………月1回(土曜)
■開催場所……オンライン
■予約…………必要
■参加費用……無料
■参加…………他院の患者様OK
■個別相談……無し

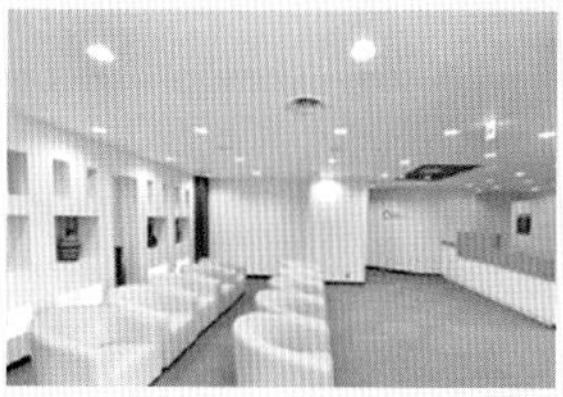

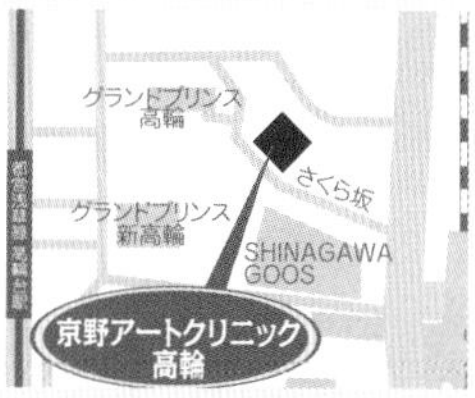

● 当院の妊活セミナーは、不妊治療の全般（一般不妊治療から高度生殖医療まで）について、また、無精子症も含めた男性不妊、卵管鏡下卵管形成術、未熟卵体外成熟培養など、当院の治療方法・方針をご説明いたします。新型コロナウィルスの感染状況を鑑みて、オンラインにて開催しています。

Tokyo　Access　JR、都営大江戸線 代々木駅 徒歩5分、JR 千駄ヶ谷駅 徒歩5分、副都心線 北参道駅 徒歩5分

はらメディカルクリニック

https://www.haramedical.or.jp/support/briefing

東京都渋谷区千駄ヶ谷 5-8-10
TEL : 03-3356-4211

参加予約▶　ホームページの申込みフォームより

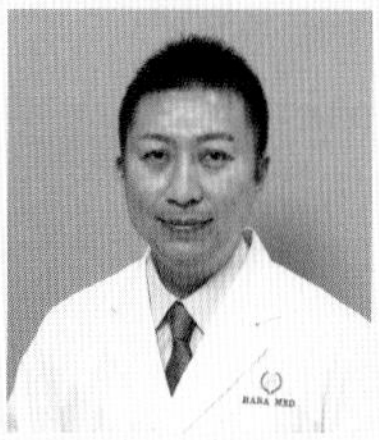

宮﨑 薫 医師

■名称…………体外受精説明会
■日程…………1ヶ月に1回
■開催場所……SYD ホール又は動画配信
■予約…………必要
■参加費用……無料
■参加…………他院の患者様OK
■個別相談……有り

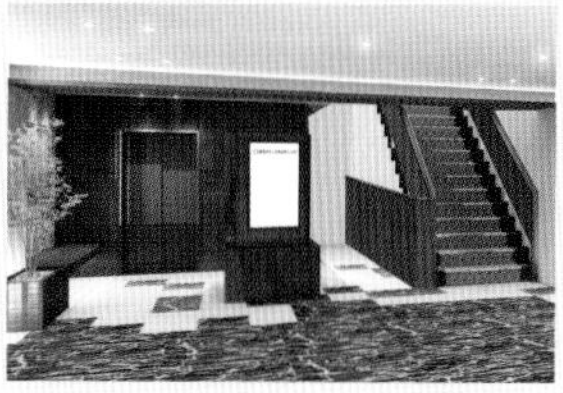

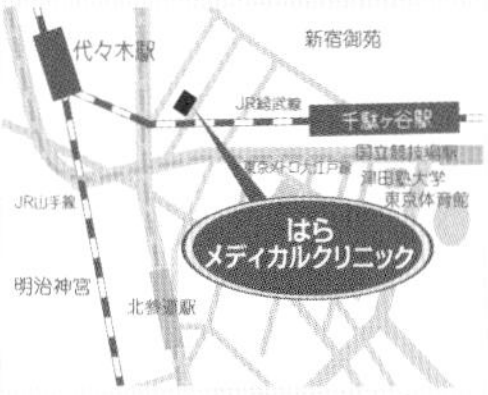

● 説明会・勉強会：はらメディカルクリニックでは、①体外受精説明会／月１回　②不妊治療の終活を一緒に考える会／年１回
③卵子凍結説明会／月１回を開催しています。
それぞれの開催日程やお申込は HP をご覧ください。

Tokyo　Access　東急東横線・大井町線 自由が丘駅 徒歩30秒

峯レディースクリニック

https://www.mine-lc.jp/

東京都目黒区自由が丘 2-10-4 ミルシェ自由が丘 4F
TEL : 03-5731-8161

お問合せ▶　TEL : 03-5731-8161

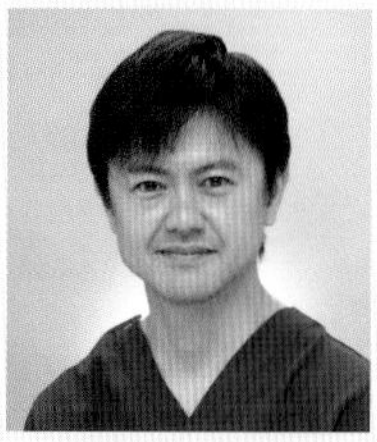

峯 克也 医師

■名称…………体外受精動画説明 (web)
■日程…………web 閲覧のため随時
■予約…………不要
■参加費用……無料
■参加…………当院通院中の方
■個別相談……オンラインによる体外受精の個別相談説明も行っております。(有料)

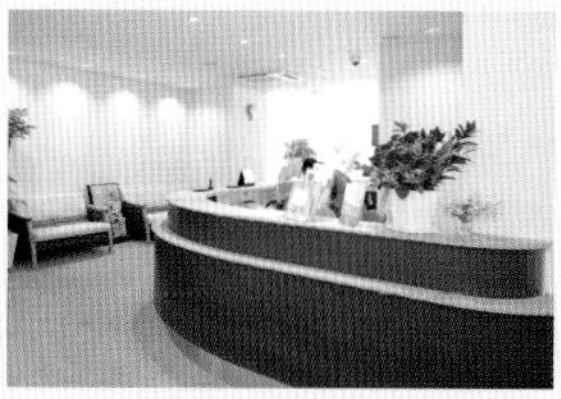

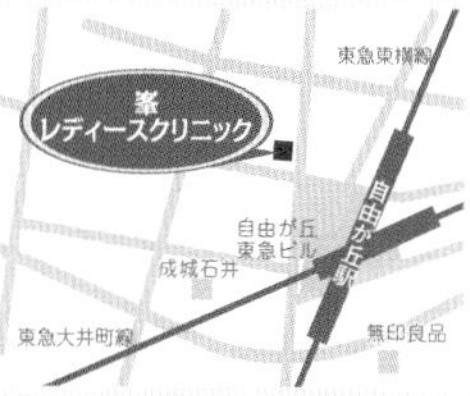

● 当院での体外受精の治療方法やスケジュールを分かりやすく動画で説明します。
体外受精をお考えのご夫婦。体外受精について知りたいご夫婦。ぜひ、ご夫婦でご覧ください。
※プライバシーの保護と新型コロナウイルス感染対策のため、動画での説明会を実施しています。ご希望の方は診察時に医師にお申し出ください。資料をお渡しします。

Tokyo　Access　東急田園都市線 三軒茶屋駅 徒歩3分、東急世田谷線 三軒茶屋駅 徒歩4分

https://www.sangenjaya-wcl.com

三軒茶屋ウィメンズクリニック

東京都世田谷区太子堂1-12-34- 2F
TEL: 03-5779-7155

参加予約▶　TEL : 03-5779-7155

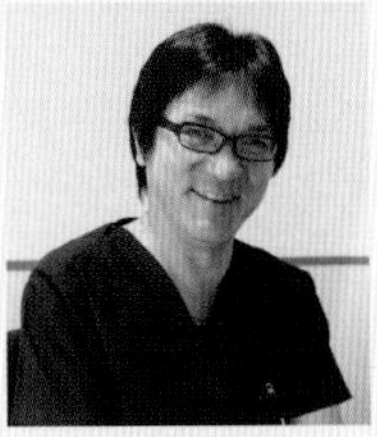

保坂 猛 医師

■名称…………体外受精勉強会
■日程…………毎月開催
■開催場所……クリニック内
■予約…………必要
■参加費用……無料
■参加…………他院の患者様OK
■個別相談……有り

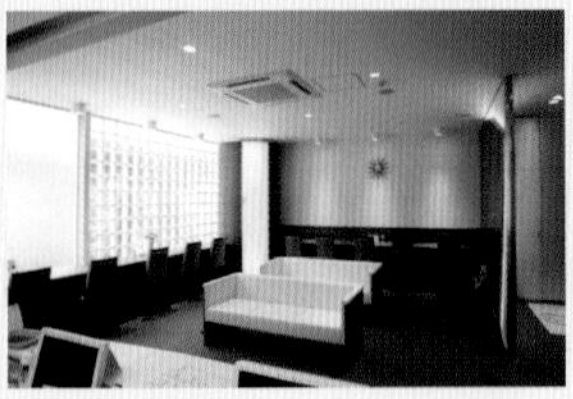

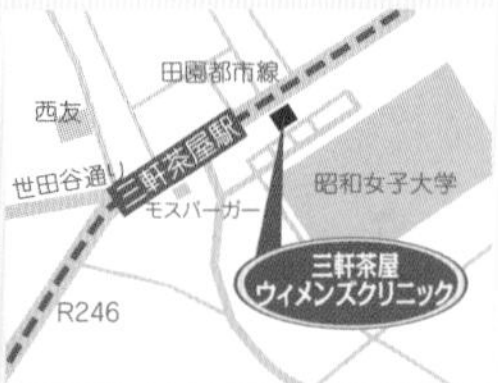

● 体外受精説明会をはじめ、胚培養士や不妊症認定看護師による相談会なども実施しております。
また、妊活セミナーも随時実施しておりますので、詳しくはホームページをご覧ください。

Tokyo　Access　JR・京王線・小田急線 新宿駅東口 徒歩１分、都営地下鉄・丸ノ内線 新宿、新宿３丁目駅直結

https://nishitan-art.jp/branch/shinjuku/

にしたん ARTクリニック 新宿院

東京都新宿区新宿 3-25-1 ヒューリック新宿ビル 10F
TEL: 0120-542-202

参加予約▶　ホームページの
WEB 予約より

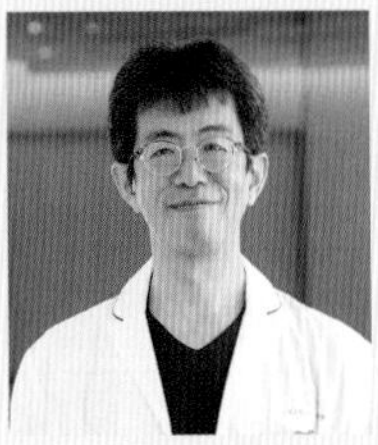

松原 直樹 医師

■名称…………見学会
■日程…………随時
■開催場所……クリニック内
■予約…………必要
■参加費用……無料
■参加…………他院の患者様OK
■個別相談……有り

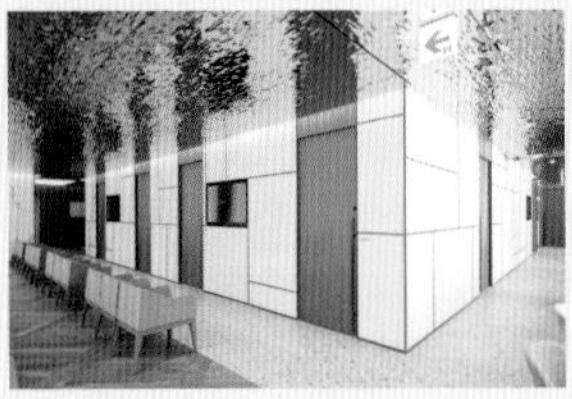

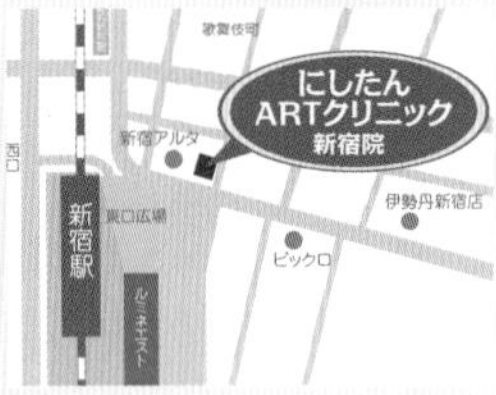

●当院では、クリニックの特長を知っていただけるよう、培養室やリカバリールームを中心に、最短１５分で院内を見学できる見学会を行っております。治療をご検討されている方はもちろん、雰囲気が知りたいという方の参加も大歓迎。お気軽にご参加ください。

Tokyo　Access　JR・丸ノ内線・有楽町線・副都心線・東武東上線・西武池袋線 池袋駅 東口北 徒歩3分

https://www.matsumoto-ladies.com

松本レディース IVFクリニック

東京都豊島区東池袋 1-13-6 ロクマルゲートビル IKEBUKURO 5F・6F
TEL : 03-5958-5633

参加予約▶　TEL : 03-5958-5633

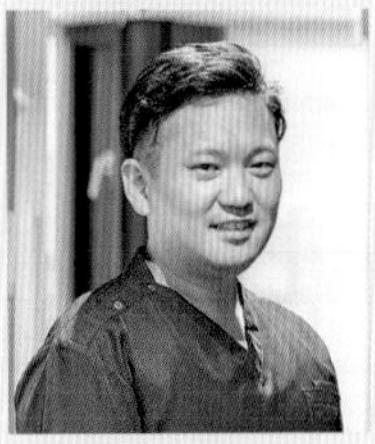

松本 玲央奈 医師

■名称…………オンライン教室
■日程…………不定期
■開催場所……オンライン教室
■予約…………必要
■参加費用……無料
■参加…………他院の患者様OK
■個別相談……有り

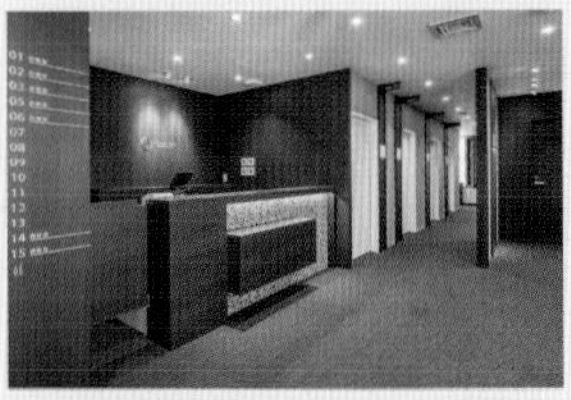

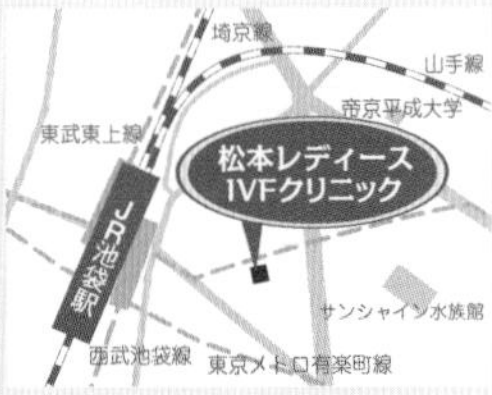

● 妊活には興味があるけど、不妊クリニックに受診するべきなのかどうか不安な方、まずは知識を得たい方など、気軽にご連絡ください。
最新鋭の機器、日本トップレベルのドクターがそろっています。
日程・場所に関すること、また、オンライン教室など、当院のホームページをご確認ください。

Kanagawa　Access　みなとみらい線 みなとみらい駅 4番出口すぐ

みなとみらい夢クリニック

https://mm-yumeclinic.com/session/

神奈川県横浜市西区みなとみらい3-6-3 MMパークビル2F･3F（受付）
TEL : 045-228-3131

参加予約▶ ホームページの
申込みフォームより

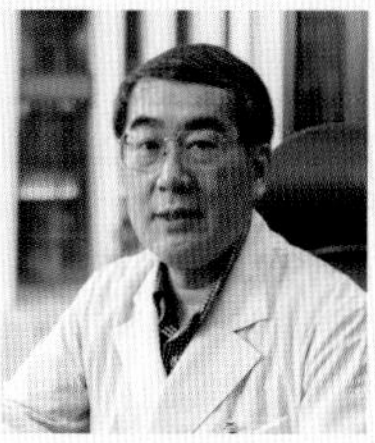

貝嶋 弘恒 医師

■名称…………不妊治療セミナー
■日程…………毎月定期開催※
■開催場所……MMパークビル 2F
■予約…………必要
■参加費用……無料
■参加…………他院の患者様OK
■個別相談……有り

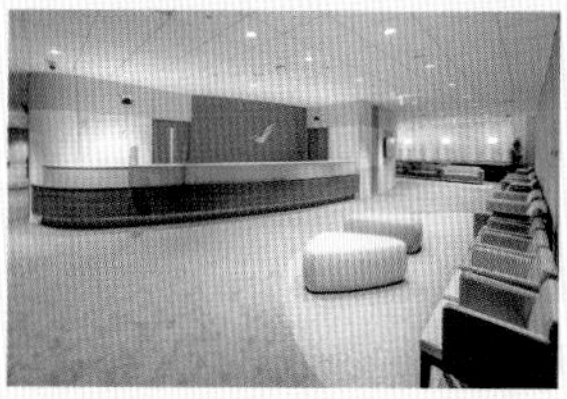

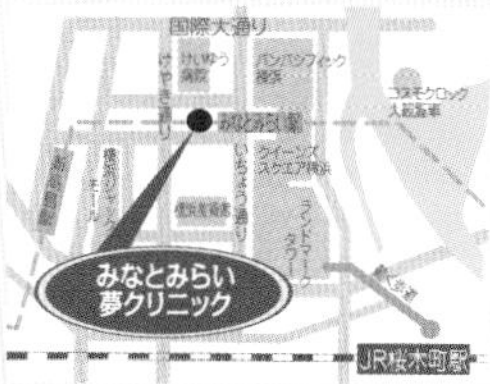

● 一般の方（現在不妊症でお悩みの方、不妊治療中の方）向けセミナーを開催しております。 当院の体外受精を中心とした治療方法･方針（保険･自費での治療含む）をスライドやアニメーションを使ってわかりやすく説明し、終了後は個別に質問にもお答えしております。※セミナー（録画）はウェブよりいつでもご覧いただけます。詳細はホームページよりご確認下さい。

Kanagawa　Access　JR 関内駅北口 徒歩 5 分、横浜市営地下鉄 関内駅9番出口 徒歩2分、みなとみらい線 馬車道駅 徒歩2分

馬車道レディスクリニック

https://www.bashamichi-lc.com

神奈川県横浜市中区相生町 4-65-3 馬車道メディカルスクエア 5F
TEL: 045-228-1680

参加予約▶ TEL : 045-228-1680

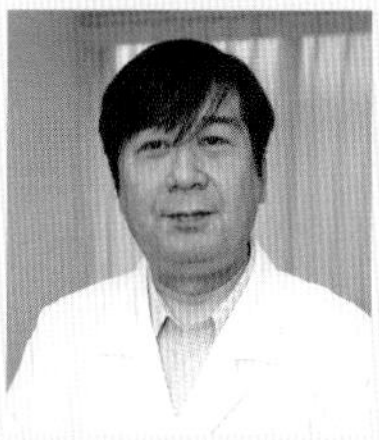

池永 秀幸 医師

■名称…………不妊学級
■日程…………WEB でいつでも
■開催場所……オンライン
■予約…………不要
■参加費用……無料
■参加…………他院の患者様OK
■個別相談……有り

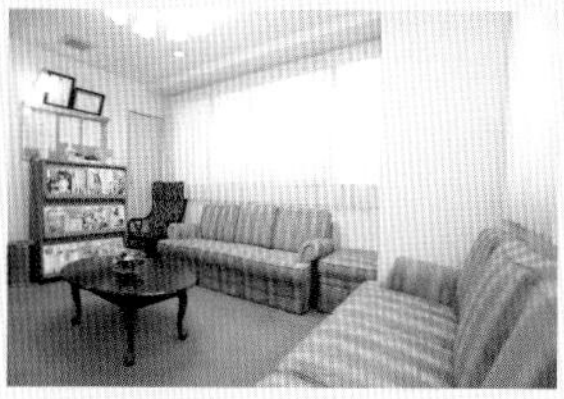

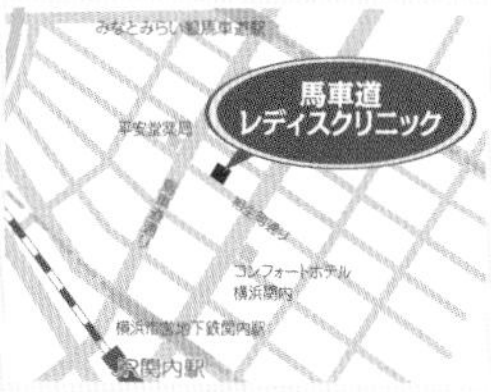

● 当院では初診時に面接をし、個々の意向をお伺いした上で治療を進めています。ART 希望の方にはご夫婦で「不妊学級」をご覧いただき、院長から直接、実際当院で行っている ART の流れや方法・院長の考えなどを聞いていただいています。
詳しい話やご相談希望がある方は、院長の「個別相談」または看護師・培養士による「面接」の時間を設けています。

Nagano　Access　佐久北 IC・佐久 IC より車で約 5 分　JR 佐久平駅 徒歩約 10 分

佐久平エンゼルクリニック

https://www.sakudaira-angel-clinic.jp

長野県佐久市長土呂 1210-1
TEL: 0267-67-5816

参加予約▶ お電話にて
お申し込みください

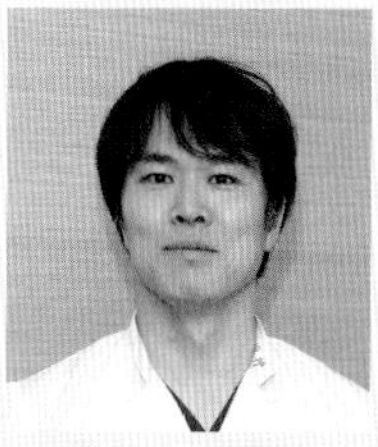

政井 哲兵 医師

■名称…………体外受精説明会
■日程…………毎月 1 回（木曜日）
■開催場所……オンライン形式にて
■予約…………要連絡
■参加費用……無料
■参加…………他院の患者様OK
■個別相談……不妊相談

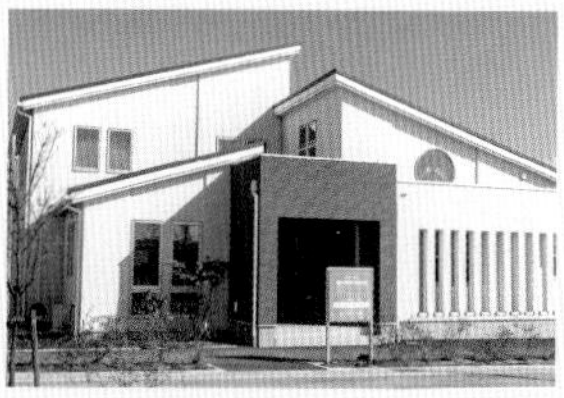

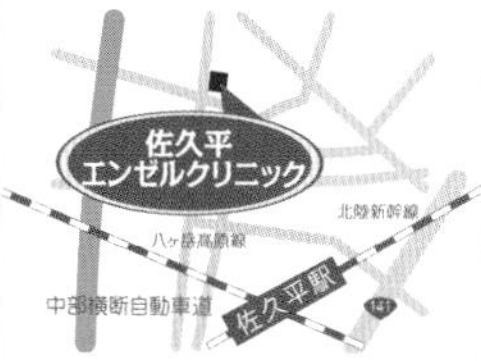

● 保険診療と自由診療で内容が異なります。詳細は当院までお問合せください。

Osaka　Access　堺筋線・京阪本線 北浜駅 タワー直結 / 南改札口4番出口

https://www.lc-kitahama.jp

レディースクリニック北浜

大阪府大阪市中央区高麗橋1-7-3 ザ・北浜プラザ3F
TEL : 06-6202-8739

参加予約▶ TEL : 06-6202-8739

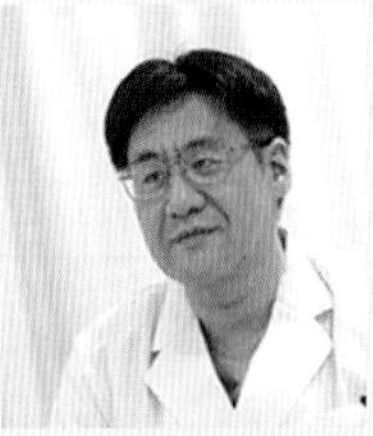
奥 裕嗣 医師

■名称…………体外受精（IVF）無料セミナー
■日程…………毎月第2土曜 15：00～17：00
■開催場所……クリニック内
■予約…………必要
■参加費用……無料
■参加…………他院の患者様OK
■個別相談……有り

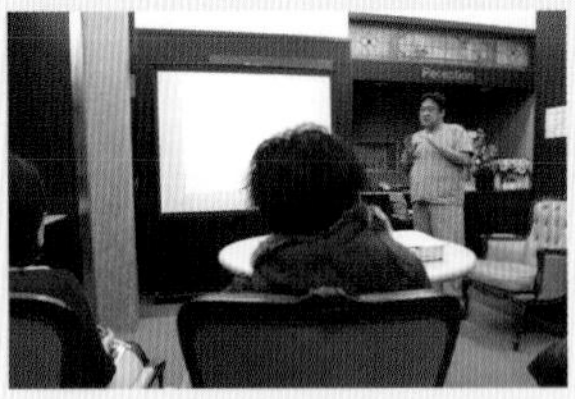

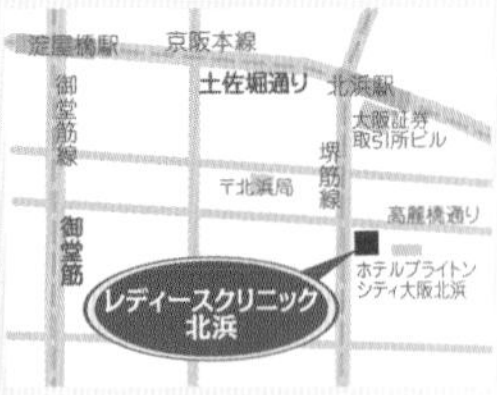

● 毎月第2土曜日に体外受精教室を開き、医師はじめ胚培養士、看護師による当院の治療説明を行っています。会場は院内で、参加は予約制です。他院に通院中の方で体外受精へのステップアップを考えられている患者さんの参加も歓迎しています。ぜひ、テーラーメイドでフレンドリーな体外受精の説明をお聞きになって、基本的なことを知っていってください。

Osaka　Access　四つ橋線 玉出駅 徒歩0分、南海本線 岸里玉出駅 徒歩10分

https://www.oakclinic-group.com

オーク住吉産婦人科

大阪府大阪市西成区玉出西2-7-9
TEL : 0120-009-345

視聴▶ https://www.oakclinic-group.com/on-doga/

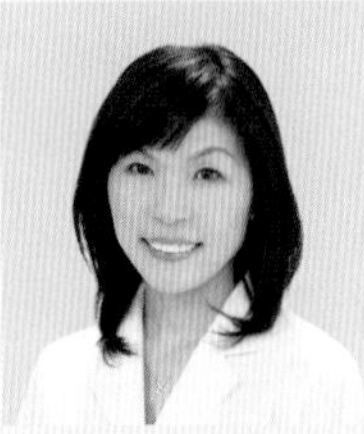
田口 早桐 医師

■名称…………オーク会セミナー動画 / オンラインセミナー
■日程…………毎月最終日曜日
■開催場所……HP内オンライン動画 /Zoom
■予約…………なし /web
■参加費用……無料
■参加…………他院の患者様OK
■個別相談……メールにて

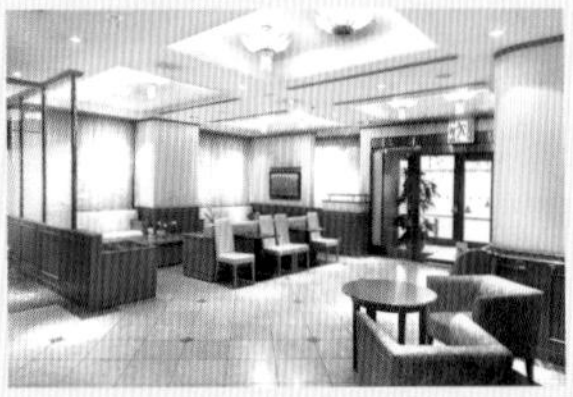

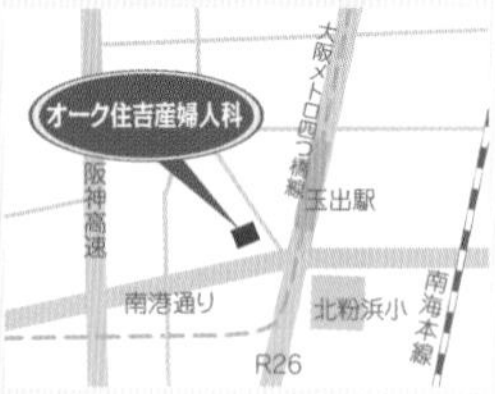

● 新型コロナウイルス感染拡大予防のため、オンライン上でセミナー動画を配信しています。医師が妊娠成立の仕組みと妊娠が成立しない原因について考えられること、さらに、体外受精による治療がどういうものなのかを詳しくお伝えしています（右上のQRコードからもご覧いただけます）。オンライン診療にも力を入れており、来院回数をできるだけ減らした治療を選択することが可能です。

Hyogo　Access　海岸線 旧居留地・大丸前駅 徒歩1分、JR・阪神本線 元町駅 徒歩3分、JR 三宮駅 徒歩8分

https://www.yumeclinic.or.jp

神戸元町夢クリニック

兵庫県神戸市中央区明石町44 神戸御幸ビル3F
TEL : 078-325-2121

視聴▶ 当院 YouTube チャンネルより

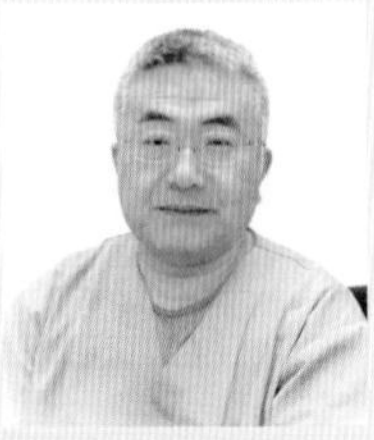
河内谷 敏 医師

■名称…………体外受精説明会（動画）
■日程…………随時
■開催場所……当院YouTubeチャンネルより
■予約…………不要
■参加費用……無料
■参加…………他院の患者様OK
■個別相談……動画閲覧の場合はなし

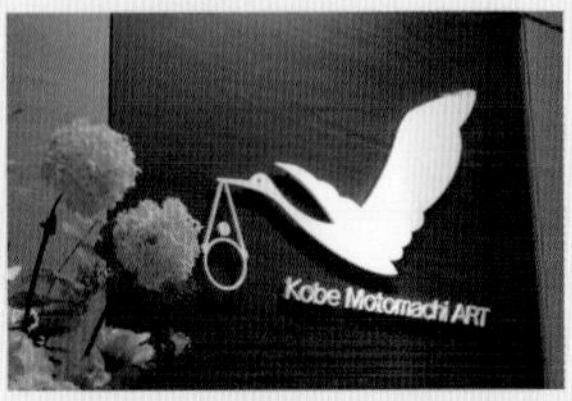

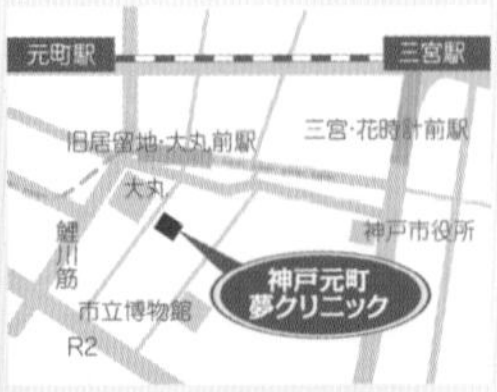

● 新型コロナウイルス感染症（COVID-19）の影響を考慮し、当面の間説明会は中止しております。代わりに、当院の説明会でお話しする内容を動画形式にし、当院YouTubeチャンネルでご覧いただけます。当院ホームページ説明会のページにリンクがございますので、そちらからご覧ください。（右上のQRコードからもご覧いただけます）

Hyogo　Access　JR・山陽電車 姫路駅 徒歩6分

Koba レディースクリニック

兵庫県姫路市北条口2-18 宮本ビル1F
TEL: 079-223-4924

https://www.koba-ladies.jp

参加予約▶　TEL : 079-223-4924

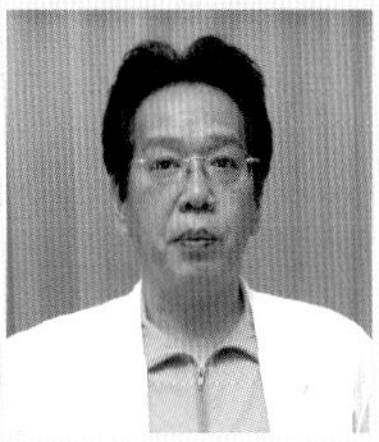

小林 眞一郎 医師

- 名称…………体外受精セミナー
- 日程…………原則第３土曜 14:00～16:00
- 開催場所……宮本ビル８F
- 予約…………必要
- 参加費用……無料
- 参加…………他院の患者様OK
- 個別相談……有り

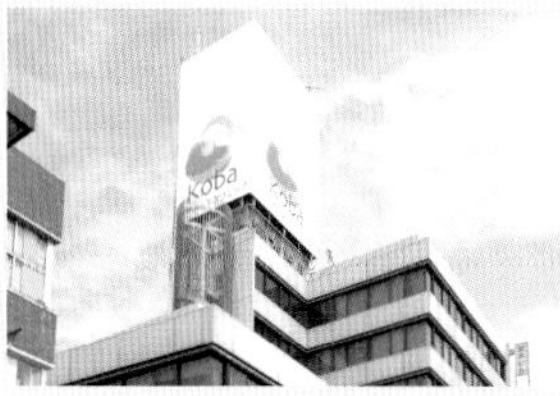

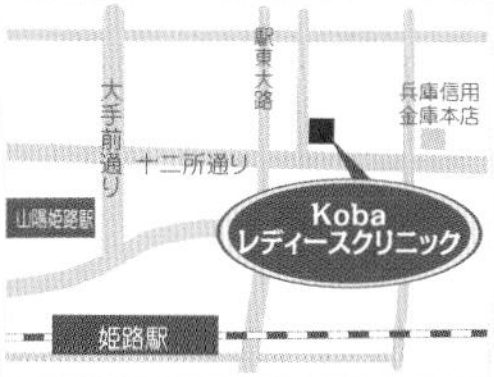

● 体外受精（顕微授精）の認識度をUPすること。そして正しい情報を伝えること。一般の患者さんへ　ご主人は、はっきり言って体外受精というものを正しく把握されていませんので、歴史的な流れ、システム、料金、自治体のサポート、合併症などすべてお話しています。

ふたりで勉強会に参加するメリットは？

★ 妊娠や出産、不妊治療に関する知識を一緒に深めることができます。

★ 不妊治療を進めるうえで、情報を共有しやすくなります。

★ ふたりが協力しあって治療に取り組みやすくなり、治療にかかるストレスの軽減につながります。

検査と治療法

治療費用など

診療方針

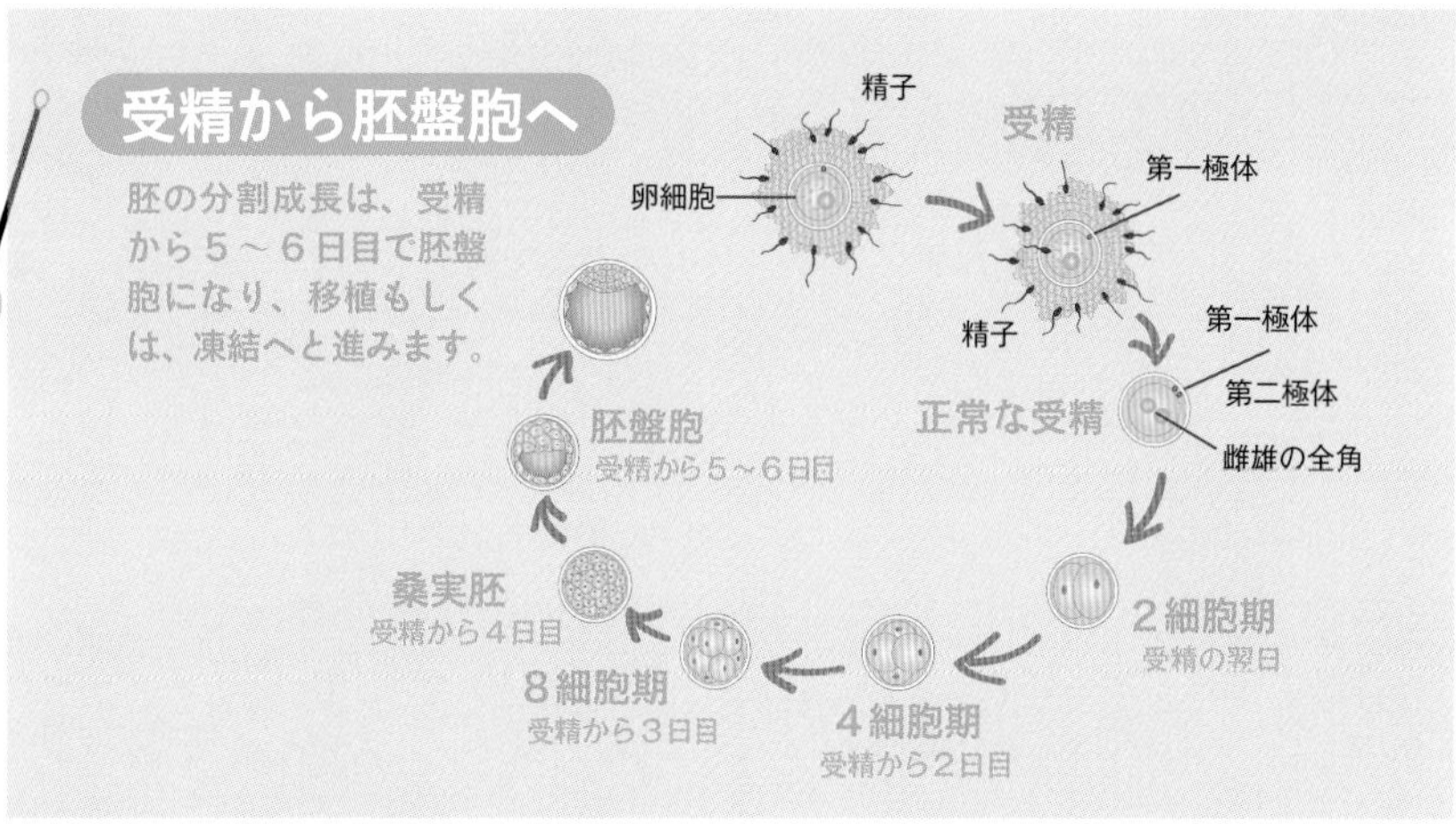

知識を得ることは治療にとって心強いもの、強い味方になることでしょう！

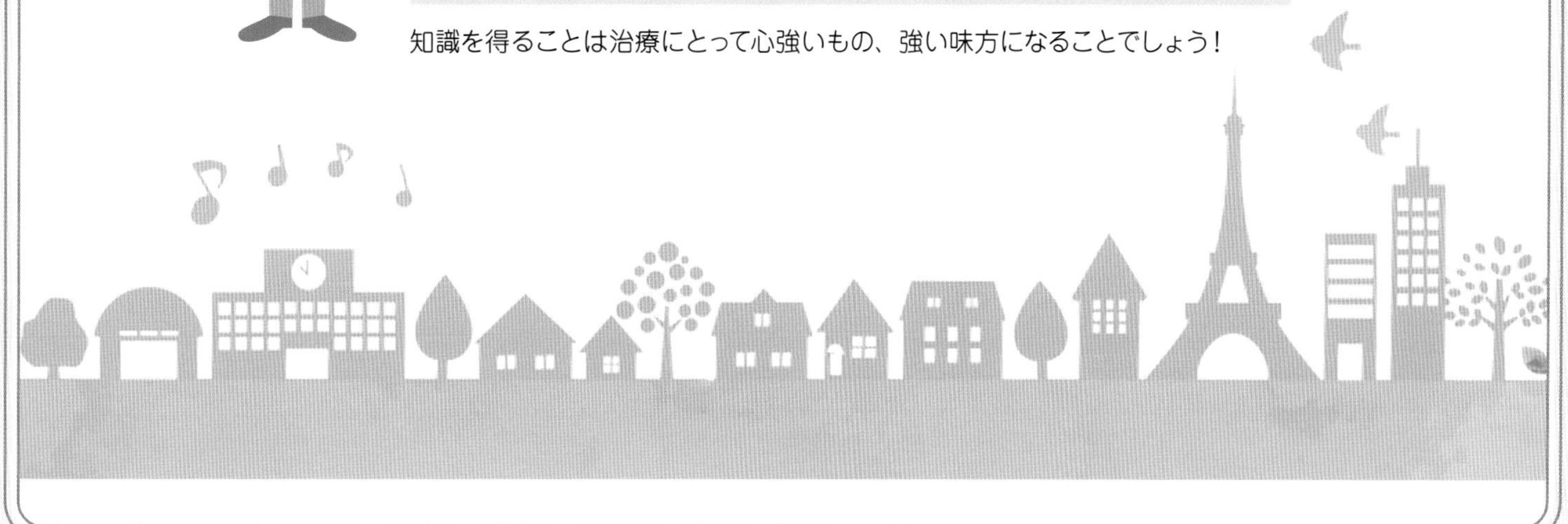

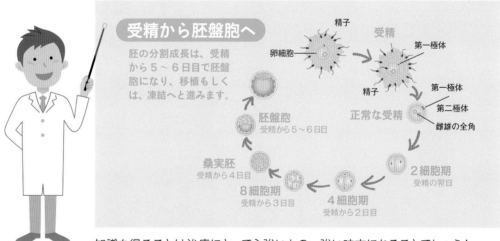

赤ちゃんがほしい！ ママ&パパになりたい！

見つけよう！
私たちにあった クリニック

なかなか妊娠しないなぁ。どうしてだろう？

心配になってクリニックへ相談へ行こうと思っても、「たくさんあるクリニックから、どう選べばいいの？」と悩むこともあるかもしれませんね。

ここでは、クリニックからのメッセージと合わせて基本的な情報を紹介しています。

お住いの近く、職場の近く、ちょっと遠いけど気になるクリニックが見つかったら、ぜひ、問い合わせてみてください。 (P.95 の全国の不妊治療病院＆クリニックも、ぜひご活用ください)

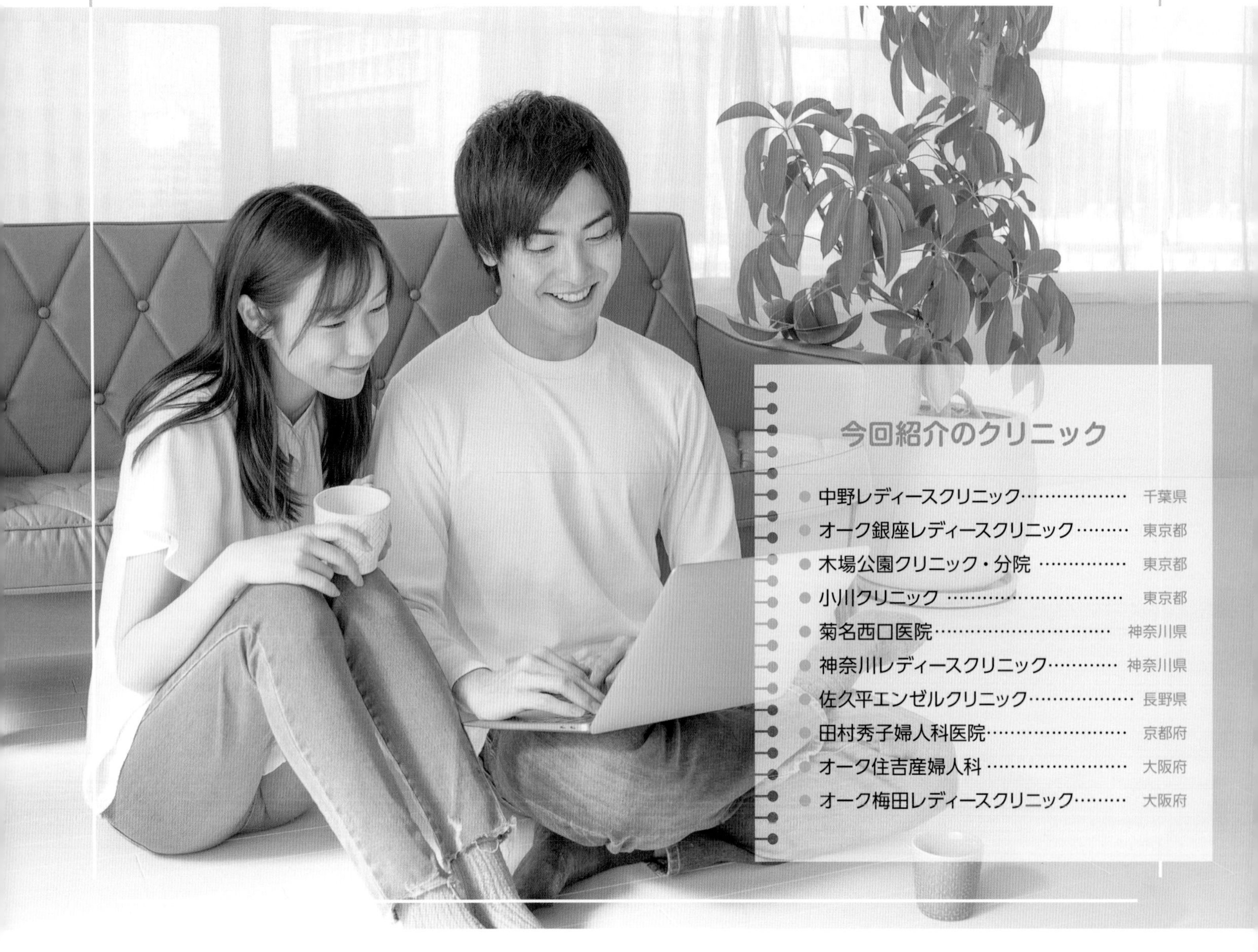

今回紹介のクリニック

- 中野レディースクリニック……………… 千葉県
- オーク銀座レディースクリニック……… 東京都
- 木場公園クリニック・分院 ……………… 東京都
- 小川クリニック ………………………… 東京都
- 菊名西口医院…………………………… 神奈川県
- 神奈川レディースクリニック………… 神奈川県
- 佐久平エンゼルクリニック…………… 長野県
- 田村秀子婦人科医院…………………… 京都府
- オーク住吉産婦人科 …………………… 大阪府
- オーク梅田レディースクリニック……… 大阪府

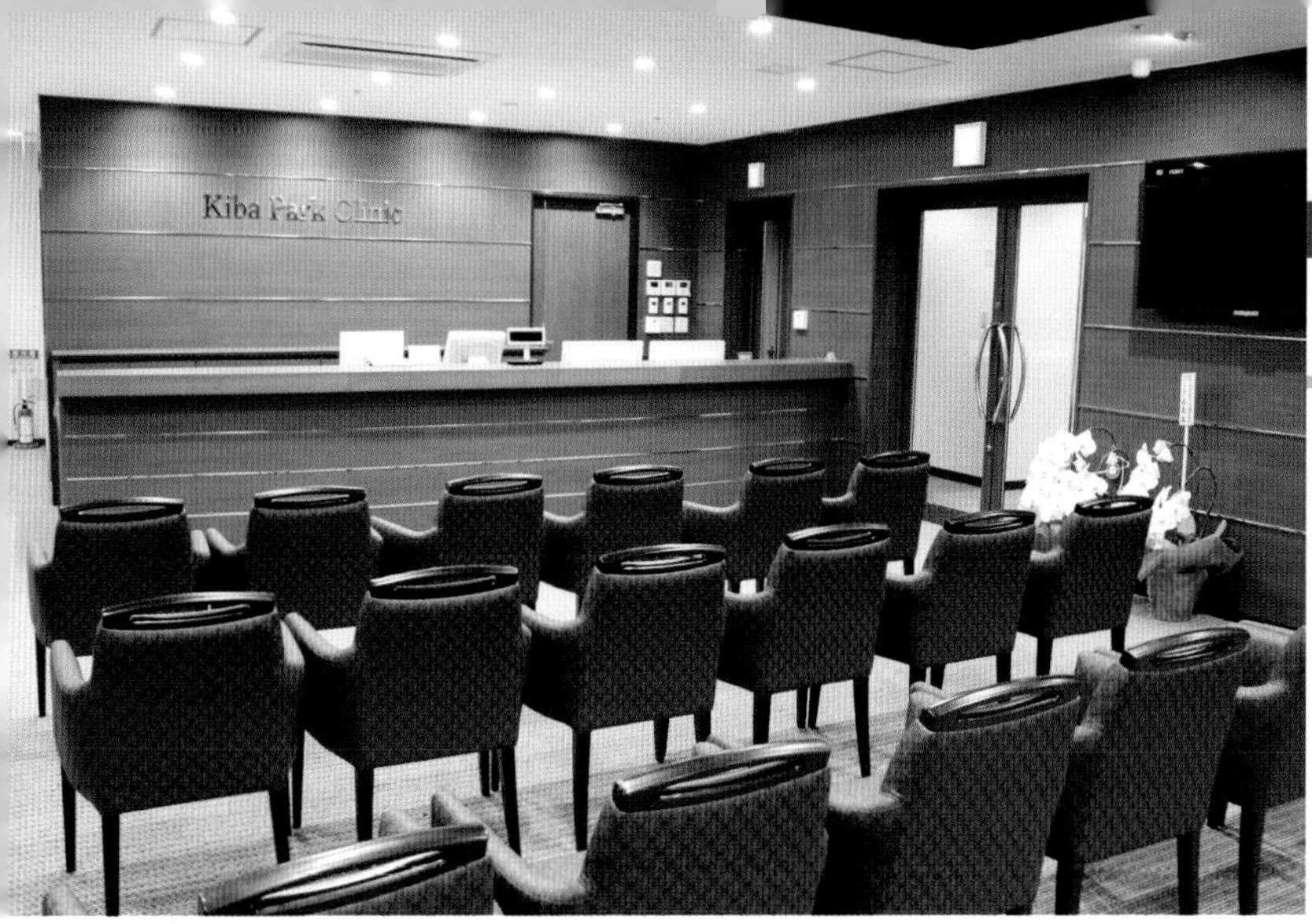

一般不妊症・体外受精・顕微授精・不育症　東京都・江東区

木場公園クリニック・分院

TEL. 03-5245-4122　URL. https://www.kiba-park.jp

世界トップレベルの医療を提供しています。

不妊症の治療は時間を要することもあり、治療方針や将来に不安を抱く方も少なくありません。

そこで私たちクリニックでは、心のケアを大事に考え、心理カウンセラーや臨床遺伝専門医が患者さまの心の悩みをバックアップしています。

医療面では、一般不妊治療から生殖補助医療（体外受精、顕微授精）まで、生殖医療専門医による大学レベルの高品位な技術を提供し、世界トップレベルの医療と欧米スタイルでご夫婦の立場に立った、心の通った女性・男性不妊症の診察・検査・治療を行っておりますので、どうぞご夫婦でご相談にいらしてください。

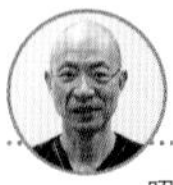

Profile. 吉田 淳 理事長

ISO 9001 Registered　UKAS　JISART Japanese Institution for Standardizing Assisted Reproductive Technology

昭和61年愛媛大学医学部卒業。同年5月より東京警察病院産婦人科に勤務。平成3年より池下チャイルドレディースクリニックに勤務。平成4年日本産科婦人科学会産婦人科専門医を取得。その後、女性不妊症・男性不妊症の診療・治療・研究を行う。平成9年日本不妊学会賞受賞。平成11年1月木場公園クリニックを開業。「不妊症はカップルの問題」と提唱し、日本で数少ない女性不妊症・男性不妊症の両方を診察・治療できるリプロダクション専門医である。

○ 診療時間 (8:30〜12:00、13:30〜16:30)

	月	火	水	木	金	土	日
午前	○	○	○	○	○	○※	―
午後	○	●	○	●	○	○※	―

● 6Fのみ火曜日と木曜日の午後13:30〜18:30
※土曜日 午前9:00〜14:00、午後14:30〜16:00
　祝日の午前は8:30〜13:00

東京都江東区木場 2-17-13 亀井ビル

○東京メトロ東西線木場駅 3番出口より徒歩2分

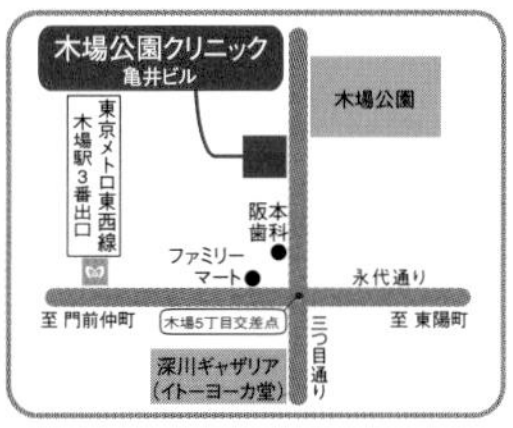

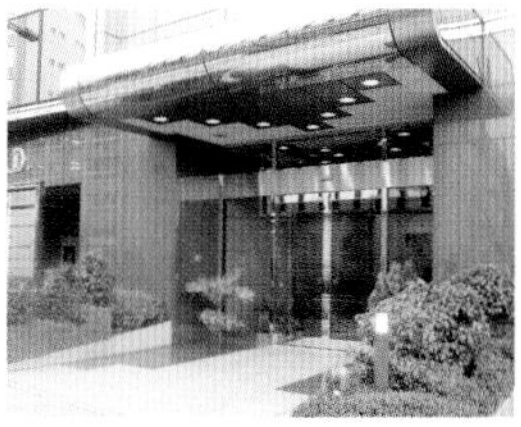

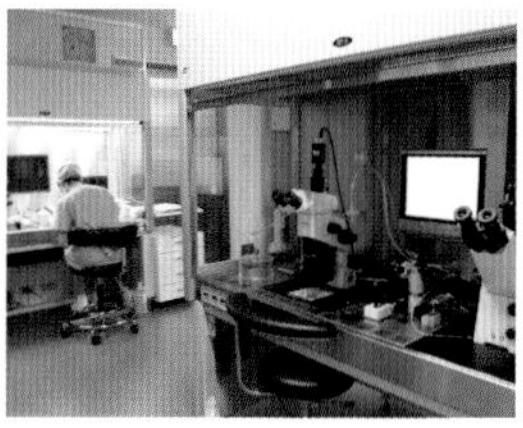

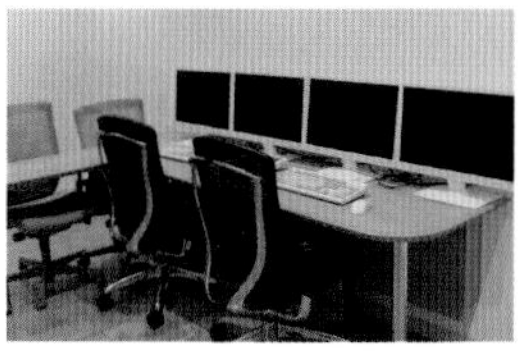

「不妊症はカップルの病気」

木場公園クリニック・分院は、カップルで受診しやすいクリニックを目指して、設計・運営しています。カップルで診察を待つ人が多いので、待合室に男性がいてもなんの違和感もありません。7階には子連れ専用フロアを開設させていただきました。月に2回 Web セミナーを行っています。

●人工授精 ●体外受精 ●顕微授精 ●凍結保存 ●男性不妊 ●カウンセリング ●女性医師 ●レーザー

体外受精・顕微授精・不妊症　東京都・中央区

オーク銀座レディースクリニック

TEL. 0120-009-345　URL. https://www.oakclinic-group.com/

お子様を迎えるという目標に向かって、高度生殖補助医療による治療を提供しています。

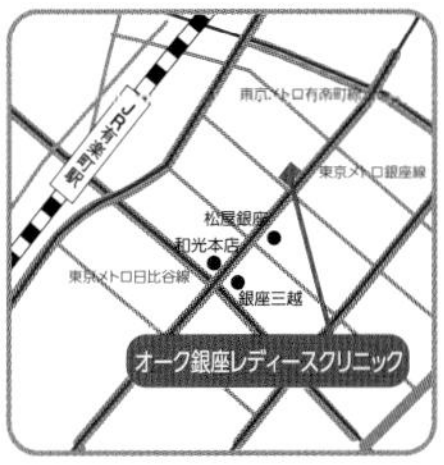

患者様のお話をうかがい、お一人おひとりに合わせた治療プランをご提案します。男性不妊にも対応しており、ご夫婦で受診していただくことも可能です。また、週に3日は大阪の本院（オーク住吉産婦人科）から経験豊富な専門医が来院し、診療にあたっています。

体外受精周期の注射には365日対応しており、病院ではなく、患者様本位のスケジュールで治療を進めていただけます。

学会認定の胚培養士が在籍する国際水準の培養ラボラトリーを備え、院内の基準をクリアした胚培養士が、患者様に採卵した卵子や受精後の胚の状態をご説明しています。

患者様が一日も早く赤ちゃんを迎えられるよう、経験と技術に裏打ちされた治療でサポートして参ります。

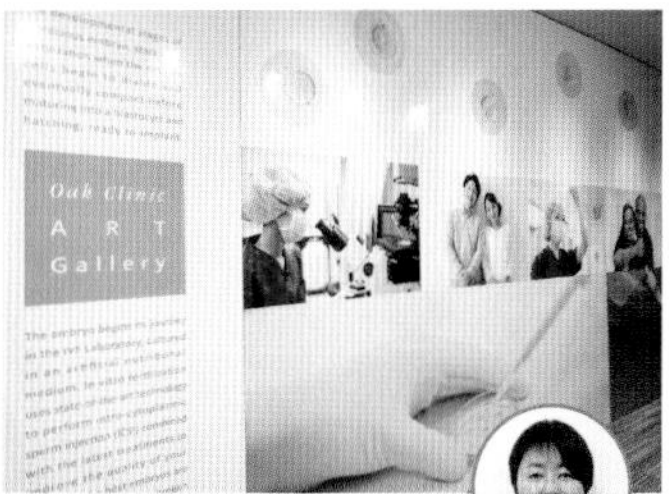

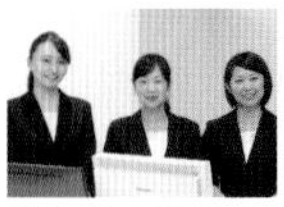

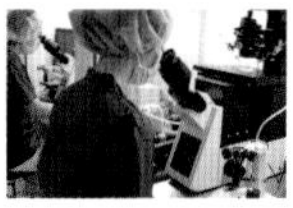

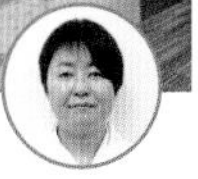

Profile. 渡邊 倫子 医師

筑波大学卒業。筑波大学附属病院、木場公園クリニック、山王病院等を経てオーク銀座レディースクリニック院長。得意分野は、男性不妊と内視鏡検査。もちろん女性不妊も専門です。男性、女性を診療できる数少ない生殖医療専門医です。

○ 診療時間

	月	火	水	木	金	土	日
午前	○	○	○	○	○	○	△
午後	○	○	○	○	○	○※	△
夜間	○	○	○	○	○	―	―

午前 9:00〜13:00、午後 14:00〜16:30
※土曜午後14:00〜16:00、夜間 17:00〜19:00
△日・祝日は 9:00〜15:00

東京都中央区銀座 2-6-12　Okura House 7F

○ JR 山手線・京浜東北線有楽町駅 徒歩5分、東京メトロ銀座駅 徒歩3分、東京メトロ有楽町線 銀座1丁目駅 徒歩2分

●人工授精 ●体外受精 ●顕微授精 ●凍結保存 ●男性不妊
●漢方 ●カウンセリング ●女性医師

不妊症・婦人科一般・更年期障害・その他　千葉県・柏市

中野レディースクリニック

TEL. 04-7162-0345　URL. http://www.nakano-lc.com

エビデンスに基づいた、イージーオーダーの不妊治療。

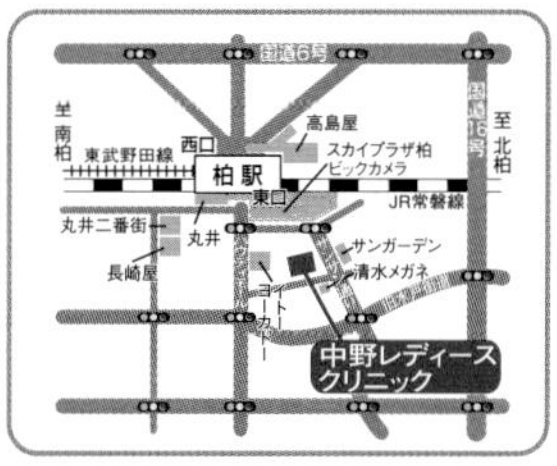

患者様お一人おひとりに治療効果が高いレベルで実現できるよう、エビデンス（症状に対して効果があることがわかっている治療法）に基づいた治療を行っています。そして、最終的に一人でも多くの方が妊娠できるよう、それぞれの方に合った細やかな対応ができるようイージーオーダーの不妊治療をご提供しております。

不妊治療は、加齢とともに条件が悪くなりますから、みなさま、早めに私たちクリニックをお訪ねください。

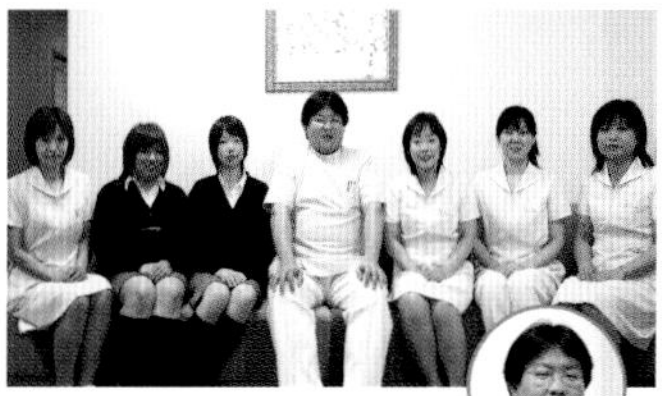

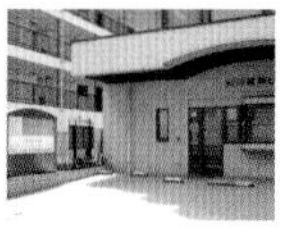

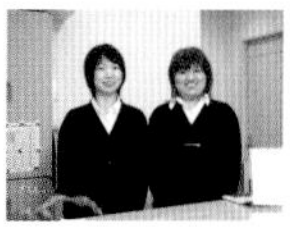

Profile. 中野 英之 院長

平成4年 東邦大学医学部卒業、平成8年 東邦大学大学院修了。この間、東邦大学での初めての顕微授精に成功。平成9年 東京警察病院産婦人科に出向。吊り上げ式腹腔鏡の手技を習得、実践する。
平成13年 宗産婦人科病院副院長。平成17年 中野レディースクリニックを開設。医学博士。
日本生殖医学会認定生殖医療専門医。

○ 診療時間 (9:00〜12:30、15:00〜19:00)

	月	火	水	木	金	土	日
午前	○	○	○	○	○	○	―
午後	○	○	○	○	○	―	―
夜間	○	―	○	―	○	―	―

午後 15:00〜17:00、夜間 17:00〜19:00
※土曜午後、日・祝日は休診。
※初診の方は、診療終了1時間前までにご来院下さい。

千葉県柏市柏 2-10-11-1F

○ JR 常磐線柏駅東口より徒歩3分

●人工授精 ●体外受精 ●顕微授精 ●凍結保存
●男性不妊 ●カウンセリング

不妊不育 IVF センター・婦人科一般　　神奈川県・横浜市

神奈川レディースクリニック

TEL. 045-290-8666　URL. http://www.klc.jp

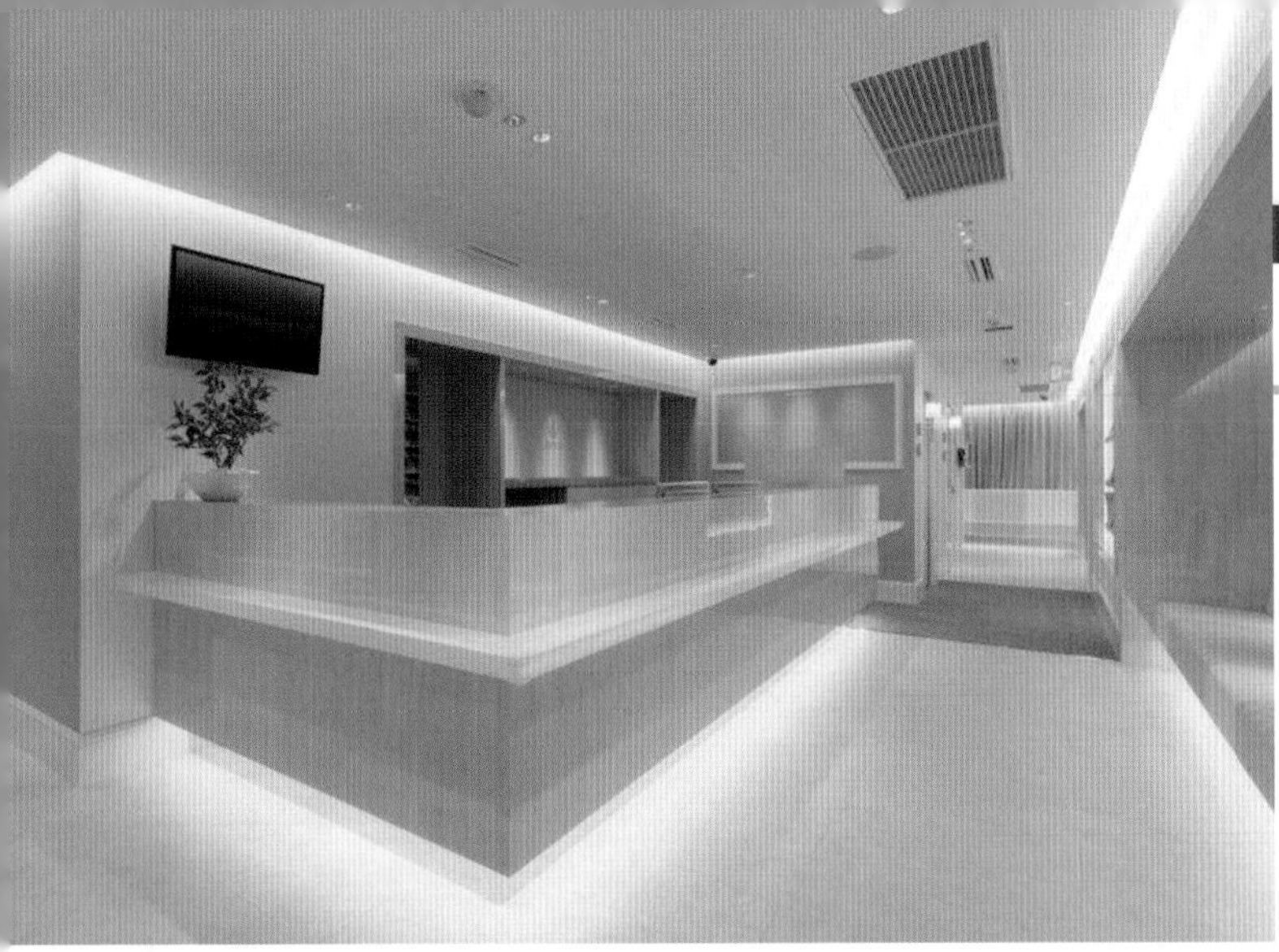

患者様お一人おひとりのお気持ちを大切に納得のいく治療を進めていきます。

不妊・不育の治療をされている患者様の身近な存在として、気軽に活用できるクリニックでありたいというのが、私たちクリニックのモットーです。

不妊治療は、患者様の体調や気持ちにいかに寄り添うかが大切です。治療へのストレスや不安を少しでもとり除いて治療に臨んでいただくため、多くの相談窓口を設けておりますので、どうぞお気軽にご相談下さい。

不妊・不育症の原因は様々あり、複雑です。

患者様のお気持ちを大切に医師・培養士・看護師がチームとなって治療を進めてまいります。

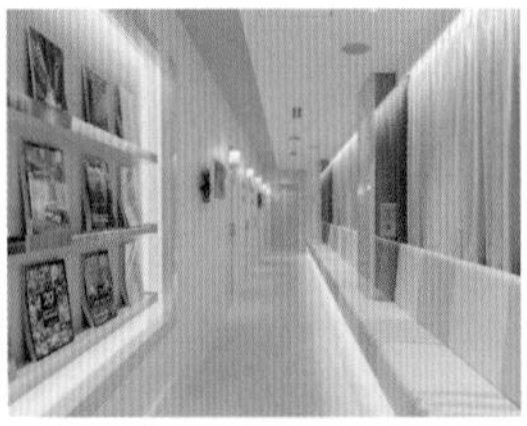

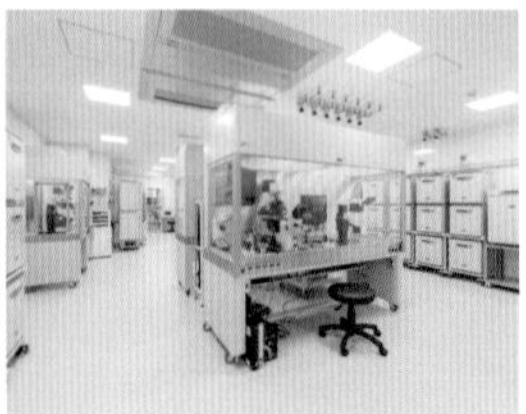

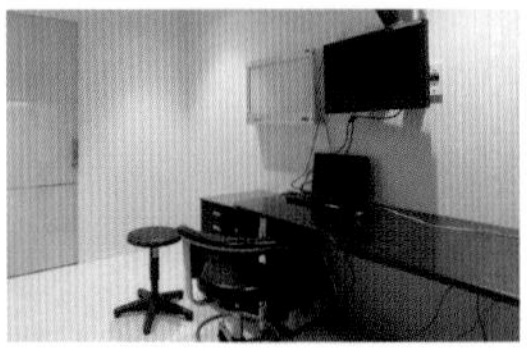

緊急時や入院の必要な方は、近隣の医療機関と提携し、24時間対応にて診療を行っております。また、携帯電話から診察の順番がわかる、受付順番表示システムを導入しております。

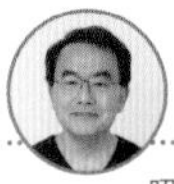

Profile. 小林 淳一 理事長

昭和 56 年慶應義塾大学医学部卒業。慶應義塾大学病院にて習慣流産で学位取得。昭和 62 年済生会神奈川県病院にて、IVF・不育症を専門に外来を行う。平成 9 年新横浜母と子の病院にて、不妊不育 IVF センターを設立。平成 15 年 6 月神奈川レディースクリニックを設立し、同センターを移動する。医学博士。日本産科婦人科学会認定産婦人科専門医。母体保護法指定医。

○ 診療時間 (8:30～12:30、14:00～19:00)

	月	火	水	木	金	土	日
午前	○	○	○	●	○	△	△
午後	○	○	○※	●	○	－	－

△土・日(第2・第4)・祝日の午前は8:30～12:00、午後休診
※水曜午後は14:00～19:30
●木曜、第1・第3・第5日曜の午前は予約制

神奈川県横浜市神奈川区西神奈川1-11-5 ARTVISTA横浜ビル

○ JR東神奈川駅より徒歩5分、京急東神奈川駅より徒歩8分、東急東白楽駅より徒歩7分

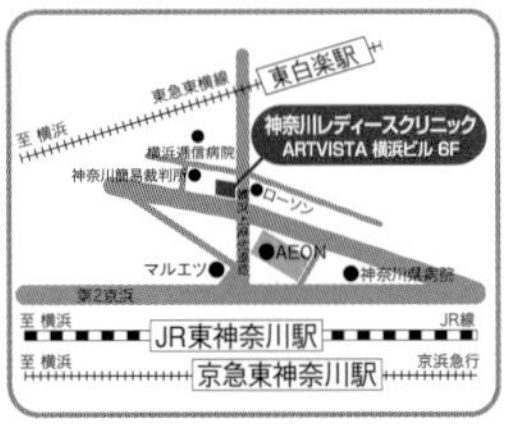

●人工授精 ●体外受精 ●顕微授精 ●凍結保存 ●男性不妊 ●漢方 ●カウンセリング ●食事指導

不妊症・産科・婦人科・小児科・内科　　神奈川県・横浜市

菊名西口医院

TEL. 045-401-6444　URL. https://www.kikuna-nishiguchi-iin.jp

約6割の方が自然妊娠！プラス思考で妊娠に向けてがんばってみませんか？

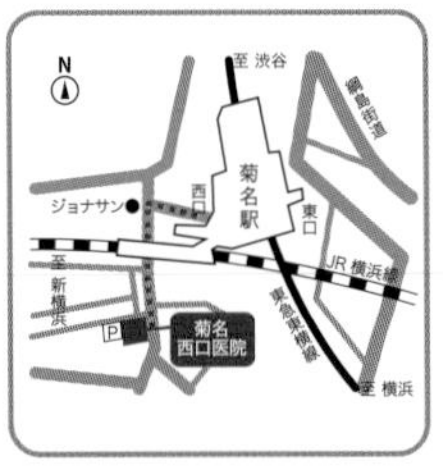

できる限り、自然に近い妊娠につながる不妊治療を心がけ、妊娠後のアフターフォローまで責任を持って診ることが、私たち菊名西口医院のモットーです。

そのため、外来の妊婦さんも約半数は不妊治療を経た妊娠成功者で、小児科の約3割はそのご夫婦のお子さんです。

「妊婦がいる外来は通院したくない」、「子どもがいる外来は通院したくない」というお気持ちは十分に受け止めています。だからこそ、そのご夫婦のように「妊娠できるんだ！」と、妊娠に向けてプラス思考へ切り替えてみませんか。

無理のない範囲で、根気強く。基礎体温をつける気持ちになれないほど落ち込んだら、何カ月でも待ちます。通院をしばらく休んでも良いのですよ。…『待つことも治療』ですから。

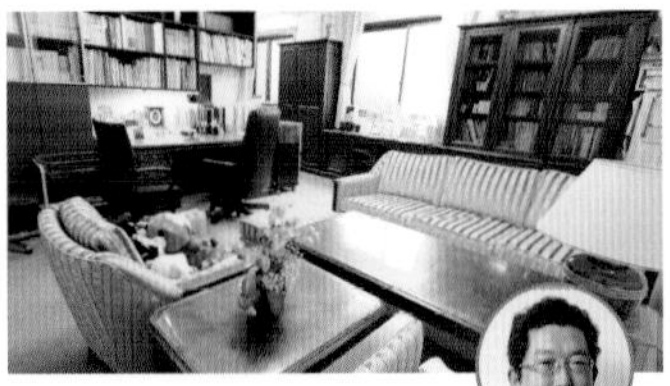

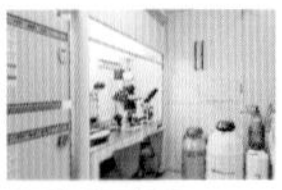

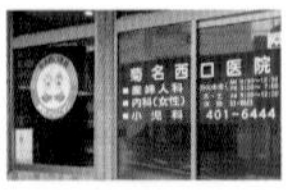

Profile. 石田 徳人 院長

平成2年 金沢医科大学卒業。同年聖マリアンナ医科大学産婦人科入局。平成8年 聖マリアンナ医科大学大学院修了。平成8年 カナダ McGill 大学生殖医学研究室客員講師。平成9年 聖マリアンナ医科大学産婦人科医長。平成13年 菊名西口医院開設。
日本産科婦人科学会認定産婦人科専門医。母体保護法指定医。医学博士。

○ 診療時間 (9:30～12:30、15:30～19:00)

	月	火	水	木	金	土	日
午前	○	○	○	○	○	○	－
午後	○	○	○	－	○	－	－

※木・土曜午後、日曜・祝日は休診。
※土曜午後、日曜・祝日は体外受精や顕微授精など の特殊治療を行う患者さんのみを完全予約制 にて行っています。
※乳房外来、小児予防接種は予約制。

神奈川県横浜市港北区篠原北 1-3-33

○ JR横浜線・東急東横線 菊名駅西口より徒歩1分 医院下に駐車場4台有り。(車でお越しの方は、そ の旨お伝え下さい。)

●人工授精 ●体外受精 ●顕微授精 ●凍結保存 ●男性不妊
●漢方 ●カウンセリング ●食事指導 ●運動指導

不妊症・妊婦健診・婦人科一般・更年期障害・その他　　東京都・豊島区

小川クリニック

TEL. 03-3951-0356　URL. https://www.ogawaclinic.or.jp

希望に沿った治療の提案で、無理のない妊娠計画を実現。

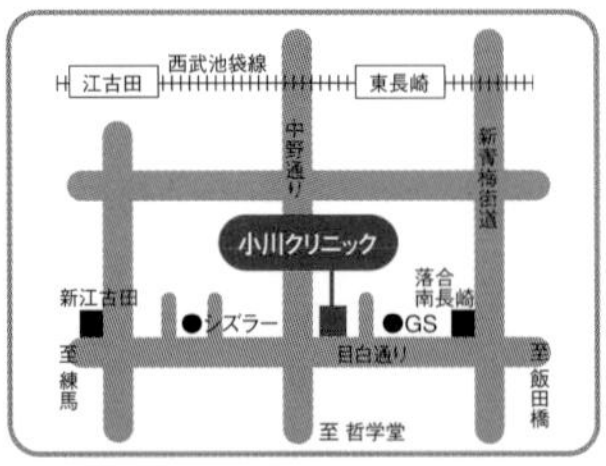

不妊治療の基本は、なるべく自然に近い形で妊娠を叶えることです。やみくもに最新治療の力を借りることは、避けなければなりません。

私たちクリニックでは、まずタイミング法より始め、漢方療法、排卵誘発剤、人工授精など、その人の状態により徐々にステップアップしていきます。

開院以来、高度生殖医療（体外受精、顕微授精など）の治療に到達する前に多くの方々が妊娠されています。

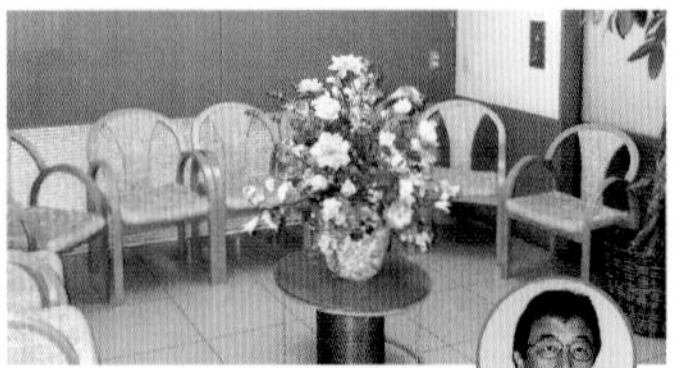

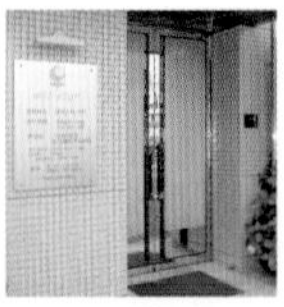

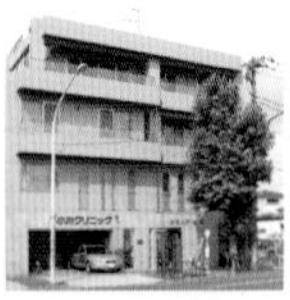

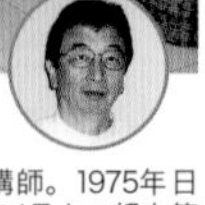

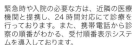

Profile. 小川 隆吉 院長

医学博士。元日本医科大学産婦人科講師。1975年日本医科大学卒業後、医局を経て1995年4月まで都立築地産院産婦人科医長として勤務。1995年6月不妊症を中心とした女性のための総合クリニック、小川クリニックを開院。著書に「不妊の最新治療」「ここが知りたい不妊治療」「更年期を上手に乗り切る本」「30才からの安産」などがある。

○ 診療時間 (9:00～12:00、15:00～18:00)

	月	火	水	木	金	土	日
午前	○	○	○	○	○	○	－
午後	○	○	－	○	○	－	－

※水・土曜の午後、日・祝日は休診。緊急の際は、上記に限らず電話連絡の上対応いたします。

東京都豊島区南長崎 6-7-11

○ 西武池袋線東長崎駅、地下鉄大江戸線落合南長崎駅より徒歩8分

●人工授精 ●男性不妊 ●漢方 ●カウンセリング

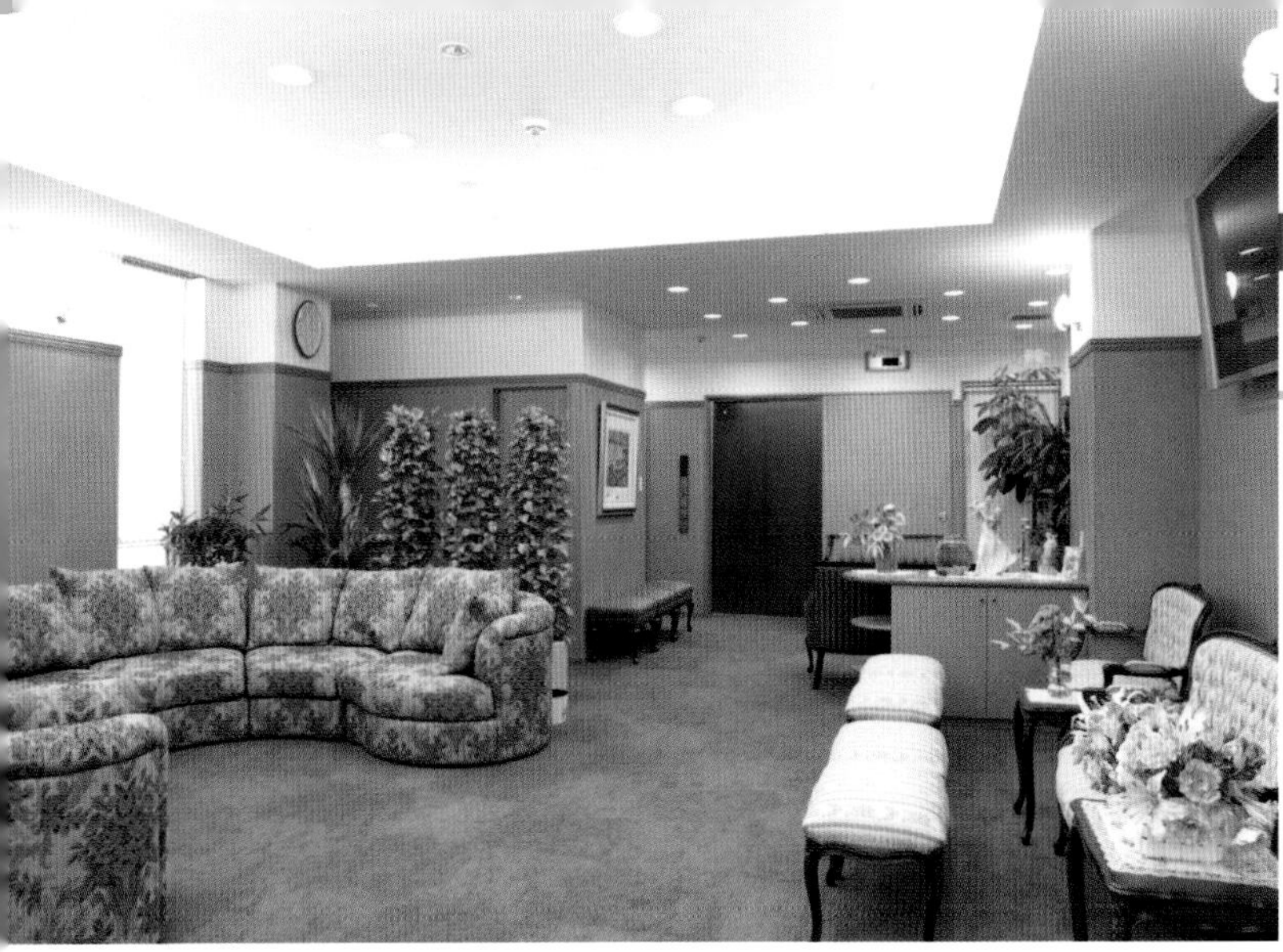

不妊症専門　京都府・京都市

田村秀子婦人科医院

TEL. 075-213-0523 URL. https://www.tamura-hideko.com/

心の持ち方や考え方、生活習慣などを聞き、その人だけのオーダーメイドな治療の提案。

『これから病院に行くんだ』という気持ちでなく、もっとリラックスした気持ちで、たとえばレストランに食事に行く時やウィンドウショッピングの楽しさ、ホテルでお茶をする時の心地良さで来ていただけるような病院を目指しています。

また、不妊症は子どもが欲しくても自分ではどうしようもなく、かつ未体験のストレスとの戦いでもありますから、できればここに来たら、お姫さまのように自分主体でゆとりや自信を持てる雰囲気を作るよう心がけています。

我々は皆様が肩の力を抜いて通院して下さってこそ、治療の最大の効果を発揮できるものと思っております。ですから、そんな雰囲気作りに、これからも力を注いでいきたいと思っています。

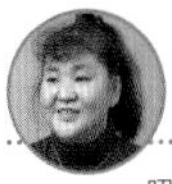

Profile. 田村 秀子 院長

昭和 58 年、京都府立医科大学卒業。平成元年同大学院修了。同年京都第一赤十字病院勤務。平成 3 年、自ら治療し、妊娠 13 週での破水を乗り越えてできた双子の出産を機に義父の経営する田村産婦人科医院に勤務して不妊部門を開設。平成 7 年より京都分院として田村秀子婦人科医院を開設。平成 15 年 8 月、現地に発展移転。現在、自院、田村産婦人科医院、京都第二赤十字病院の 3 施設で不妊外来を担当。専門は生殖内分泌学。医学博士。

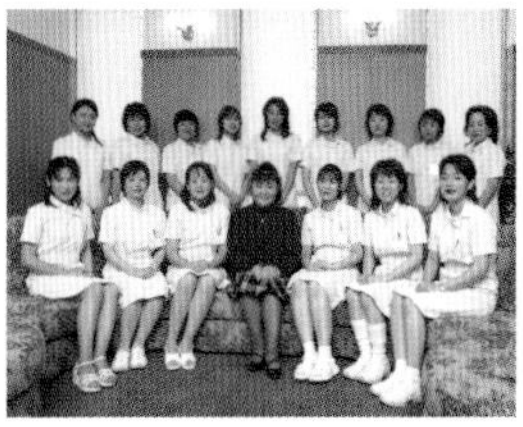

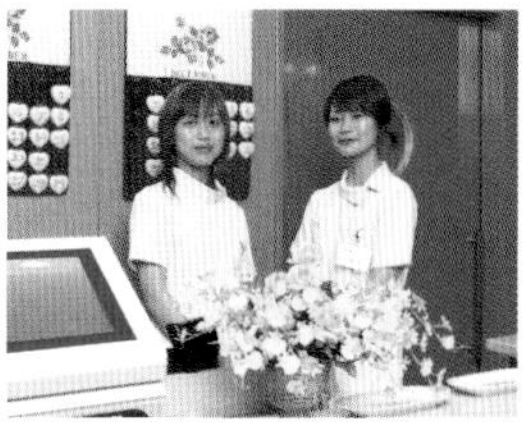

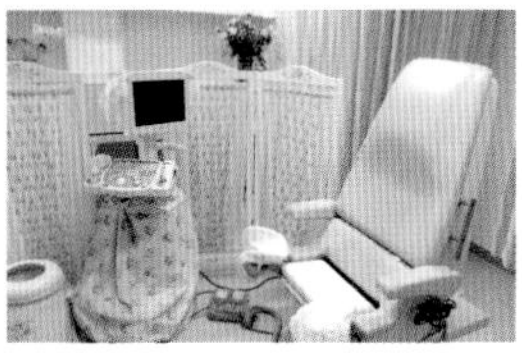

やわらかくあたたかいカラーリング。アロマテラピーによる心地よい香り。さらに、冷たさを感じないようにと医療機器に覆いかけられたクロスなど、院内には細かな配慮がなされている。体外受精のあとに安静室（個室）でもてなされる軽食も好評。

○ 診療時間 (9:30〜12:00、13:00〜19:00)

	月	火	水	木	金	土	日
午前	○	○	○	○	○	○	—
午後	○	○	○	○	○	—	—
夜間	○	○	○	○	○	—	—

午後 13:00〜15:00、夜間 17:00〜19:00
※日・祝祭日休診

京都府京都市中京区御池高倉東入ル御所八幡町 229

○ 市営地下鉄烏丸線 御池駅 1 番出口 徒歩 3 分

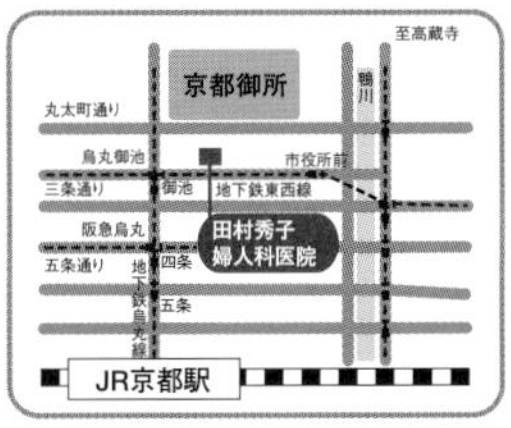

●人工授精 ●体外受精 ●顕微授精 ●凍結保存 ●男性不妊 ●漢方 ●カウンセリング ●女性医師

不妊症・リプロダクションセンター・体外受精ラボラトリー・サージセンター　大阪府・大阪市

オーク住吉産婦人科

TEL. 0120-009-345 URL. https://www.oakclinic-group.com/

高度生殖補助医療の専門クリニック。年中無休の体制で最先端の治療を提供します。

バックアップ体制の整った高度生殖補助医療実施施設です。働きながら不妊治療を受けていただきやすい体制を整えています。

生殖医療に長年携わっている専門医が、患者様お一人おひとりのお話をうかがった上で治療プランをご提案いたします。男性不妊にも対応し、ご夫婦での受診も可能です。

国際水準の培養ラボラトリーには、学会認定の胚培養士が多数在籍し、日々技術の習得や研究にあたっています。

患者様が納得して治療を受けて頂けるようドクター、スタッフが一丸となって治療に取り組んでいます。

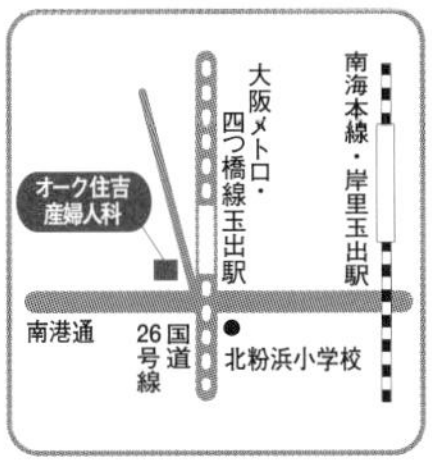

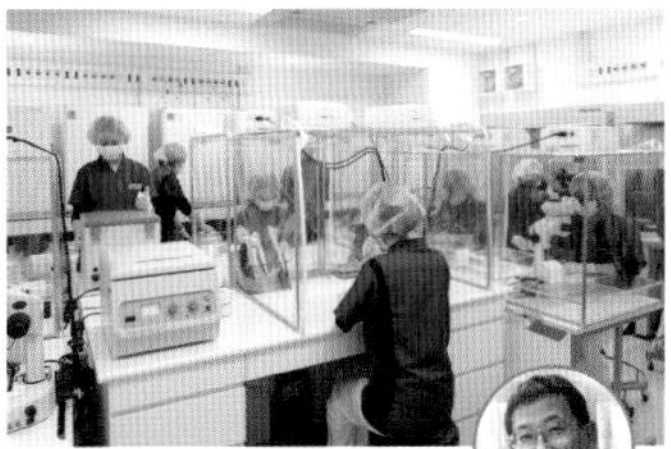

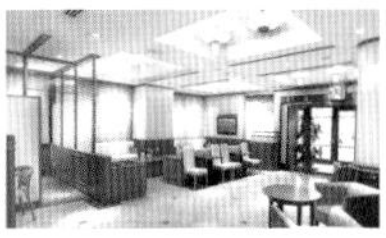

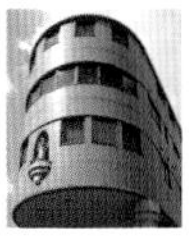

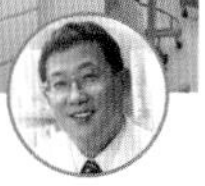

Profile. 多田 佳宏 医師

京都府立医科大学卒業。同大学産婦人科研修医、国立舞鶴病院、京都府立医科大学産婦人科修練医、京都市立病院、松下記念病院などを経て当院へ。女性の不妊治療の診察とともに、男性不妊も担当。医学博士。日本産科婦人科学会認定産婦人科専門医、日本生殖医学会認定生殖医療専門医。

○ 診療時間

	月	火	水	木	金	土	日
午前・午後	○	○	○	○	○	●	—
夜間	○	○	○	○	○	—	—

午前・午後 9:00〜16:30、夜間 17:00〜19:00
● 土は9:00〜16:00

大阪府大阪市西成区玉出西 2-7-9

○ 大阪メトロ四つ橋線玉出駅 5 番出口徒歩 0 分
南海本線岸里玉出駅徒歩 10 分

●人工授精 ●体外受精 ●顕微授精 ●凍結保存 ●男性不妊
●漢方 ●カウンセリング ●女性医師

不妊症・産婦人科　長野県・佐久市

佐久平エンゼルクリニック

TEL. 0267-67-5816 URL. https://www.sakudaira-angel-clinic.jp/

患者様との対話を重視し、患者様の希望や思いに寄り添った生殖医療を提供いたします。

2022年4月以降の生殖医療保険診療化に伴い、当院では従来通り、自由診療による個々の患者様に合わせた最適な治療を提案するオーダーメイド治療と、保険診療の範囲内で治療完結を目指す保険診療の2本立てメニューで治療を提供いたします。

オーダーメイド治療では、個々の患者様の不妊原因や体の状態、仕事と治療の両立を最大限に考慮し、最適な治療を提案いたします。そして最短の治療期間で結果を出して、生まれてくるお子様と過ごす時間を長く有意義にしていただくことを目標とします。

一方、低コストでの治療を希望される方には、保険診療を選択いただけます。どちらもご希望の治療が提案できますよう努めて参ります。

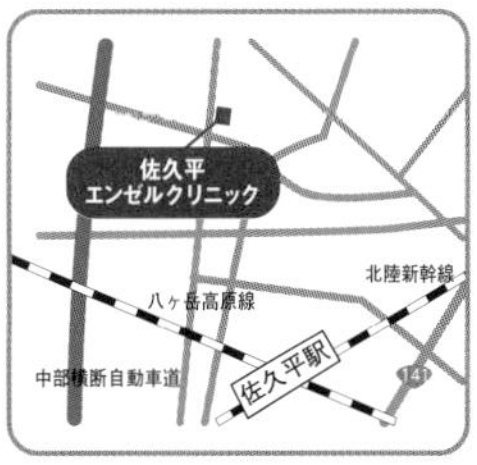

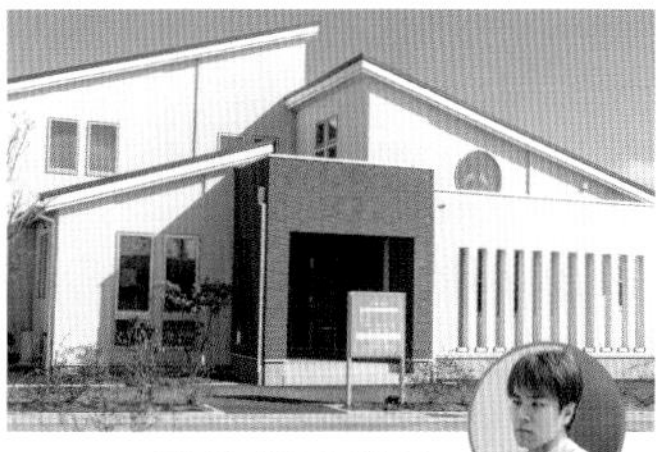

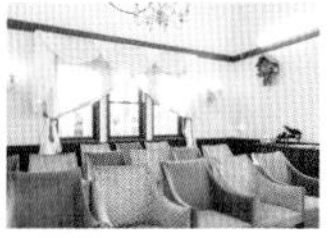

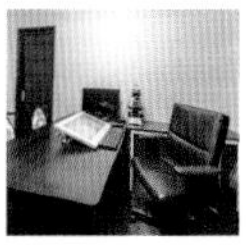

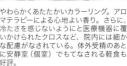

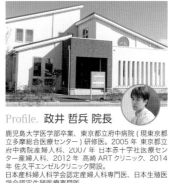

Profile. 政井 哲兵 院長

鹿児島大学医学部卒業、東京都立府中病院 (現東京都立多摩総合医療センター) 研修医。2005 年 東京都立府中病院産婦人科、2007 年 日本赤十字社医療センター産婦人科、2012 年 高崎 ART クリニック、2014 年 佐久平エンゼルクリニック開設。
日本産科婦人科学会認定産婦人科専門医、日本生殖医学会認定生殖医療専門医。

○ 診療時間 (8:30〜12:00、14:00〜17:00)

	月	火	水	木	金	土	日
午前	○	○	○	○	○	○	△
午後	○	○	—	○	○	—	—

※最終受付は16:30。※水曜、土曜の午後、日曜は休診。△医師が必要と判断した場合は診察、採卵等の処置を行います。※体外受精説明会は、WEB配信方式としております。

長野県佐久市長土呂1210-1

○ 佐久北IC・佐久ICより車で約5分
JR佐久平駅より徒歩約10分

●人工授精 ●体外受精 ●顕微授精 ●凍結保存
●男性不妊 ●漢方 ●カウンセリング

インターネットでも、不妊治療の
幅広い情報を提供しています。

不妊治療情報センター・FUNIN.INFO

https://www.funin.info

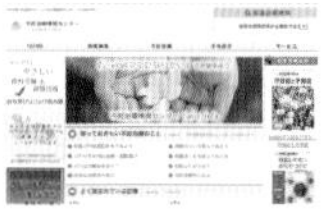

全国の不妊治療施設を紹介する不妊治療情報センター・funin.info です。コンテンツは、不妊治療に絡んだ病院情報がメインです。

全国体外受精実施施設完全ガイド

https://www.quality-art.jp

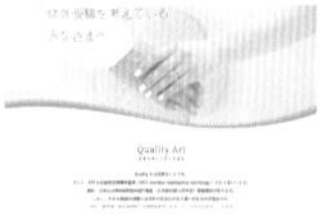

体外受精の質を追求するクリニックの情報を多項目から公開するとともに、全国の体外受精実施施設を紹介しています。

不妊治療の先生に聞いてみた!

https://funin.clinic/

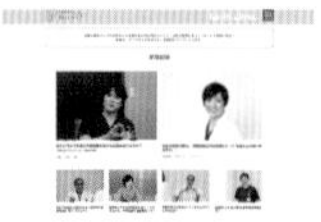

治療に臨むカップルが赤ちゃんを授かるために聞きたいこと、心配や疑問に思っていることを医師に取材！
記事は、テーマごとに分けられ、定期的にアップしています。

不妊症・体外受精・顕微授精　**大阪府・大阪市**

オーク梅田レディースクリニック

TEL. 0120-009-345　URL. https://www.oakclinic-group.com/

患者様の妊娠に向けた診療に、不妊治療の専門院として全力で取り組んでいます。

多数のオリジナル・メソッドを含む検査と治療をメニューに用意しています。

国際水準の培養ラボラトリーを備えた高度生殖補助医療実施施設です。体外受精は患者様のお話をうかがい、お一人おひとりに合わせたプランをご提案しています。移転に伴いオペ室、培養室を完備しました。これまで本院で実施していた採卵や移植等も、本院と同様に梅田院でも実施可能になりました。

患者様とともに、妊娠という目標に向かって治療を進めて参ります。

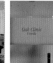

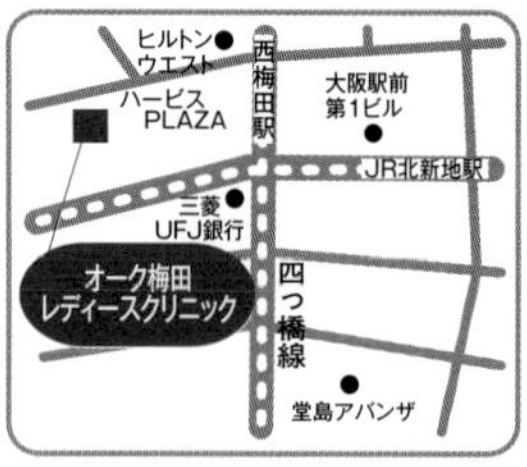

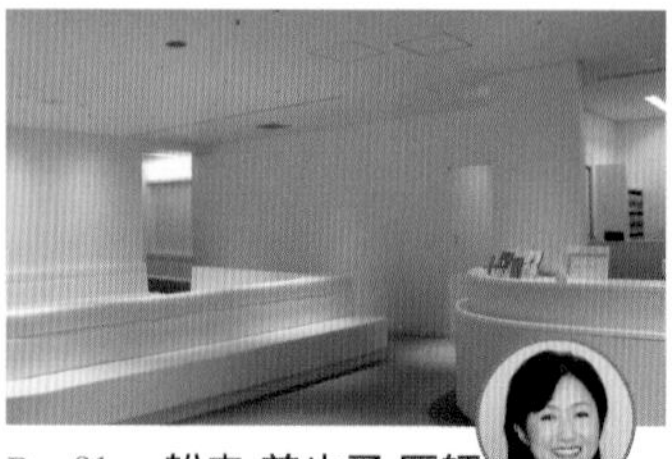

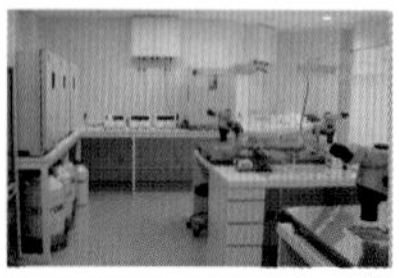

Profile. **船曳 美也子 医師**

神戸大学文学部心理学科、兵庫医科大学卒業
兵庫医科大学、西宮中央市民病院、パルモア病院を経て当院へ。エジンバラ大学で未熟卵の培養法などを学んだ技術と自らの不妊体験を生かし、当院・オーク住吉産婦人科で活躍する医師。日本産科婦人科学会認定産婦人科専門医、日本生殖医学会認定生殖医療専門医。

○ 診療時間

	月	火	水	木	金	土	日
午前	○	○	○	○	○	○	○
午後	○	○	○	○	○	●	△
夜間	○	○	○	○	○	ー	ー

午前 09:00 ～ 13:00、午後 14:00 ～ 16:30
夜間 17:00 ～ 19:00
● 土は 14:00 ～ 16:00、△ 日・祝日は 14:00 ～ 15:00
大阪府大阪市北区梅田 2-5-25 ハービス PLAZA 3F
○大阪メトロ四つ橋線西梅田駅、JR 東西線北新地駅　C60 出口すぐ。JR 大阪駅より徒歩 7 分

●人工授精 ●体外受精 ●顕微授精 ●凍結保存 ●男性不妊
●漢方 ●カウンセリング ●女性医師

体外受精を考えているみなさまへ

Quality Art

www.quality-art.jp

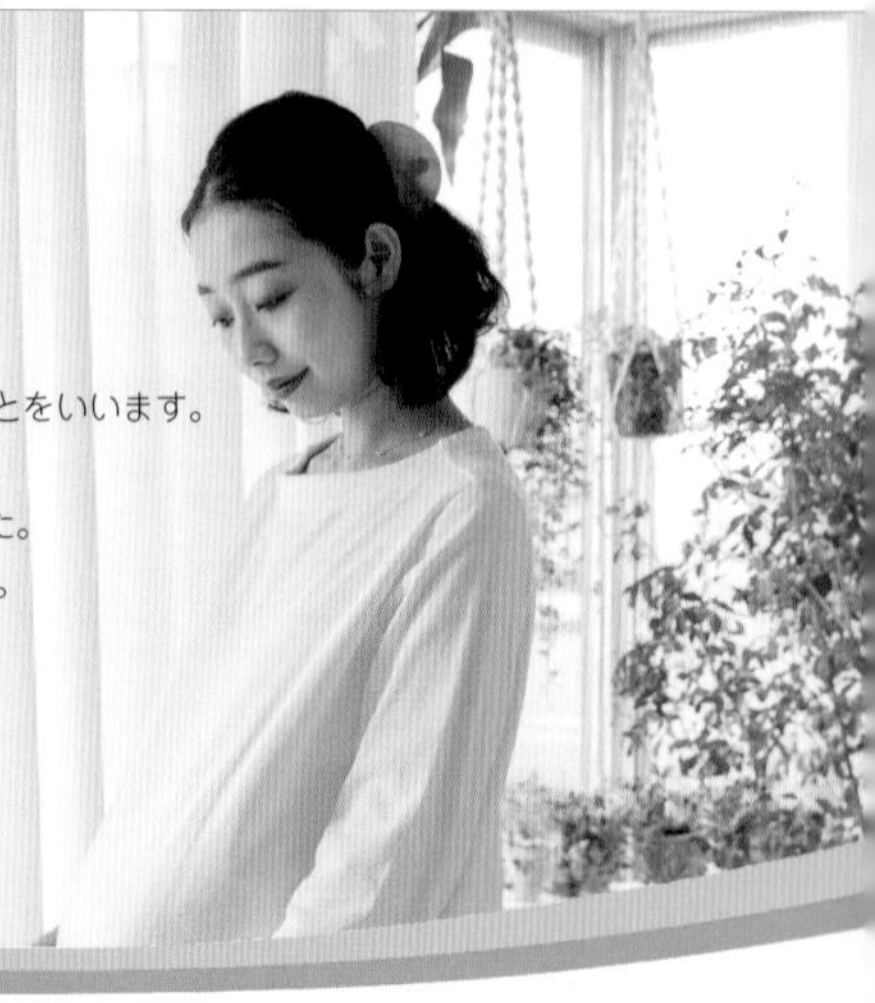

Quality とは品質のことです。

そして、ART とは高度生殖補助医療（ART: assisted reproductive technology ）のことをいいます。

現在、日本には約 600 件ほどの ART 施設（日本産科婦人科学会登録施設）があります。

保険診療が始まって、どの ART 施設でも同じ治療を受けることができるようになりました。

自由診療との違いはあるのでしょうか？ 自由診療の頃の ART の流れがわかるサイトです。

あなたの受けようとしている治療が満足なものでありますように

contents

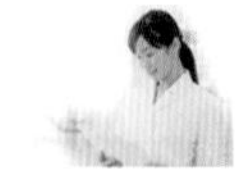
治療をはじめるとき

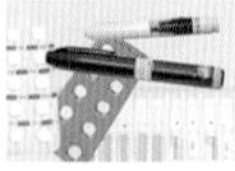
誘発方法と使用薬剤

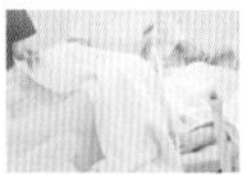
採卵について

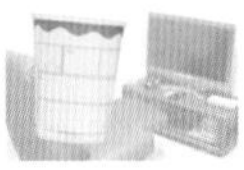
採精について

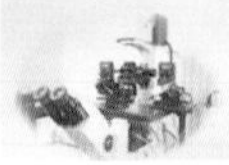
培養と培養室

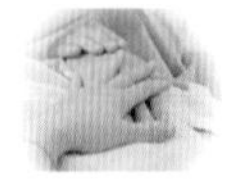
胚移植について

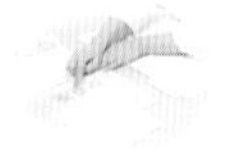
胚移植後の管理

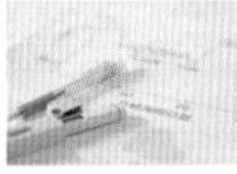
妊娠判定について

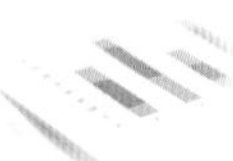
実施数について

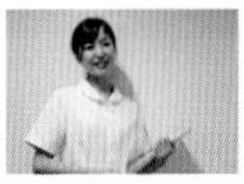
スタッフについて

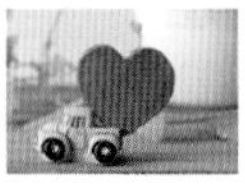
治療施設の思い

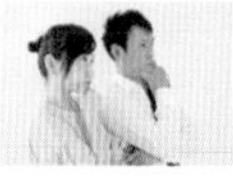
体外受精の未来

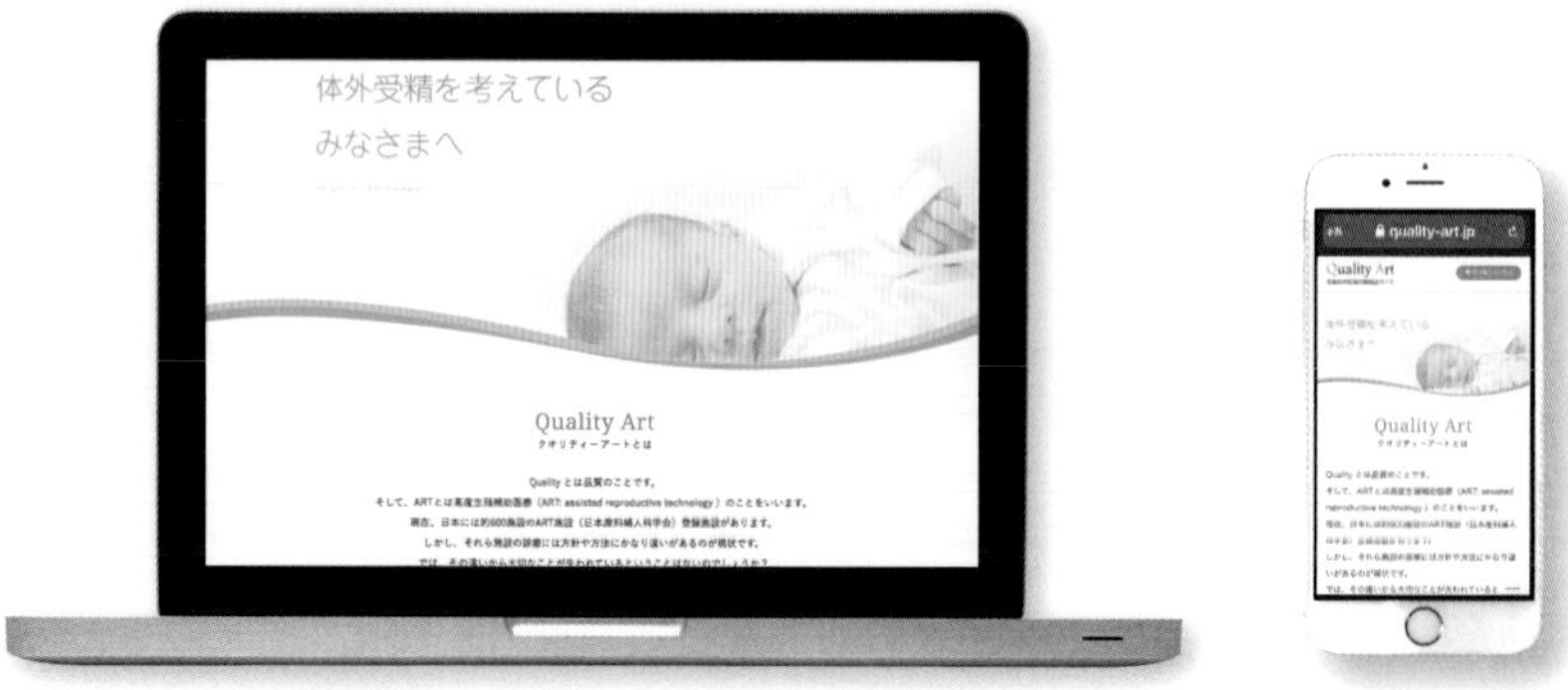

保険診療にお任せの不妊治療でなく、
体外受精のこともよく知って治療に臨むことをオススメします！
きっと、納得の診療を受けることができるでしょう。

治療前にぜひ知っておきたい！

風しん抗体、持ってる？

風しん

風しんウイルスに感染することで起こる、発疹性感染症です。主な症状は、発熱や発疹、リンパ節の腫れなどですが、不顕性の感染症状（病原体の感染を受けたにもかかわらず、感染症状のない状態）から、重篤な合併症まで幅広くあります。

なかでも、もっとも重篤なのが先天性風疹症候群です。

風しんワクチン接種をススメる理由

妊娠初期に風しんにかかると流産する確率が高くなります。また、生まれてくる子どもが先天性風しん症候群（ＣＲＳ）を発症する可能性も高まることが知られています。

ＷＨＯによると、妊娠初期の女性が風しんにかかると90％の確率で胎児も感染し、中には胎児死亡を引き起こすケースもあると発表しています（WHO Fact sheets<Rubella>より）。

先天性風しん症候群の３大症状は、先天性心疾患、難聴、白内障で、このうち先天性心疾患と白内障は、妊娠３カ月（８～11週）以内の母親が感染することで発生するとされています。しかし、難聴は妊娠６カ月（23週～）で感染した場合にも起こり、耳元で大きな声で話しかけられないと聞こえないレベルの症状も少なくないようです。これら３大症状以外、網膜症、肝脾腫、血小板減少、糖尿病、発育遅滞、精神発達遅滞、小眼球などの症状が知られていて、こうした先天性風しん症候群を予防するのが風しんワクチンです。

風しんワクチンの接種状況は、生まれた年によって違いがあります。確認には、ご自身の母子手帳が必要です。そこに2回接種の記録がない場合や、母子手帳が見つからない場合には接種してないものと考えましょう。

ワクチン接種がなくても、過去に風しんにかかったことがある場合には、免疫を持っている可能性も高いのですが、それが確実でない場合も合わせて、風しん抗体検査をしましょう。抗体検査は、医療機関でも受けられますが、自治体によっては妊活期のカップルを対象に、無料で受けられることもありますので、住民票のある自治体ホームページなどで確認してみると良いでしょう。

風しんワクチン接種はみんなで

また、妊活している夫婦だけでなく、同居している親や兄弟などについても抗体検査とワクチン接種をオススメします。

なぜなら、同居家族の中に接種していない人、接種回数が不足している人、接種したかどうかがわからない人、風しんにかかったことがない人がいれば、風しんウイルスへの感染の可能性があり、それを妊娠中のママにうつす可能性があるからです。早めにワクチン接種をして、家族で生まれてくる赤ちゃんを先天性風しん症候群から守りましょう。

風しんのワクチン接種を受けるには？

不妊治療中の女性は、通院中の病院やクリニックで、パートナーや同居家族は、抗体検査を受けた医療機関でワクチン接種を受けることができます。ただし、接種後、抗体ができるまでに２～３週間かかり、夫婦は少なくとも２ヵ月間は避妊が必要で、不妊治療も休むことになります。

また、ワクチン接種後に妊娠がわかった場合でも、人工中絶を考慮する必要はないと考えられています。

小児がワクチン接種を受ける場合は、風しん単独ではなく、ＭＲという麻しん（はしか）との混合ワクチンを接種することが主流です。

麻しんは、風しんよりも感染力が強く、免疫のない人が感染するとほぼ 100％発症しますが、一度発症すると、一生免疫が持続するともいわれています。妊娠期に麻しんにかかると流産や早産を起こす可能性もあるため、産婦人科でも麻しん、風しん混合ワクチンのＭＲを接種することが多いようです。

参考として、抗体検査の結果、抗体価が８倍未満であれば陰性となり、風しんワクチンの接種が必要です。８倍、16 倍は不十分のためワクチン接種を検討し、32 倍以上なら免疫があり接種は不要、256 倍の場合は、最近、感染した可能性があります。症状がでなかった場合では不顕性感染が考えられ、周囲に風しんにかかった人がいないか確認しましょう。

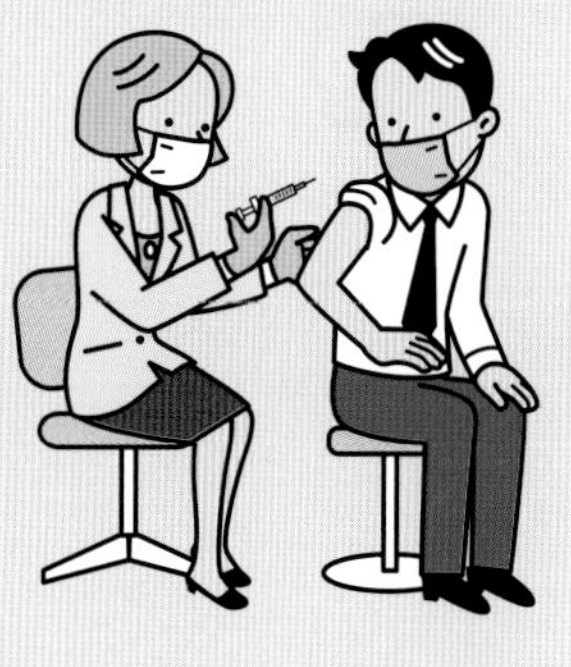

ママなり

応援レシピ

recipe

Summer 2023

― 血流改善をめざそう！―

肌がくすんで見える、顔色が良くない、手足の冷えが強い、疲労感が抜けない、肩こりが強い、などの症状はありませんか？もしかしたら血流が滞っていて、体の隅々に必要な酸素や栄養を十分に届けられず、また老廃物を上手に回収できていないのかもしれません。今回は血流を良くするレシピです。

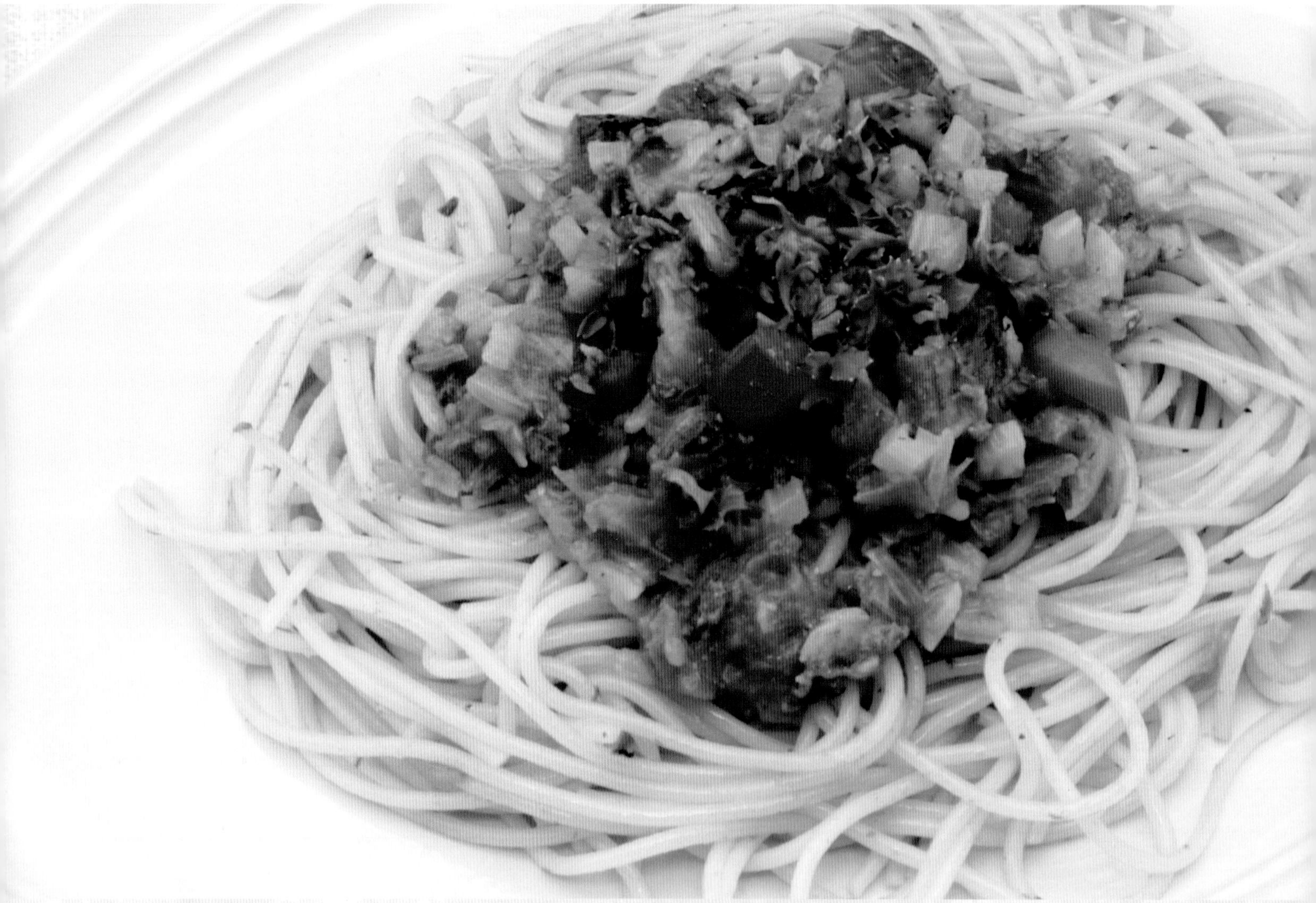

recipe 01：いわしのラグーパスタ

材料［2人分］

いわし水煮缶……1缶
玉ねぎ みじん切り……50g
セロリみじん切り……40g
にんにくみじん切り……1/2片
オリーブオイル……大さじ1

パスタ……120g

A
カットトマトorトマト……150g
ローリエ……1/2枚
オレガノ……少々
砂糖……小さじ1/2
塩……少々

パセリみじん切り……少々

作り方

1. フライパンにオリーブオイル、にんにくを入れ中火で熱し、玉ねぎ、セロリを炒める。野菜がしんなりしたらいわし缶を汁ごと入れてAを加える。ときどき混ぜながらほとんど汁気がなくなるまで煮る。
2. パスタは茹でて湯を切り、1と和えてパセリを散らす。

recipe 03：玉ねぎとじゃがいもの冷製スープ

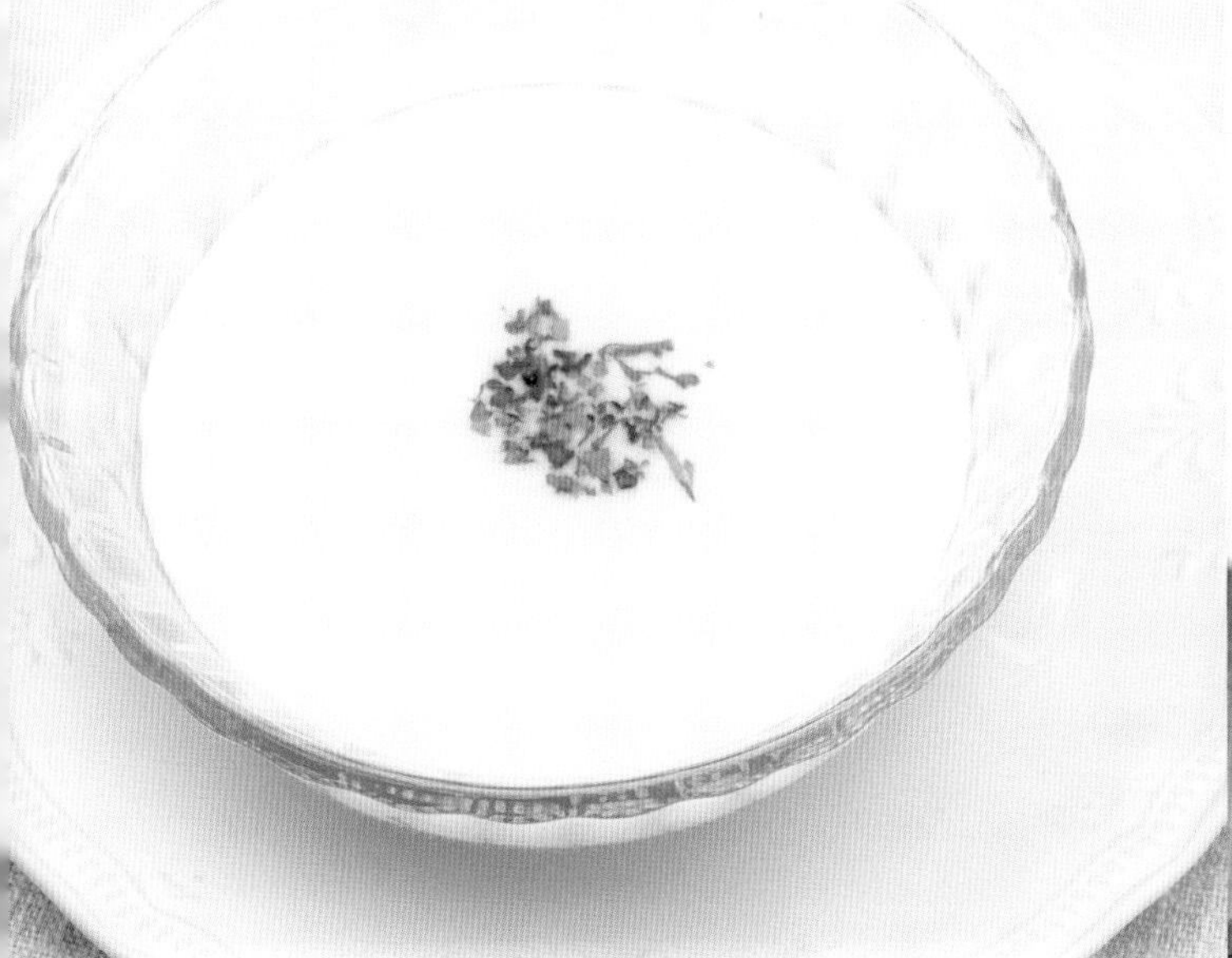

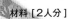

材料［2人分］

- 玉ねぎ……………………200g
- じゃがいも…………………40g
- サラダ油……………小さじ1
- 塩………………小さじ6分の1
- 水 ……………………… 300
- コンソメ……………………1g
- 牛乳 ……………………200g
- パセリ……………………適量

作り方

1. 玉ねぎはごく薄い薄切り、じゃがいもは薄切りにして水にさらす。
2. フライパンに油を入れ、玉ねぎを炒める。塩を振り、甘みが出るまでじっくり炒める。
3. 分量の水を加え、じゃがいもを加え、1/3になるまで煮る。
4. ミキサーやブレンダーで攪拌し、牛乳を加えてさらに攪拌する。
5. 冷蔵庫で冷やす。食べる時パセリを振る。

recipe 02：丸ごと玉ねぎスープ

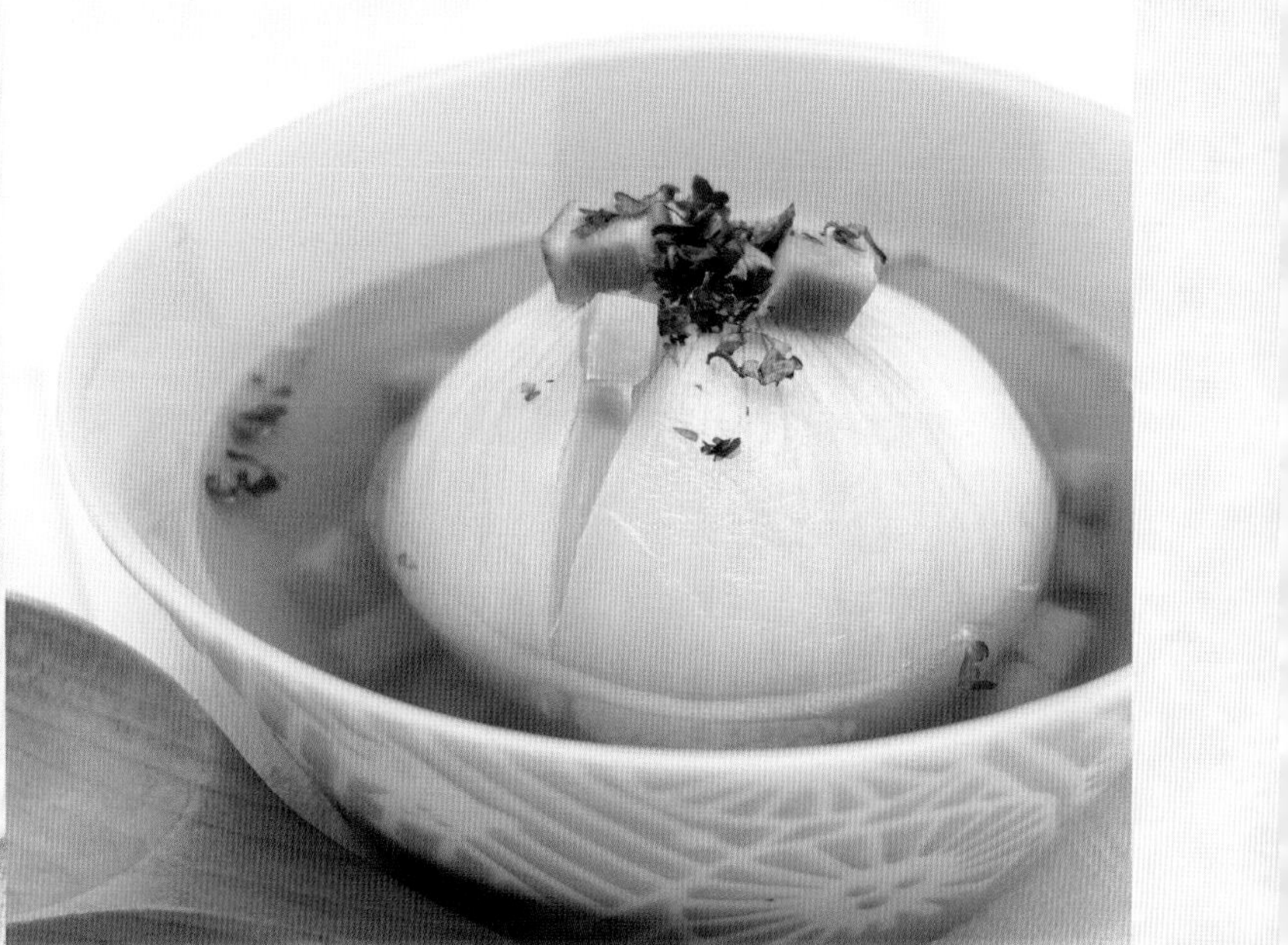

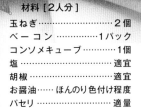

材料［2人分］

- 玉ねぎ………………………2個
- ベーコン …………1パック
- コンソメキューブ…………1個
- 塩 ……………………………適宜
- 胡椒 …………………………適宜
- お醤油……ほんのり色付け程度
- パセリ ………………………適量

作り方

1. 皮を剥いた玉ねぎに十字の切り込みを入れ、ラップに包み、600wで3分加熱する。
ベーコンは1㎝幅に切っておく。
2. 鍋に少しサラダ油（分量外）を入れ、ベーコンを中火よりやや弱い火でじっくり炒めて油を出す。そこに水を400gとコンソメを入れ温める。
3. スープが煮立つ前に玉ねぎを加え、煮立たせる。
4. 煮立ったら味を見て塩コショウ醤油で味を整える。
ベーコンから塩気が出ているので必要に応じて加える。
5. お皿に盛り付け、パセリを振って完成。

recipe 04：トマト納豆

材料［2人分］

- 納豆 ……………………………2パック
- トマト …………………………………1個
- すりごま ……………………………10g
- 付属のタレ
- しそ ………………………………… 2枚

作り方

1. トマトはダイスカット、しそはクルクル丸めて千切りにする。
2. 納豆に付属のタレを入れて混ぜておく。
3. 納豆にトマトとしそを入れて混ぜる。
4. 味が薄かったら白だしや青じそドレッシングなど好きなのもので調整する。

さっぱりしてて美味しいです。
ダイスカットしたベビーチーズを
足しても美味しいです。

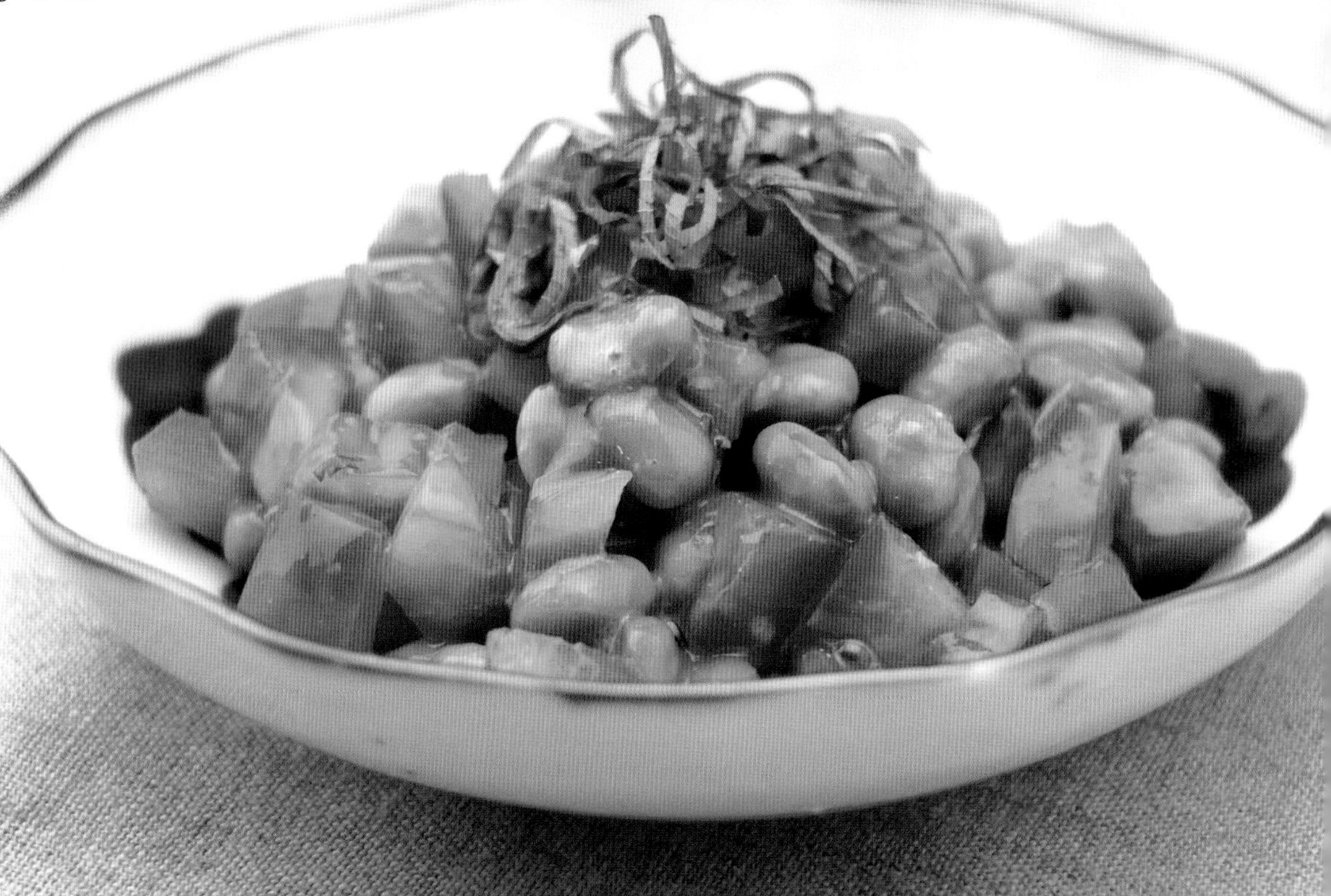

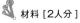

recipe

05：いわしと大根の炊き込みご飯

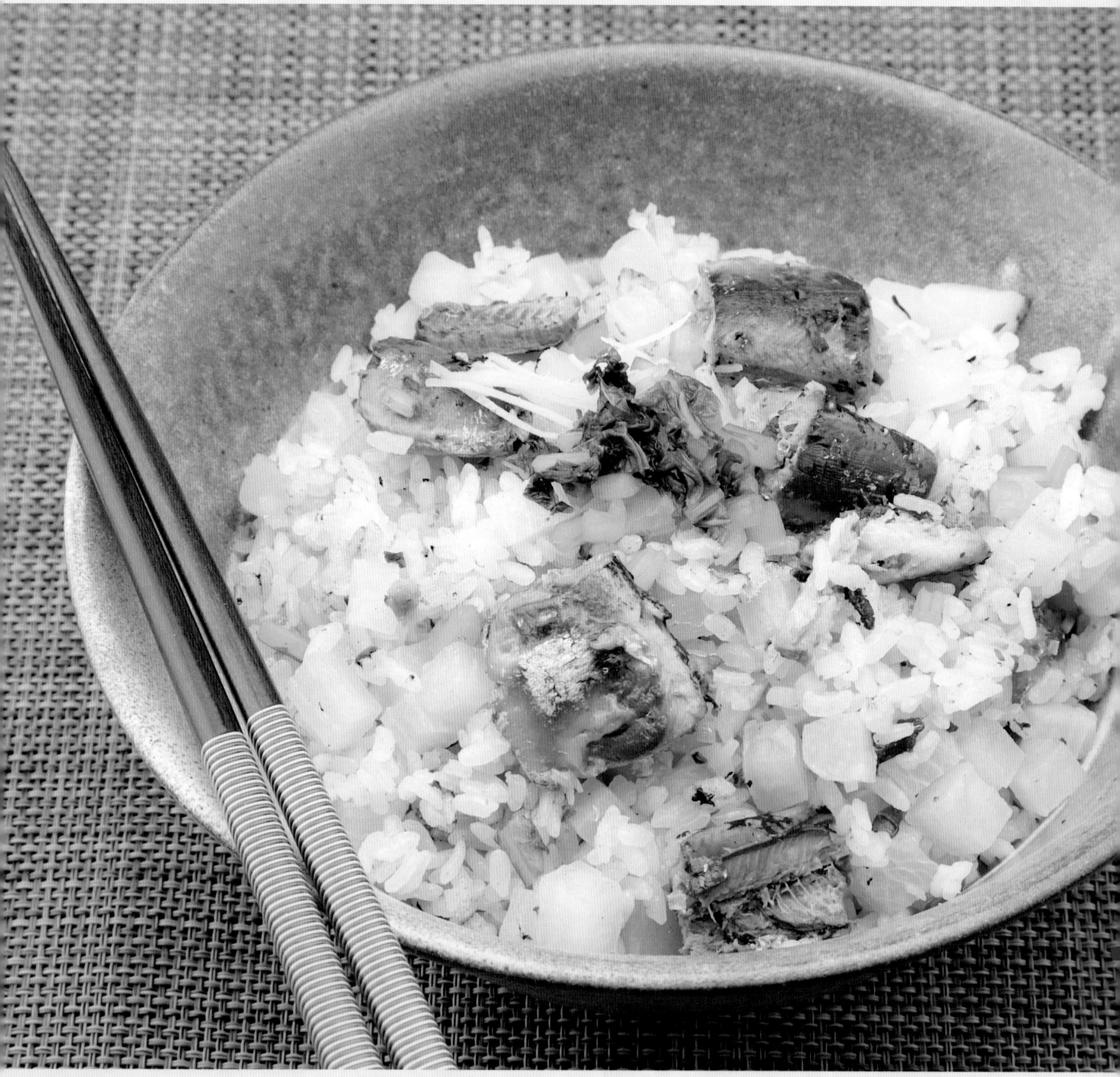

材料［2人分］

いわし水煮缶 …… 1缶
米 …… 1合
大根 …… 200g
みじん切り生姜 …… 大さじ1
塩 …… 少々
酒 …… 大さじ1
昆布 …… 3cm角1枚
大根葉 …… お好み

作り方

1. 洗米し、ザルにあげておく。大根は1センチ角に切る。
2. 大根葉は細かく刻み、塩ゆでか塩もみする(シャキシャキが好きなら塩もみしてよく絞る)。
3. 炊飯器にイワシ缶汁、塩、酒を入れ1合の目盛りまで水を入れよく混ぜる。表面を平らにならしたら昆布、大根、いわし、生姜の順に乗せて炊く。
4. 炊き上がったら大根葉を加えて全体を混ぜる。

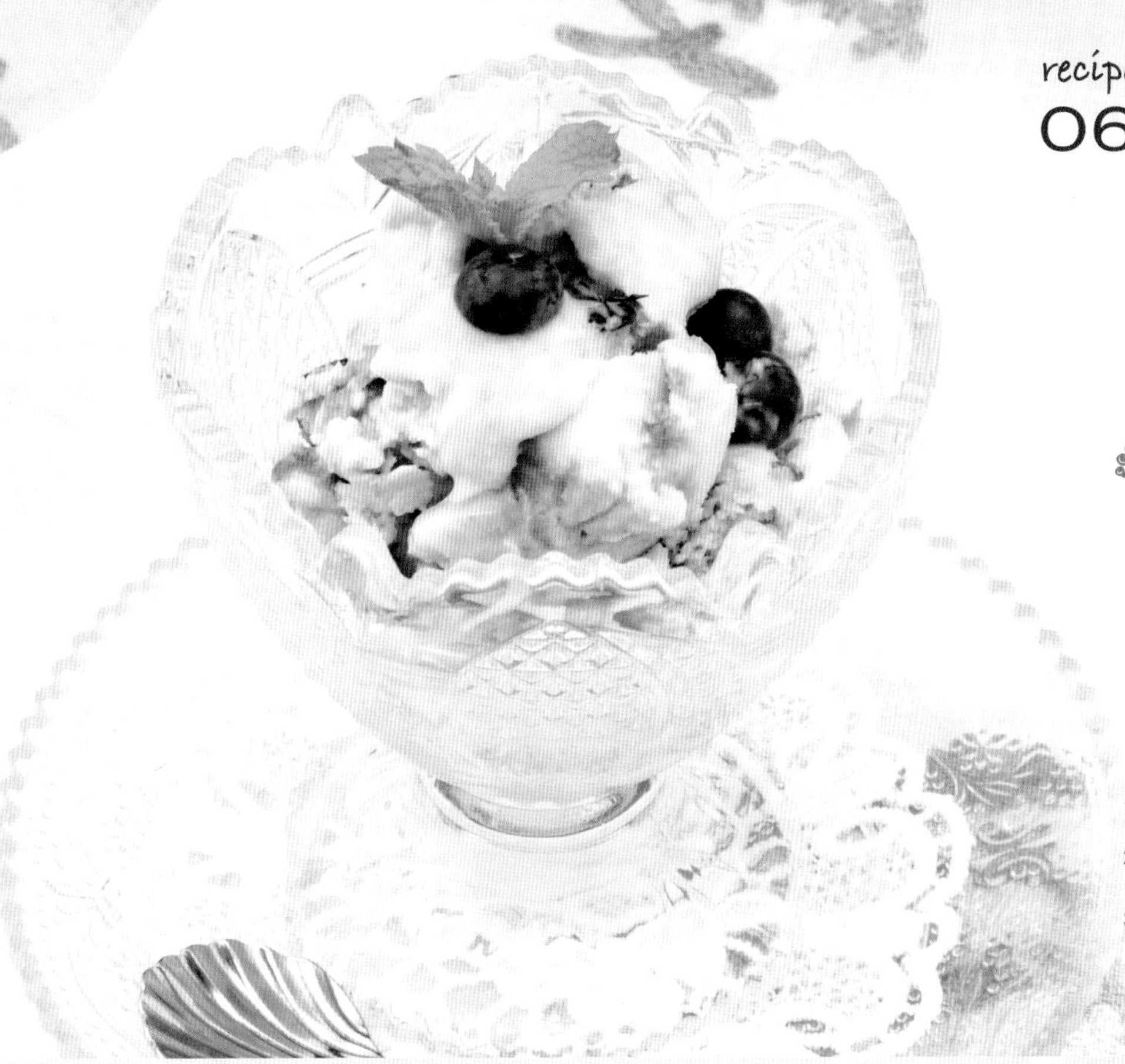

recipe
06：りんご酢フローズンヨーグルト

材料［2人分］

プレーンヨーグルト……………………………400g
豆乳 ……………………………………………100g
はちみつ…………………………………………大さじ2

A
りんご酢 ………………………………………大さじ2
ブルーベリー …………………………………30g
グラニュー糖……………………………………大さじ2

作り方

1. ヨーグルトは1晩水切りをしておく（容量が半分になります）。
2. 耐熱容器にAを入れ、ラップをして600wで1分半加熱し、よく混ぜる。
3 保存容器に水切りヨーグルト、豆乳、はちみつ、2を入れてよく混ぜ合わせ、冷凍庫へ。
少し固まりかけた2～3時間後に再びかき混ぜ、よく冷やす。

食べるもので血流アップ！

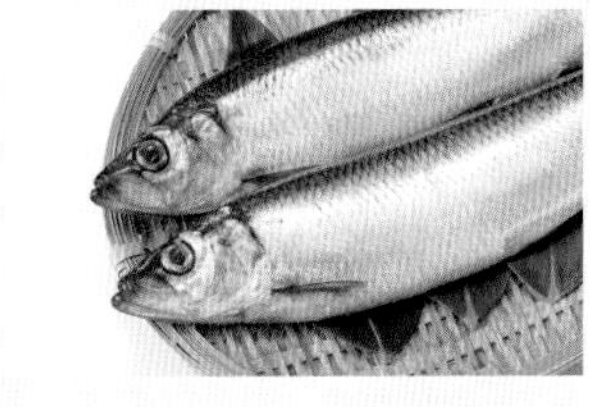

青魚（いわし､さば､さんまなど）

EPA、DHAがたくさん含まれており、血液中の中性脂肪値やコレステロール値を低下させて血流を抑止、動脈硬化の予防に役立ちます。また、余分な塩分を体外に排出するカリウム、コレステロール値や血糖値の低下などに有効なタウリンも含まれています。調理に酢を使うと、魚に含まれるカルシウムがより吸収されやすくなります。

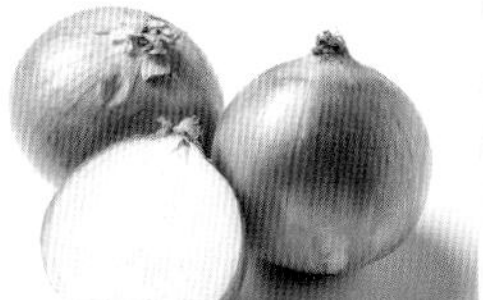

玉ねぎ

玉ねぎに含まれるアリシンは、ビタミンB1の吸収を助け、新陳代謝を良くする効果がある他に、血液のかたまりを溶かす、血液中の脂質を減らす、血栓予防などの効果があります。スライスしてそのまま空気に15分ほどさらすことでさらに効果が高まります。アリシンは、加熱や長く水にさらすことで効果が薄れますが、加熱することで甘みが増します。

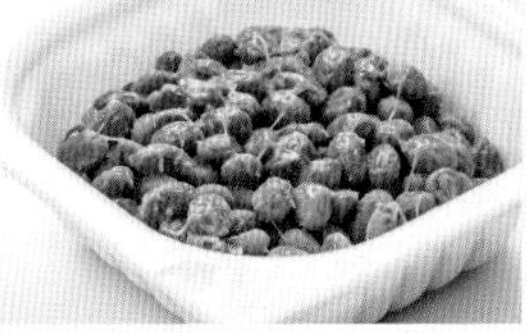

納豆

納豆にはタンパク質、リノール酸、ビタミンEなどが含まれますが、納豆にしかない酵素のナットウキナーゼは、血栓を溶かし、血液をサラサラにしてくれます。リノール酸は血液をサラサラにし、ビタミンEは細胞の老化を防ぐ働きがあることから、血管を若々しく保つことができると言われています。ナットウキナーゼは、熱を加えると活動を停止してしまうので、調理は素早く、もしくはそのままで。

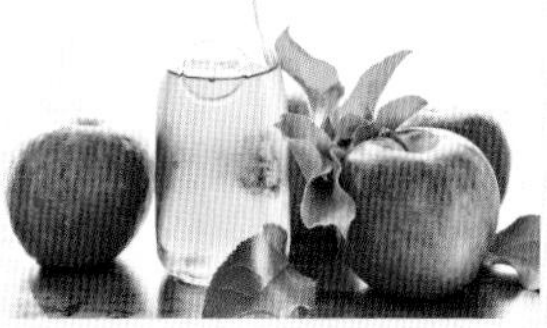

リンゴ酢

リンゴ酢は一般的な食酢の1種で、リンゴ果汁を発酵させて作った醸造酢です。お酢に含まれる酢酸には血糖値の上昇を緩やかにしたり、内臓脂肪を減少させるなどの効果が、また、リンゴに含まれるリンゴポリフェノールは、活性酸素を除去する働きがあるため、血流を改善させたり、美白効果が期待できます。水などで希釈して飲んだり、ドレッシングにしたりします。

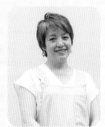

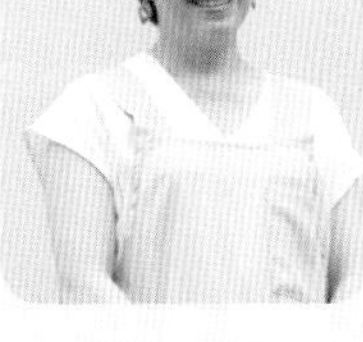

Profile

栄養士＆食育インストラクター
眞部やよいさん

栄養士として高齢者施設や大学病院などで勤務。

不妊治療に専念するために退職してからは、家族の健康と妊娠しやすいからだづくり＆妊娠に不足しがちな栄養素（私は、特にビタミンDでした！）を考えながら、日々レシピを考案しました。

栄養はできるだけ食品から摂取すること、1日1万歩目標に歩き始めてからは卵子の質も良くなったように思ってます。

不妊治療4年目にして、待望の妊娠！

栄養士として、また赤ちゃんを願う未来のママたちを想って、妊活応援レシピをお届けします。

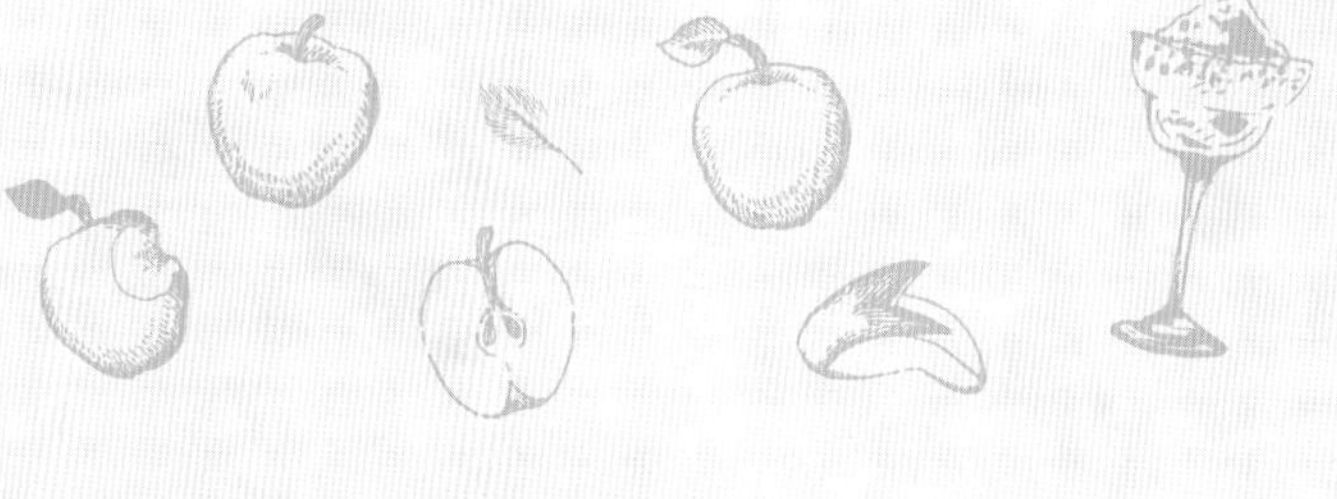

連載第２回
私の疑問と心配
妊活と不妊治療のアレとコレ

着床と妊娠って違うの？

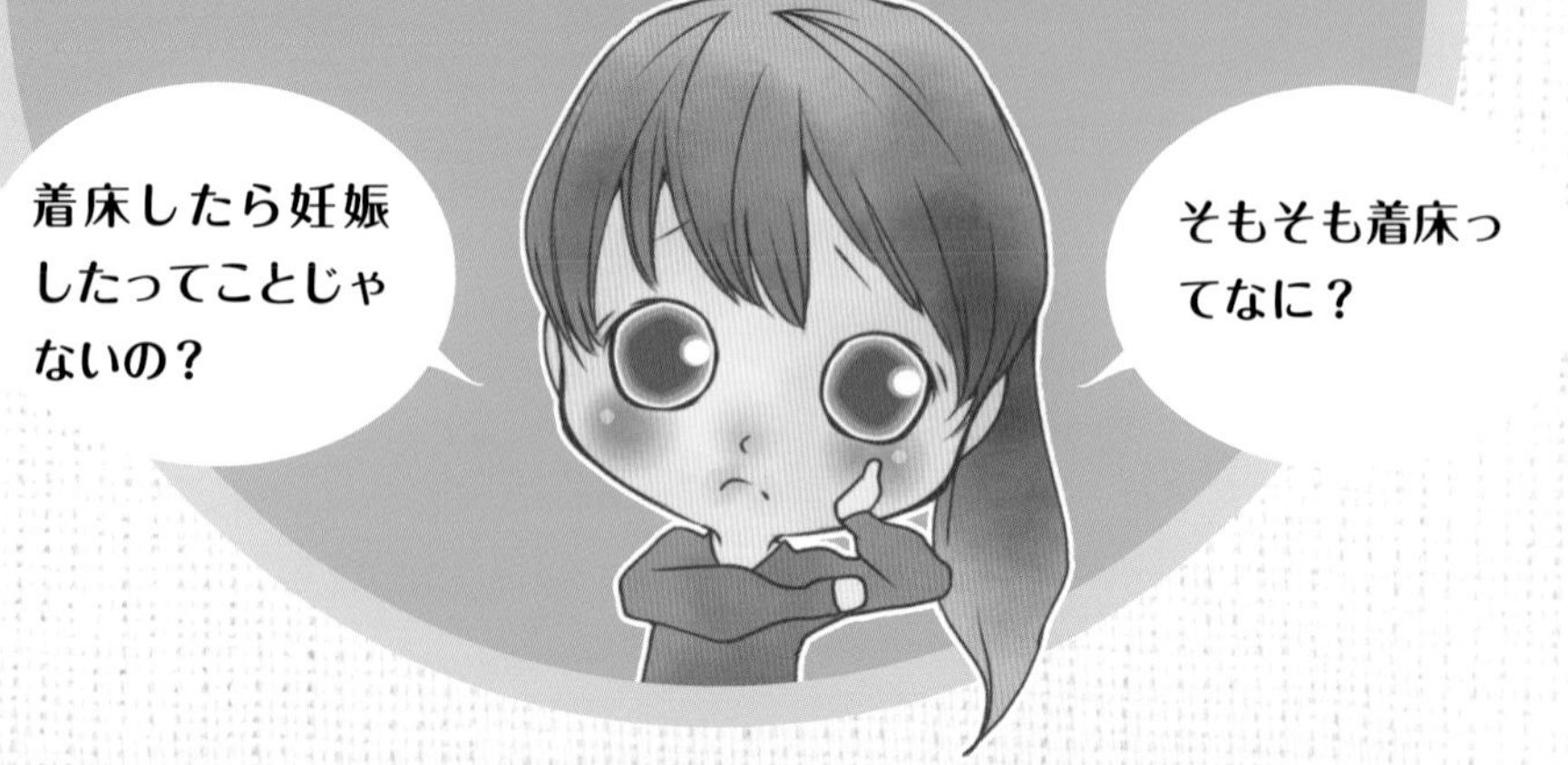
着床したら妊娠したってことじゃないの？
そもそも着床ってなに？

妊娠反応検査が陽性になったら…

赤ちゃんがほしいと思う日々、前周期は妊娠検査薬を何本使ったことか！と思い返す人もいることでしょう。「わ♡ うっすら２本目の線が見えるかな？」と思ったら、「明日は見えなかったらどうしよう…」と心配になりますし、「2本目の線が見えないな」となれば「明日は見えるかもしれない！」と期待に胸を膨らませたりします。

不妊治療中の場合は、妊娠判定が陽性となると「やった！妊娠した！」と嬉しくなりますよね。

でも先生は「妊娠しましたよ、おめでとう」とは言ってくれず、意外と淡々と「次の診察は…」と話はじめて「あれ？」と感じるかもしれません。

それは、なぜなのでしょう。

今回は、着床と妊娠についてお話します。

Q　妊娠検査薬も陽性。病院の血液検査から先生に「着床しましたね」っていわれました。

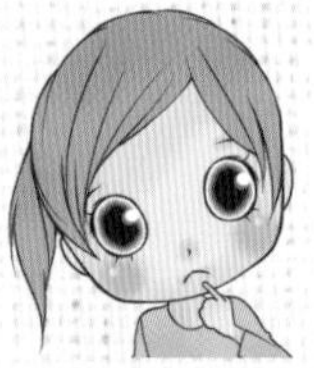

先日、凍結融解胚盤胞移植の５日後に市販の妊娠検査薬がうっすらと陽性になりました。これは、妊娠したってことなのでしょうか？
病院で検査してもらったわけじゃないから、妊娠した！って嬉しがってちゃダメですか？

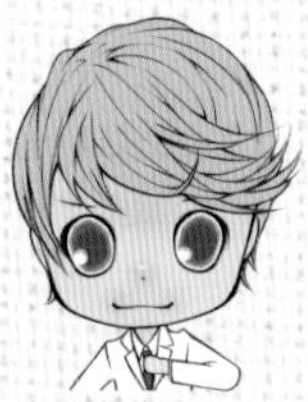

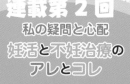

妊娠判定とは、生化学的な反応を確認する検査のことをいいます。不妊治療施設で行う体外受精 - 胚移植の妊娠判定は、胚移植後から初期胚の場合は９～18日、平均で13日目。胚盤胞の場合は６～15日、平均で11日目にしていることがわかりました（全国体外受精実施施設完全ガイドブック2021/ 不妊治療情報センター）。

生化学的な反応とは、血液検査からhCG値を診ます。hCG（ヒト絨毛性性腺刺激ホルモン）は、胚が子宮とくっつき内膜に潜り込んで行くときに分泌されるホルモンです。胎盤になる部分から分泌するホルモンで、母体が分泌するというよりも、胚が分泌するホルモンと捉えたほうがいいでしょう。このhCGは、着床の過程でたくさん分泌されるため、母体の血液や尿中にも検出されるようになり、血液検査ではその値を、尿検査では検出の有無を確認し陽性や陰性を診ることができます。

胚盤胞移植から５日目に市販の妊娠検査薬がうっすら陽性になっても、それは妊娠したとはいえません。

妊娠は、胎嚢（赤ちゃんが入っている袋：GS）が確認できて臨床的妊娠となり、いわゆる「妊娠の成立」といえます。その後、エコー検査で赤ちゃんの心拍が確認できるようになれば、ひと安心です。というのも、妊娠判定から胎嚢確認ができず生化学的妊娠となること、胎嚢確認ができ臨床的妊娠になったけれど心拍が確認できないなどで流産になることもあるからです。

ちなみに生化学的妊娠は流産ではありません。流産は、臨床的妊娠後に妊娠が継続できなかった妊娠22週未満の場合をいいます。そのなかでも妊娠12週未満の早い時期に流産してしまうことが８割以上といわれ、その要因の多くは胎児側の染色体の問題といわれています。

STEP 01

どのように着床が起こるのかを知っておきましょう。

体外受精では、子宮底の少し手前に胚移植します。胚盤胞を移植した場合は、透明帯から胚が出て子宮内膜にくっついたところから着床が始まります。

アシストハッチングをした胚を移植した場合は、移植からまもなく着床が始まるでしょう。

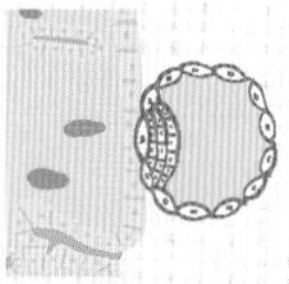

着床のはじまりは、胚と子宮内膜がくっつくところからです。胚の内部細胞塊（赤ちゃんになる細胞）と内膜がくっついたところへ着床していきます。

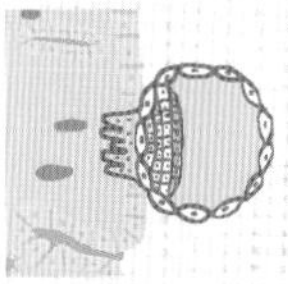

胚は内膜にくっつくと、すぐに絨毛という小さな根のような組織を張って、潜り込んでいきます。

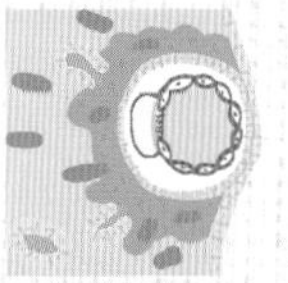

潜り込んでいくときには内膜の周囲の細胞を溶かしながら、自分の細胞を増やしていきます。

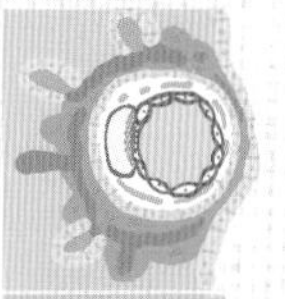

さらに潜り込んでいきながら、発育していきます。
このとき、たくさんの hCG（ヒト絨毛性性腺刺激ホルモン）が分泌され、母体の血中や尿中にも検出されるようになります。

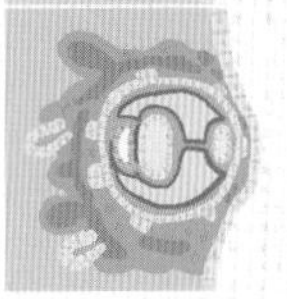

完全に潜り込むと、潜り込んできた痕を蓋をするように修復し着床が完了します。この後、さらに発育してエコー検査で胎嚢が確認できるようになると妊娠成立となります。

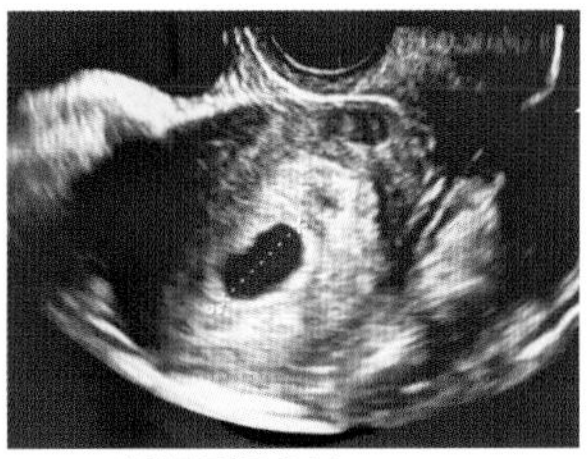

妊娠5週3日
胎嚢の大きさ17.6mm

エコー検査で胎嚢（GS）が確認できたら臨床的妊娠だよ！

hCG が母体の血液や尿にも検出できるようになると妊娠判定が陽性になるよ！
これが生化学的妊娠！

hCG 値と妊娠週数

妊娠４週	20～	500	
妊娠５週	500～	5,000	
妊娠６週	3,000～	19,000	mIU/ml

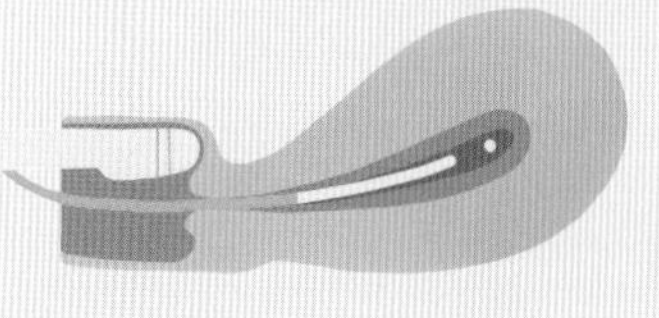

子宮底は、子宮の一番奥の部分です。その手前の１～1.5cm ほどのところに胚をそっと置くようにして移植をします。

STEP 02

どちらも確率は低いけど、自分の身に起こったら困る！無事に胎嚢が見えたら安心だね。

なぜ、妊娠検査薬が陽性になっただけ、血液検査で hCG 値だけで「妊娠成立」とはならず、胎嚢を確認する必要があるのかといえば、「異常妊娠」や「異所性妊娠」の場合でも妊娠検査薬は陽性になり、血液検査で hCG 値もわかるからです。

異常妊娠は、流産、異所性妊娠（子宮外妊娠）、胞状奇胎などがあります。エコー検査で子宮内に胎嚢が確認できれば、まずはひと安心。胎嚢が確認できない、なおかつ hCG 値が高くなっていけば子宮外妊娠の可能性があります。エコー検査で子宮外に妊娠した箇所がわかればいいのですが、探すのが困難な場合もあります。卵管流産や卵管破裂によって激しい腹痛が起こり、はじめて子宮外妊娠が発覚することもあります。

胞状奇胎は、胎盤になるはずの細胞が異常に増殖してしまい、エコー検査では、ぶどうの房のような粒々した水泡を診ることができます。妊娠は継続できないので、胞状奇胎を除去する手術を行い、その後は hCG をマーカーにし、ゼロになるまでケアが必要です。

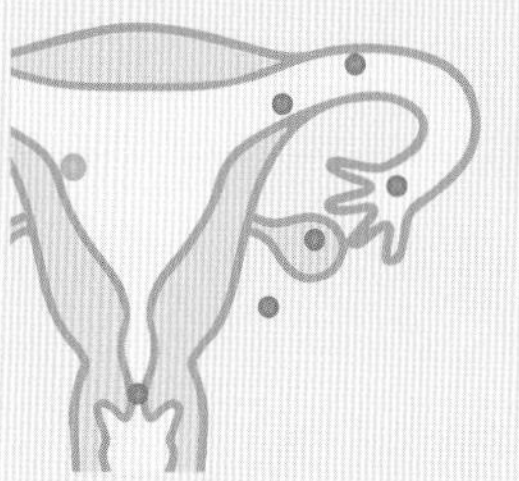

●は正常妊娠、●は異所性妊娠です。
異所性妊娠になるのは全妊娠の1～2%です。
異所性妊娠の中でも、ほとんどが卵管妊娠だといわれています。場合によっては、卵管を切除しなければならないこともあります。

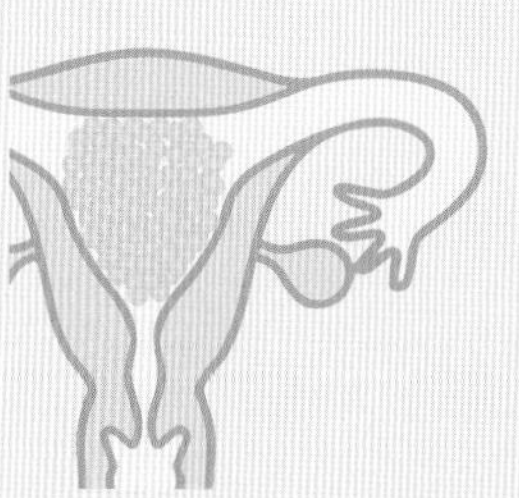

子宮内に胎盤になるはずの細胞が異常に増殖してしまうのが胞状奇胎です。原因として、卵子に2個以上の精子と受精してしまったり、受精時に卵子由来の DNA がなくなり精子由来の DNA だけになってしまったりすることで起こります。
ガン化することもあるので注意が必要です。

STEP 03

一般的に市販されている妊娠検査薬の本来の表示は妊娠診断補助試薬です。あくまで補助なのです。また一般的な妊娠検査薬の検出感度は 50mIU/ml 以上で反応し、月経開始予定日から１週間以上経ってから検査することを推奨されています。また、月経開始予定日から検査することができる早期妊娠検査薬は 25mIU/ml 以上で反応します。微量な hCG も検出できるため、知らずに終わったかもしれない生化学的妊娠も知ることとなり、その後に訪れる月経に号泣…という経験をしたことがある人もいることでしょう。

治療中の人の中には、病院で行う妊娠判定よりも先に市販の妊娠検査薬でフライング検査をした経験のあるの人もいると思います。市販といえど精度の高い検査薬ですが、尿のかけすぎや治療中で排卵や移植後に hCG 注射を受けていたり、尿の成分によっては間違った結果が出ることもあるので、あくまで補助と考えましょう。

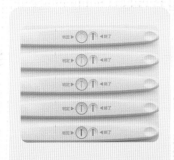

毎日、濃くなっていってくれたらバンザイ！なのですが、濃くなっても胎嚢が確認できるまで安心するのはまだ早いのです。

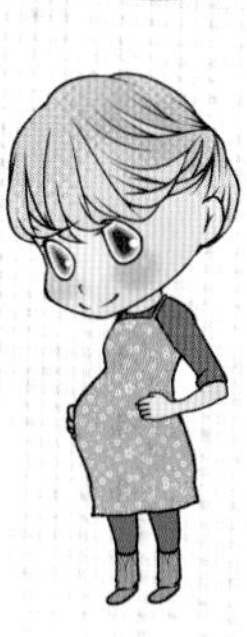

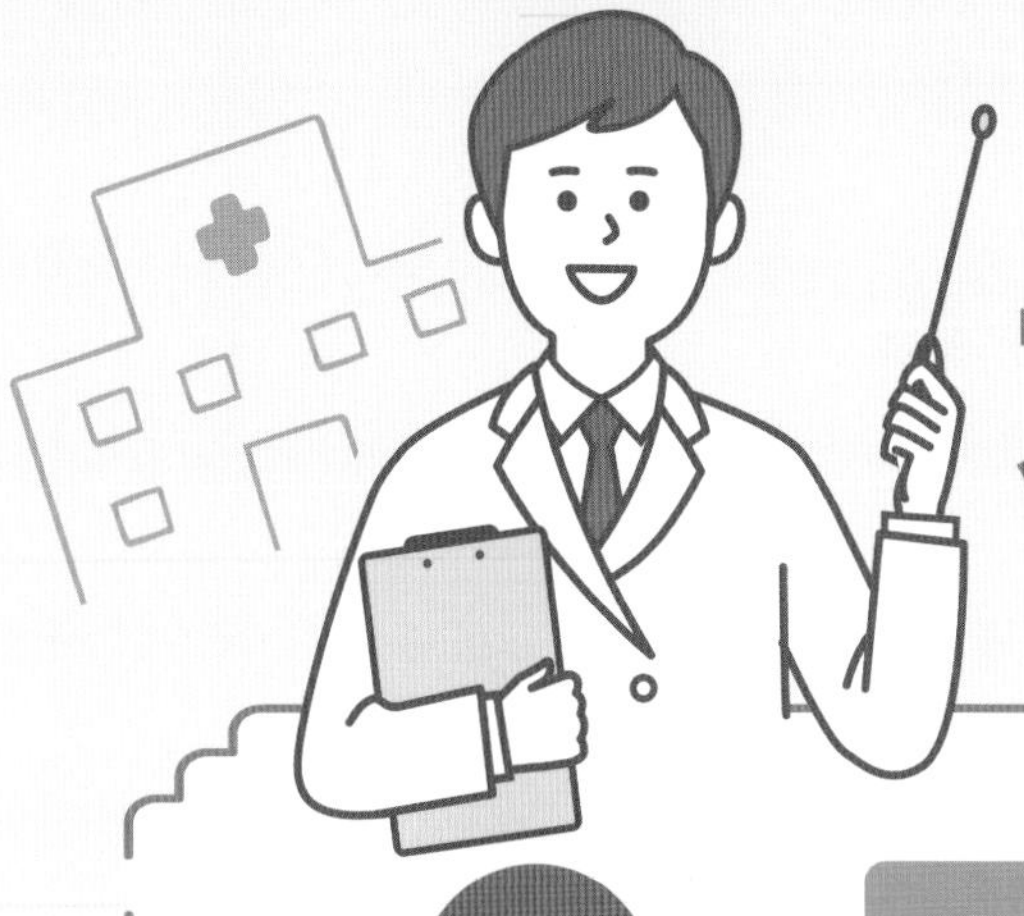

知っておきたい！

不妊治療の流れ

START ← 問診 ◁ 診察 ◁ 検査 ◁ 治療計画（原因） ◁ 治療

保険適用による不妊治療の場合

※1子につき

一般不妊治療	年齢制限なし 回数制限なし	生殖補助医療	40 歳未満　6回まで※ 40 歳以上43歳未満　3回まで※

不妊治療に保険が適用されるようになり、1年が過ぎました。医療費の負担軽減となり、若い年齢層のカップルも治療を受けやすい環境になっています。ただし、保険診療では、その治療方法によって年齢制限や回数制限があり、それを超えて保険が適用されることはありません。自由診療については、治療施設によっては年齢制限のあるところもあります。

詳しくは、通院を希望する治療施設にお尋ねください。

「問診」

治療は問診から

不妊治療は、問診からスタートします。初診では、問診票に必要事項を記入します。初診当日に治療施設で書くところもあれば、事前に治療しせ説のオフィシャルサイトから問診票をダウンロードして、記入を済ませて受診するように勧めているところもあります。

女性の問診票は、「最終月経」「初経の年齢」「避妊しない性生活の期間」など「いつ」「何歳」「期間」を記入する項目も多いため、前もってメモなどして準備しておくと良いでしょう。問診票は女性だけでなく、男性も必要です。医師は、その問診票を元に診察を行い、さらに詳しく聞き「なにが妊娠を難しくさせているのか」の目星をつけながら、検査で入念にチェックをして確認していきます。

初診は、治療のスタートでもあります。できるだけふたりで受診しましょう。

また、保険診療で治療を受ける場合は、法律婚の場合も、事実婚の場合も婚姻関係の証明が必要になります。

「検査」

なぜ赤ちゃんが授からないのか？赤ちゃんが授かる方法は何か？

妊娠は、射精、排卵、受精、着床がクリアされて成立し、このどこかに問題があると妊娠が難しくなります。そのため、初診から始まる検査は、『どこに妊娠を難しくさせている原因や問題があるか』を見つけると同時に『どうしたら妊娠することができるか』その方法を見つけるために行います。

検査は、男女それぞれ行います。女性は卵胞期、排卵期、黄体期と月経周期に合わせてホルモン検査やエコー検査を行い、そのほかに卵管の通過性を診る検査などがあり、男性は主に精液検査になります。またこれらとは別にそれぞれ感染症の検査、肝炎の検査なども行います。

保険診療を希望する場合は、ふたり共検査を受けなければ保険が適用されませんので、通院を決める前に十分に話し合いましょう。

「治療」

ふたりで受ける

保険診療では、ひと通りの検査が終わると、その結果に応じた治療計画書が医師によって作成され、治療計画に基づいて治療が行われます。この治療計画書は、一般不妊治療でも、生殖補助医療でも作成されます。

治療計画については、医師から説明を受け、理解し納得ができたら、ふたりそれぞれ同意のサインをして治療が開始となります。

治療計画書の説明を受ける日は、原則、ふたり同席のもとになります。同席が難しい場合は、ビデオ通話を用いたり、日を改めて説明の機会が設けられることもあります。

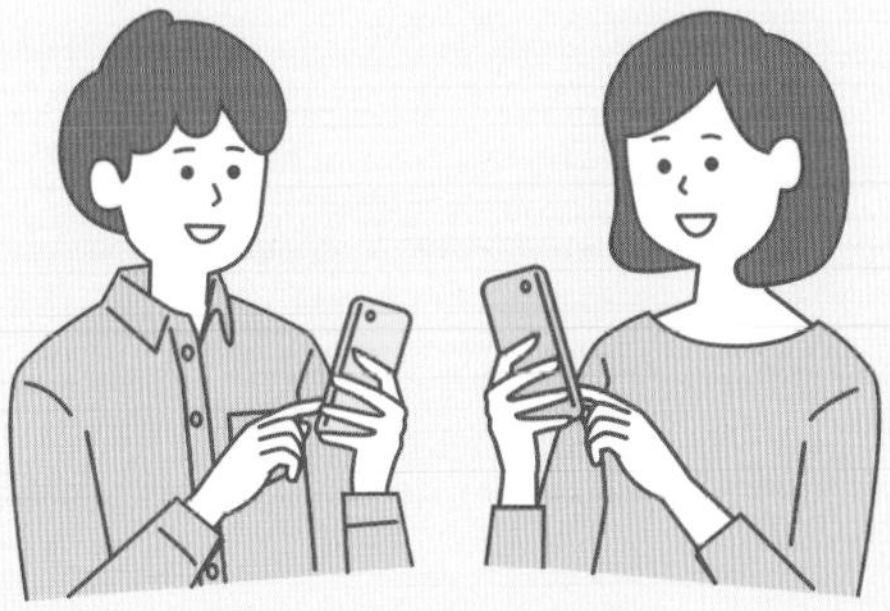

体外受精の適応

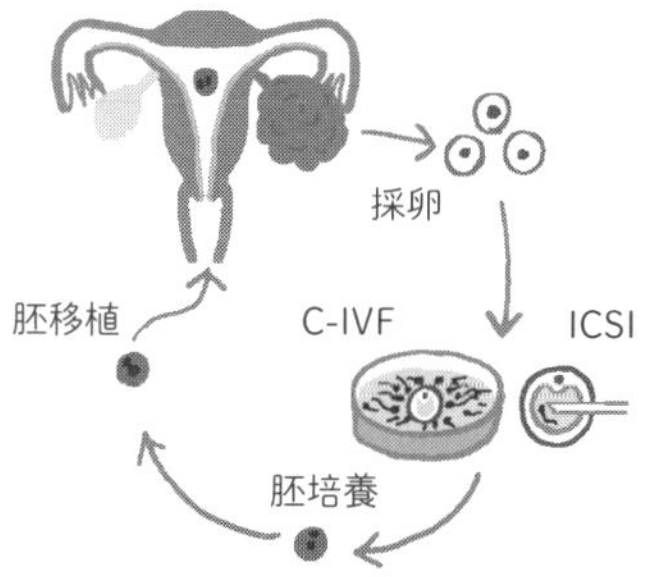

- [ ] 排卵に問題がある
- [ ] 卵管の通過性に問題がある
- [ ] 精液調整後の精子に大きな問題がない

・精子の数、運動精子の数に問題はあるが、精液調整後の精子の数、運動精子の数に大きな問題がない

- [ ] 抗精子抗体がある
- [ ] 性生活での不妊期間1年以上で、夫婦ともに問題がみつからない
- [ ] 妻の年齢が40歳以上である

顕微授精の適応

- [ ] C-IVF（コンベンショナルIVF：通常媒精）では受精しなかった
- [ ] 重度の抗精子抗体がある
- [ ] 精子の数、運動精子の数が極端に少ない

・無精子症の場合、精巣や精巣上体から精子が回収できた場合も適応

人工授精の適応

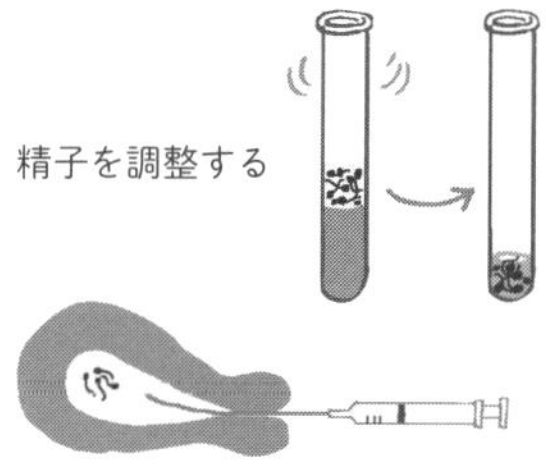

排卵に合わせ、運動精子のみを子宮へ注入する

- [ ] 排卵に問題がない

・排卵誘発剤で排卵可能な場合も適応

- [ ] 卵管の通過性に問題がない

・卵管の通過性に問題があって子宮卵管造影検査で開通した場合も適応

・卵管鏡下卵管形成術、腹腔鏡手術などで開通できた場合も適応

- [ ] 精液調整後の精子にあまり問題がない

・精子の数、運動精子の数に若干の問題はあるが、精液調整後の精子の数、運動精子の数にあまり問題がない

・服薬などで改善が見込める場合も適応

・精索静脈瘤があり手術によって精子が改善された場合も適応

- [ ] 軽度の抗精子抗体がある

タイミング療法の適応

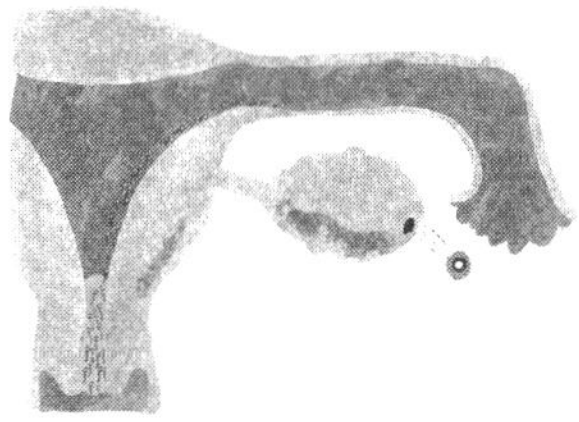

排卵日をできる限り正確に予測して性生活を持つ

- [ ] 排卵に問題がない

・排卵誘発剤で排卵可能な場合も適応

- [ ] 卵管の通過性に問題がない

・卵管の通過性に問題があって子宮卵管造影検査で開通した場合も適応

・卵管鏡下卵管形成術、腹腔鏡手術などで開通できた場合も適応

- [ ] 精子の数、運動精子の数に問題がない

・服薬などで改善が見込める場合も適応

・精索静脈瘤があり手術によって精液所見が改善された場合も適応

- [ ] 不妊期間1年未満、夫婦ともに問題がみつからない

・性生活で妊娠できなかった期間が1年未満で、夫婦ともに検査で問題が見つからない

保険診療では、自由診療を併用することはできません。一部であっても自由診療による検査や治療を受けた場合は、混合診療となり、保険が適用されず、治療周期の全てが自由診療となり、医療費は全額負担となります。保険適用化になる以前から行われていた検査や治療の中には、先進医療（※）として認めたれたものもあり、生殖補助医療では、保険診療と併用して受けることができます。

※ 厚生労働大臣が承認した先進性の高い医療技術のことで、医療技術ごとに適応があり、認可を受けた治療施設で実施することができます。

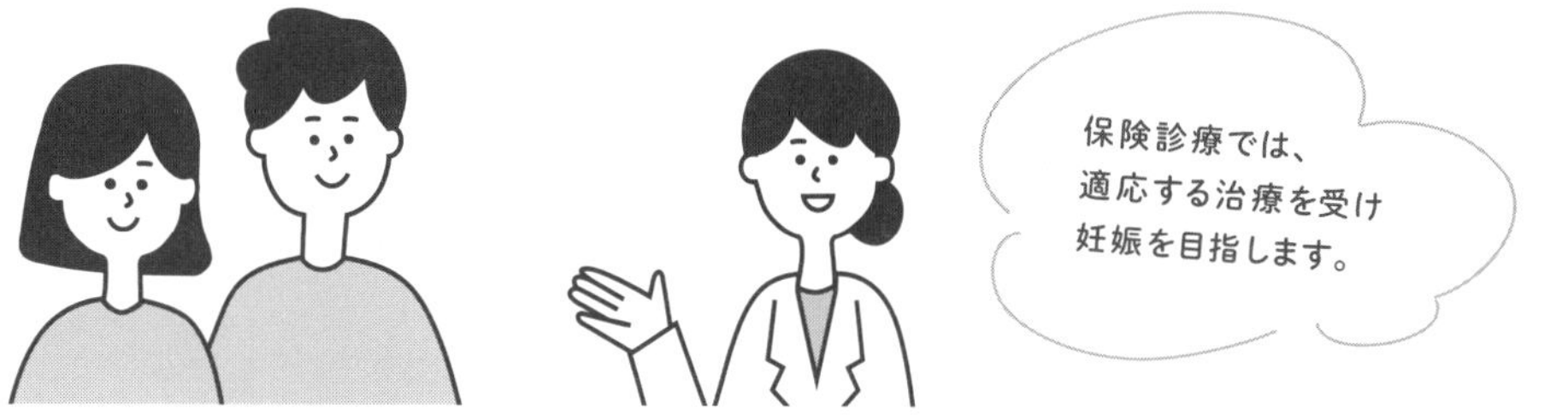
保険診療では、
適応する治療を受け
妊娠を目指します。

鍼灸や漢方で妊娠しやすくなるの？

不妊治療において、漢方を取り入れた総合医療が注目されているのをご存知ですか。漢方は鍼灸なども含む東洋医学の理論に基づいた治療で、体の不調を整える様々な効果があるとされています。けれど、「鍼を打ったり、漢方薬を飲んだりするだけで、本当に不妊が改善されるの？」と疑問に感じている方も少なくはないでしょう。

また、みなさんが知りたいこととして「妊娠率を高める効果」や「出産率を高める効果」があると思います。そこで、漢方治療にはどのような効果が期待されるのか、なぜ、不妊治療と相性が良いとされるのかについてお届けします。

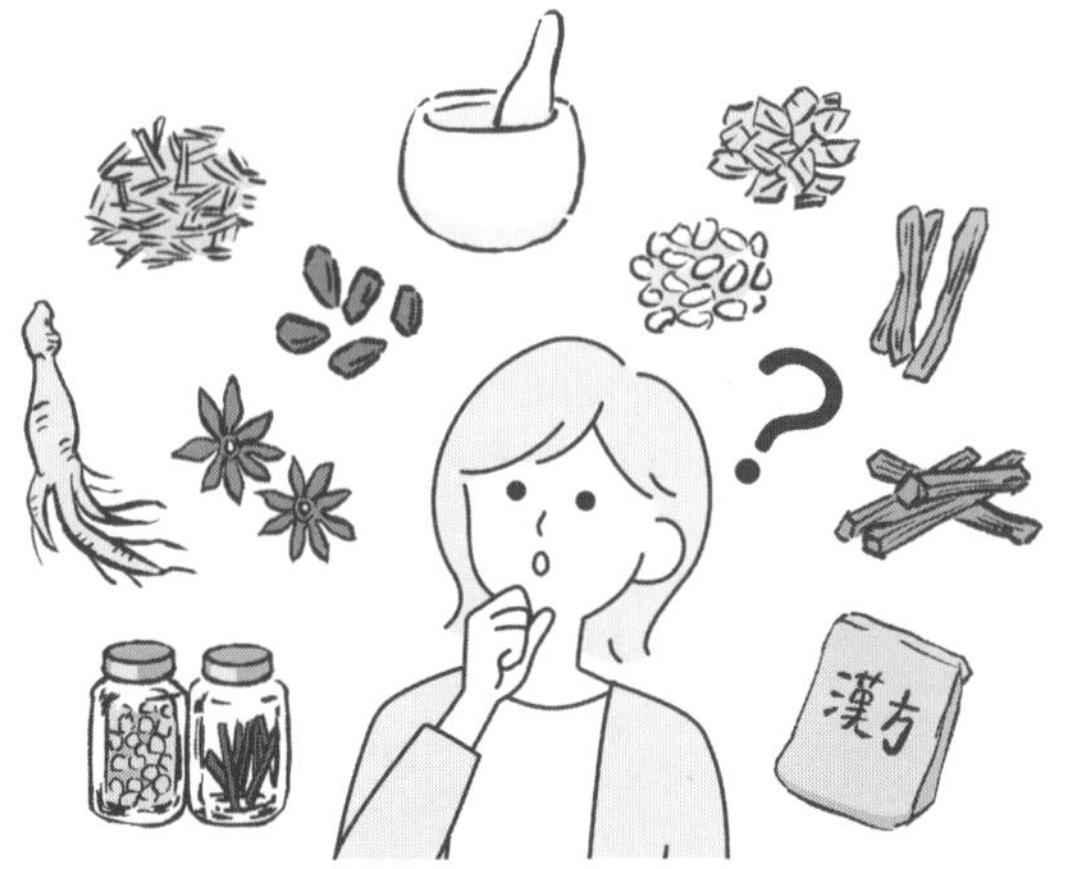

Q 漢方で妊娠力はUPするの？

A　現在のところ、漢方に直接的に妊娠力を高める効果があるとは確認されていません。また、漢方薬のみで妊娠力を高めることも難しいでしょう。けれど、漢方には疲労回復や体の血流状態、ホルモンバランスを整えたり、免疫力を高めたりなど、体調面を良くする様々な作用があるとされています。ですから、漢方の働きかける作用で、妊娠の妨げとなりやすい不調などを改善へと導くことは可能です。妊娠する力は、本来誰にでも備わっています。

しかし、子宮や卵巣の病気、ホルモンの分泌異常、性感染症などから妊娠することが難しくなってしまうこともあります。また、自分自身の体が健康でなければ医療の助けがあっても妊娠が難しい場合もあります。漢方を上手に取り入れて健康な状態を保つことで、妊娠しやすい体質へとつながるのではないでしょうか。また、骨盤内血流が良くなることで卵胞発育に良い影響を与えるのではないかとも考えられています。こうしたことから、漢方は不妊治療と相性が良いとされています。

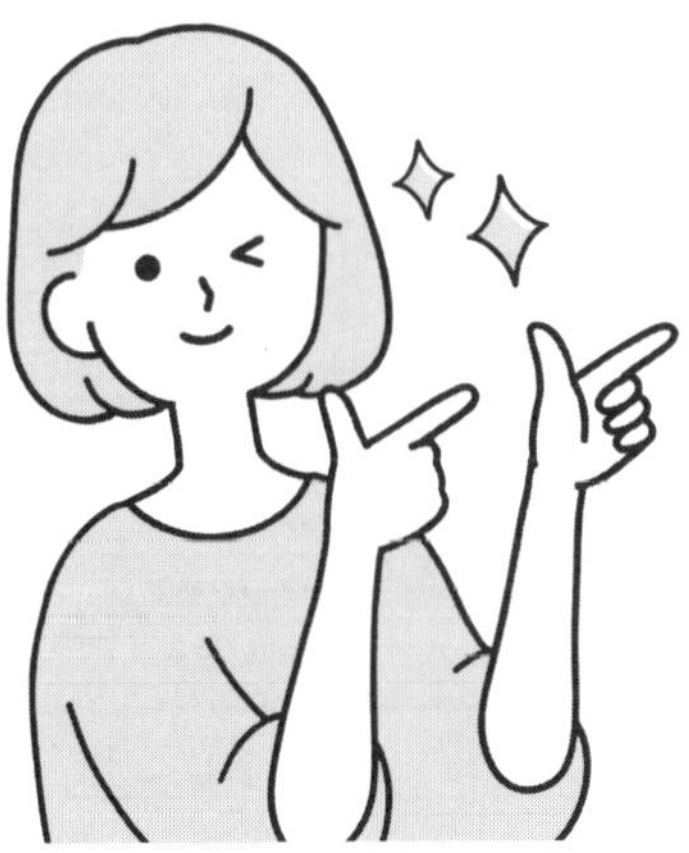

妊娠の妨げとなりやすい不調などを改善へと導いてくれる！

疲労回復

血流状態を整える

ホルモンバランスを整える

免疫力を高める

Q 鍼灸にはどんな効果があるの？

A　鍼灸施術とは、鍼や灸を用いて、「ツボ」に物理的な刺激を与えることによって体のバランスを整える東洋医学です。鍼灸には、人間がもともと持っている自然治癒能力を高め、自律神経を整える効果があるとされています。自律神経には、体温調節や内臓の働き、血流や循環などの機能があります。そのため、女性特有の生理痛や冷え、男性機能の低下などの改善といった効果も期待できます。近頃では妊活に特化したコースを設けている鍼灸サロンも多く、夫婦で通う方も少なくないそうです。

鍼灸は妊娠率を瞬時に高めるような治療ではありません。ですが、継続的な治療を行うことで、健康になる、体質が改善する、自己免疫力が上がるなどといった効果が総じて、妊娠判定に良い影響を与えるのだと考えられています。

鍼灸で期待できる効果

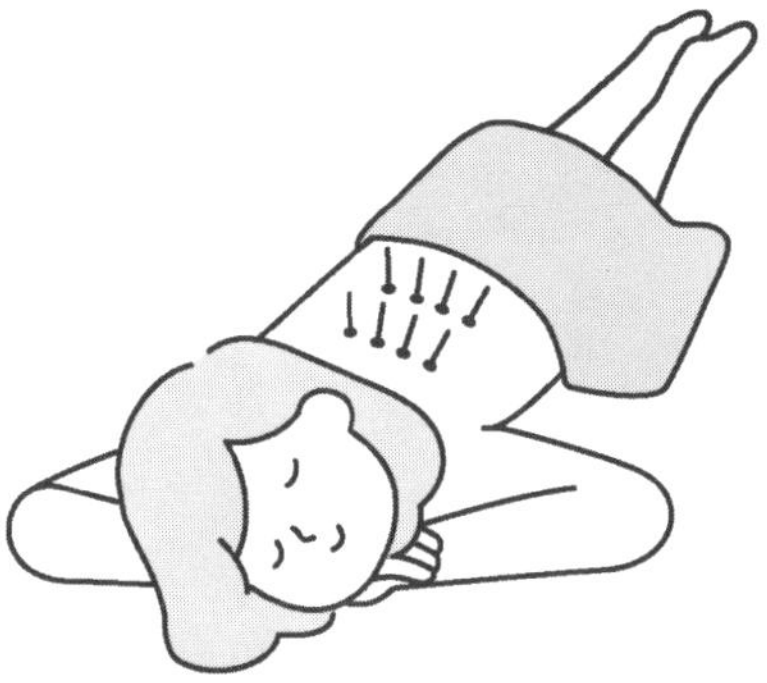

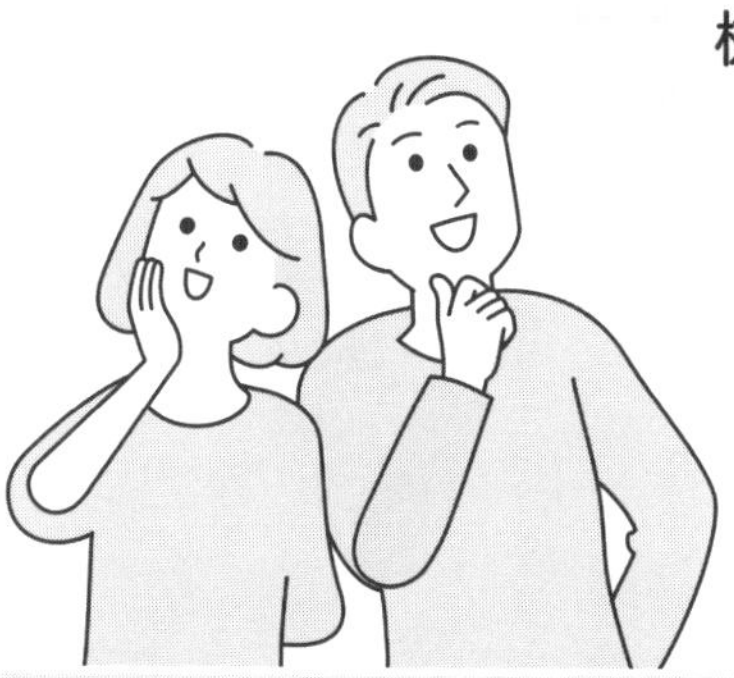

ストレスの緩和

子宮や卵巣の機能改善

男性機能低下の改善

子宮内膜を厚くする

血流改善

鍼灸サロンに行ってみよう！

初めて鍼灸サロンを利用する方の中には、痛みがあるのではないか、どの位の頻度で通えばよいのかといった不安や疑問を持たれる方も多いでしょう。鍼灸の施術には皮膚に刺してもほとんど痛みを感じることのない細い針が利用されています。完全無痛ではないので、鈍い痛みを感じることもありますが、リラックス効果が高く、施術中に寝てしまう方もいるほど心地よいので痛みに関してはあまり心配する必要はありません。

胚移植後に、気持ちを緩和させるために利用する方も少なくないといいます。2週間から1ヶ月に一度程度の間隔で通うことが推奨されていますが、通うこと自体がストレスにならないよう、ご自身の負担にならない頻度で利用されてみてはいかがでしょうか。また、鍼灸治療が受けられるクリニックや漢方薬を取り入れた治療を行うクリニックも増えているので、病院選びの際に検討してみるのもよいでしょう。

漢方は、妊娠しやすい体質づくりのサポーター！

不妊には様々な要因があり、鍼灸治療や漢方薬のみで妊娠率を高めることはできません。ですが、血流をよくしたり不安を取り除いたりすることができ、これは治療周期を通して大切なこととなります。また、妊娠は本来自然に起こることです。体の状態を良い方向へと導くことは、妊娠しやすいからだづくりにとっても重要です。普段の治療ばかりに頼らず、何か妊娠しやすいからだづくりはないかと考えた時、鍼灸や漢方を取り入れてみるのもよいのではないでしょうか。漢方で体の状態を整えることで、妊娠しやすい体質を目指しましょう。

from 2003

www.
funin.info

ママなり談話室

本コーナーは、サイト（ホームページ／ www.funin.info）に日々寄せられる相談とそれに対するお返事を抜粋したものです。
不妊治療で悩まれる方は全国に多くいらっしゃいます。私たちは、みなさまが少しでも不安や心配なく妊活や治療に臨めるよう願っています。

相談の内容

1
保険のこともあり、残り1個の凍結受精卵の質を考えて、戻すべきか再採卵か悩んでいます。

2
抗セントロメア抗体に対する患者さんの治療例などありましたら教えて欲しいです。

3
「自分と結婚してなかったら主人には別の人生があったのでは？」と申し訳ない気持ちでいっぱいです。

4
卵子が育つために何かやれる事などはないでしょうか？

5
検査を受ける場合、病院はどのように選べば良いのでしょう？

6
医師が診ても排卵日の予測はずれるものなのでしょうか？

7
タイミング療法の不妊治療と、hCG注射を打って2年。ステップアップするべきか悩んでいます。

8
射精障害があり、医師からは夫婦関係を持たないと子どもが生まれた時に愛着形成に影響があるから、夫婦関係を持つように言われましたが、夫が全くする気がありません。

9
排卵検査薬が陽性にならないと人工授精のタイミングが決められないとのことで相談させていただきます。

10
まだ1回目のタイミングで、期待してはいけないと思いつつ、確率的に妊娠している可能性があるか知りたいです。

11
保険適用では、同一周期で1つの病院しか行けないのか、途中転院も可能なのか教えてください。

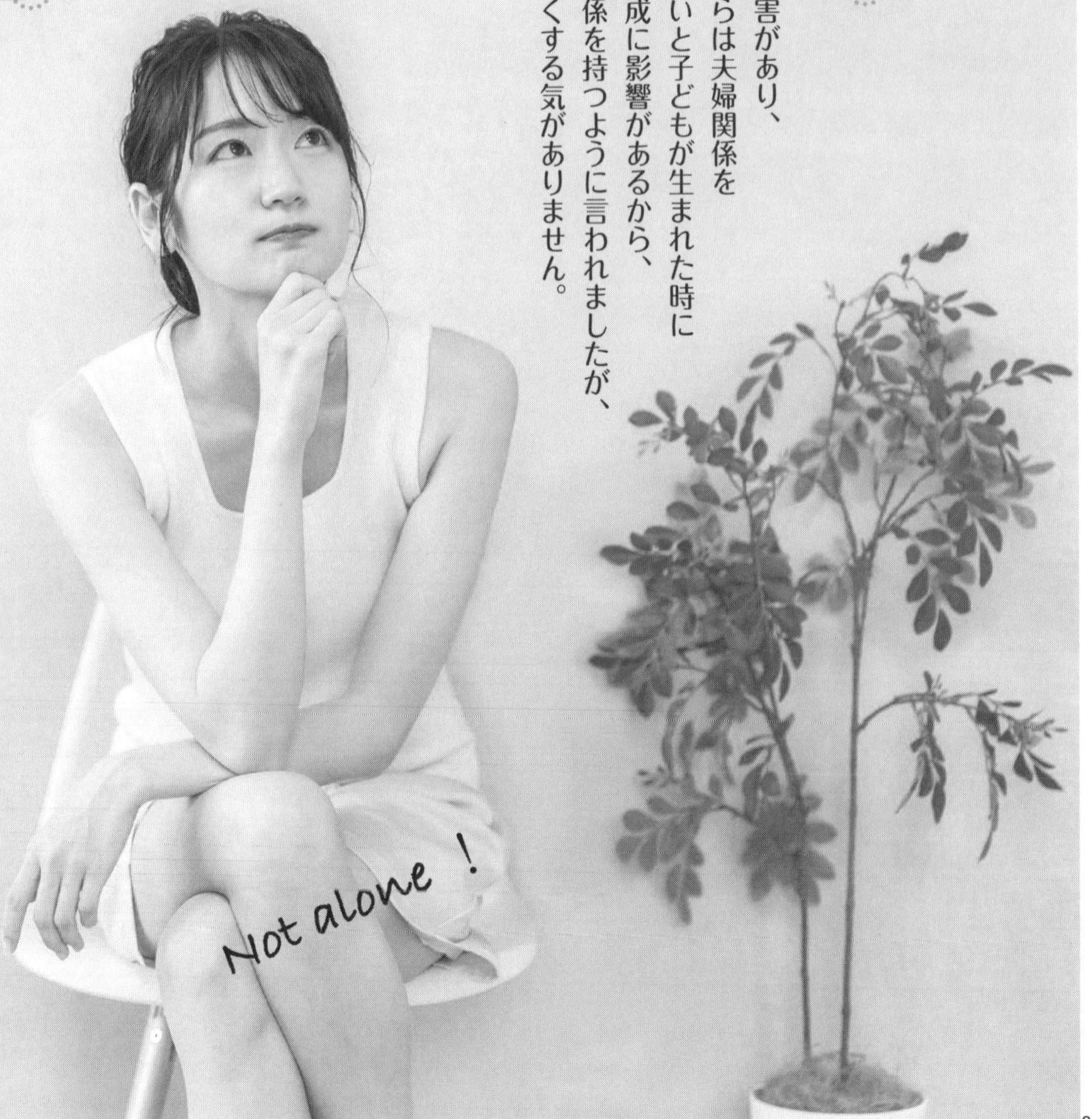

1

保険のこともあり、残り1個の凍結受精卵の質を考えて、戻すべきか再採卵か悩んでいます。

36〜40歳・大阪府

1年前にタイミング療法で妊娠しましたが、7週で稽留流産をし、それ以降、人工授精を3回しましたが、陰性でした。その間もタイミング療法を何度か行いましたが、妊娠に至らないので体外受精にステップアップしました。

その結果、採卵で12個採れた卵子が体外受精ふりかけ法では6個全てがダメで、顕微授精で2つ胚盤胞凍結ができました。その1つを自然周期で移植しましたが、陰性でした。何も薬も無く、自然周期法での移植が当たり前なのかわかりませんが、もう1つ残ってるのは4BBの萎縮卵らしく、それを移植するのは回数的に無駄ではないかと思い、また採卵すべきか迷ってます。

OHSSにもなって入院したこともあり、採卵するにも悩みがあります。

病院に通ってもう1年半が経ち、体外受精で1回は保険の回数を使ったので、残り5回ある移植をそのままその病院でしても良いのか不安になってます。

転院も考えてみようかと思うのですが、検査などは全て初めからやり直しになるのでしょうか？ ちなみに経産婦で、38歳です。ぜひ、教えて欲しいです。

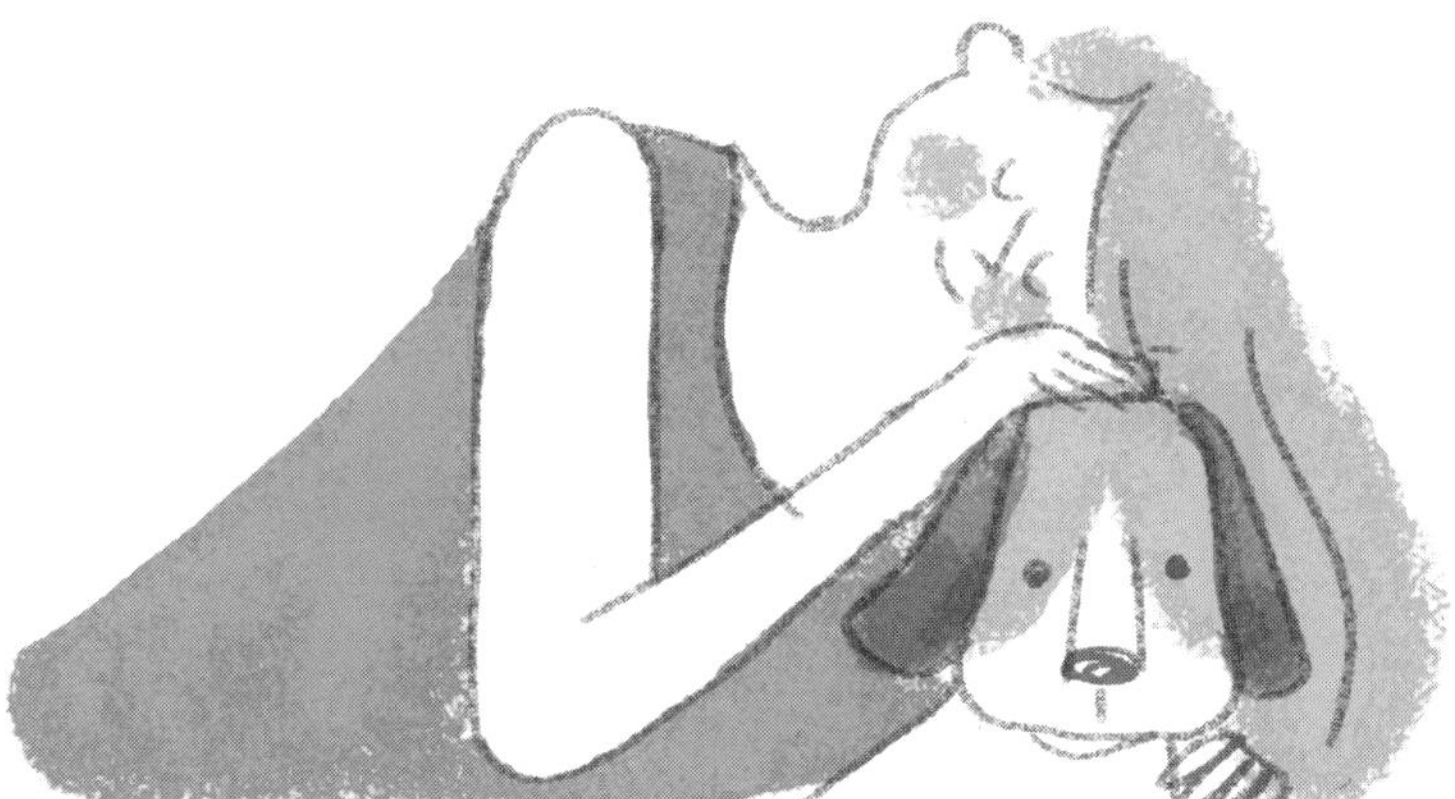

お返事

現在、4BBの凍結受精卵が残っているのですね。

この受精卵を移植せず、破棄してから次の採卵を行うのも一つの方法としてあるかと思います。

BBの受精卵を移植して妊娠成立する可能性はあるかと思いますし、胚を融解して細胞が復活してこなければ移植は中止になり、保険診療での回数にはカウントされないことになります。

1つの凍結胚がある状態での次の採卵は、同回数内ではできませんから、もし採卵を希望するのであれば、4BBの受精卵を破棄するということになります。

おっしゃる通り悩ましいところでしょう。

OHSSも経験しているということですから、採卵時には誘発方法を見直すことが前提になるかと思います。

転院の検査については、検査の内容などにより検査期間が有効であれば再検査をすることはありませんが、施設の考えにより判断に違いがあるかもしれませんので、問い合わせをされると良いと思います。

受診前に施設のホームページなども参考にされるとよいですね。

転院することによって、良い結果につながることも十分にあるかと思います。

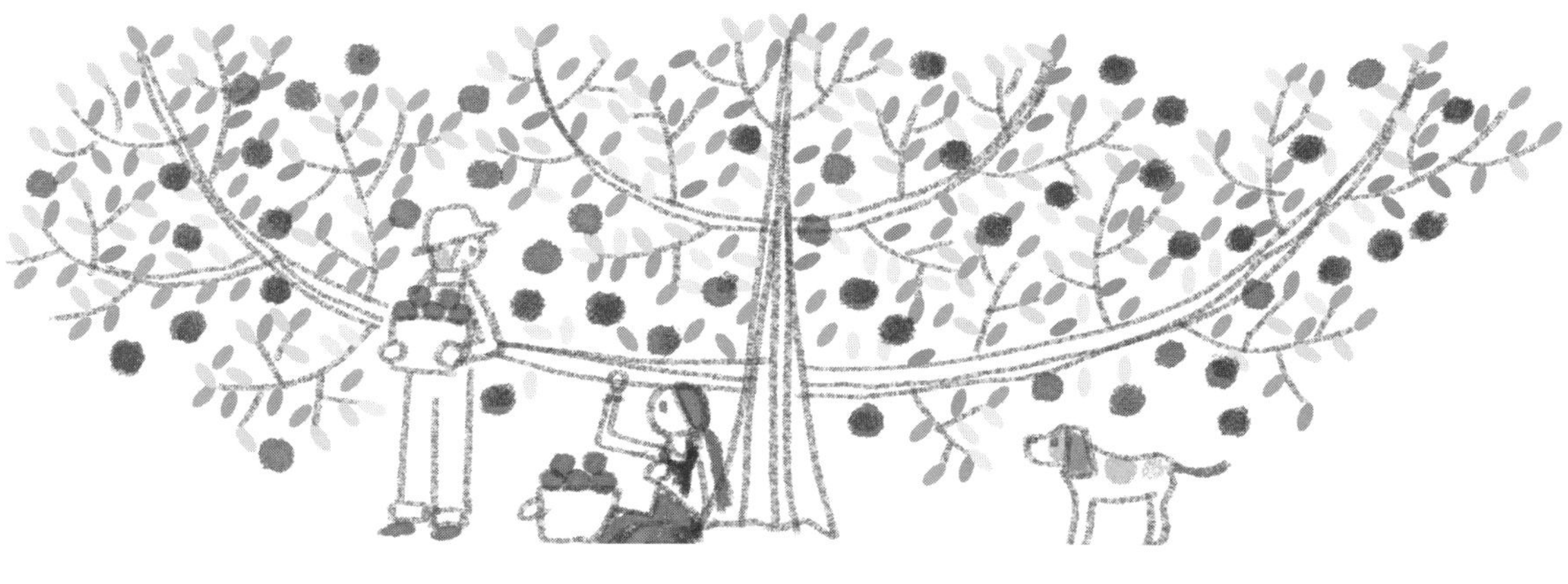

2 抗セントロメア抗体に対する患者さんの治療例などありましたら教えて欲しいです。

26～30歳・東京都

現在、29歳です。今までにタイミング療法を約2年、人工授精を4回、採卵を4回しました。

抗セントロメア抗体が陽性で、多嚢胞性卵巣症候群でもあります。

4回の採卵結果では、平均して13個、受精するのは1～3個でした。全てが胚盤胞までは達しません。4回目の採卵の時に初期胚凍結を目指すも、それもだめでした。

そして、先生には、対処法がなく採卵を繰り返すしかないと言われました。

そこで、このまま今の病院でずっと同じ方法を繰り返し採卵を行うのか、転院をするべきなのか悩んでおります。

また、抗セントロメア抗体陽性の場合、何かできる治療ややってみた方が良い治療、抗セントロメア抗体に対する患者さんの治療例などありましたら教えて欲しいです。

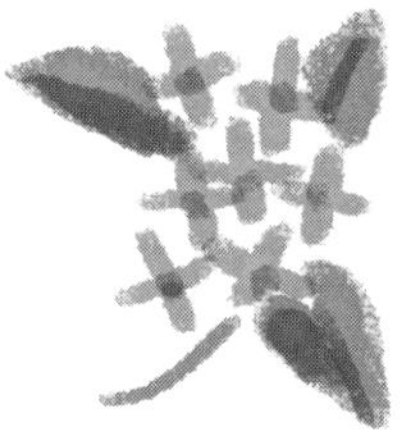

お返事

自己抗体の抗セントロメア抗体が陽性なのですね。

そして、回収できる卵子の数はあるけれど、受精率が低く、胚盤胞まで到達しないのですね。

同じ方法を繰り返していく場合、同じ結果が継続される可能性もあります。何かを変えることで、結果も違ってくるのではないでしょうか。卵胞発育期にプレドニンを服用することもあるようですが、それは医師の判断になります。

転院については、転院することにより別の医師の意見や方針も聞くことができるのではないでしょうか。今後の治療方法に有益な情報があるかもしれません。

こちらでは、どのような方法があるとかは分からないのですが、何かの方法で受精率が上昇さえしてくれれば、凍結受精卵の可能性もでてくるでしょう。そうすれば次へと期待できるかと思います。

また、こちらでは抗セントロメア抗体に対する患者さんの治療例を情報として持っていませんが、病院によっては、抗セントロメア抗体に対する患者さんへの治療情報を掲載しているところもあるようです。それらを参考に、その治療施設の医師に直接問い合わせ、相談されてみると良いでしょう。

3 「自分と結婚してなかったら主人には別の人生があったのでは?」と申し訳ない気持ちでいっぱいです。

36～40歳・東京都

結婚して6年、現在、36歳です。

「人工授精」を何度か受けましたが妊娠に至っていません。二度病院も転院し、来月から「体外受精」を受けることになりました。

主人の精液検査は問題なく、私も一通り検査を受けましたが大きな原因が分からず、なかなか妊娠しません。

仕事をしながらの通院、周りは次々に「妊娠」してるのに、なぜ自分だけと精神的ストレスが絶えません。

何をしても楽しいと感じることが出来ず、一緒に病院に付き添ってくれる主人にすらイライラしてしまう事も多々あります。

結婚してすぐ仕事を辞めなかった自分や、金銭面に関しても主人に申し訳なく思ってしまい、「自分と結婚してなかったら主人には別の人生があったのでは?」と申し訳ない気持ちでいっぱいです。

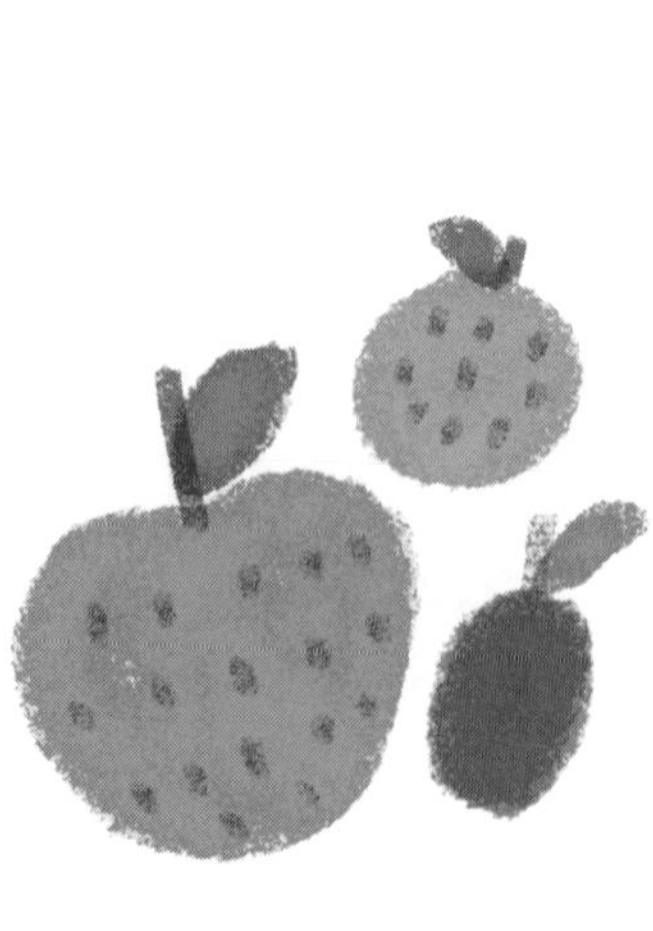

お返事

人工授精から体外受精に治療を切り替えていくのですね。

体外受精を行うことで、今までに見えていなかった部分が確認できます。

採卵をし、卵子の確認ができ、精子と卵

子を合わせることで、受精するかどうかの確認ができます。

また、受精卵の成長を確認することができますので、分割がきれいに進んで行くのかを見ることができ、直接、受精卵を子宮内に戻すことができます。

人工授精では、卵子の確認や受精の確認をすることができませんが、体外受精では今までに見えていなかったことがみえてきますから、一歩進んだ治療になります。

不妊は女性側だけの問題ではなく、男性側に問題があるということもあります。精液検査では問題が見つからなくても、体外受精をすることで精子の問題が見つかることもあります。

不妊治療は夫婦二人の治療ですから、奥様だけが負担に感じるものではなく、夫婦で乗り越えていくことです。

周りの人の妊娠報告については、今は気になることでしょうが、時間が経ち、いつか、心からおめでとうと言える日がきますので大丈夫です。

焦らずに、疲れた時には治療をお休みしながら進めるようにしましょう。

いずれの治療にしても、通院回数が多くなってしまうため、自宅から近くにある施設か、職場から通いやすい施設などいくつか候補を出し、その中から決めるのが良いと思います。

治療には、ご主人も同伴が必要になることもありますので、ご夫婦で相談し決めることも大事ですね。

相談しやすい医師や、看護師、専門スタッフがいる施設も良いですね。

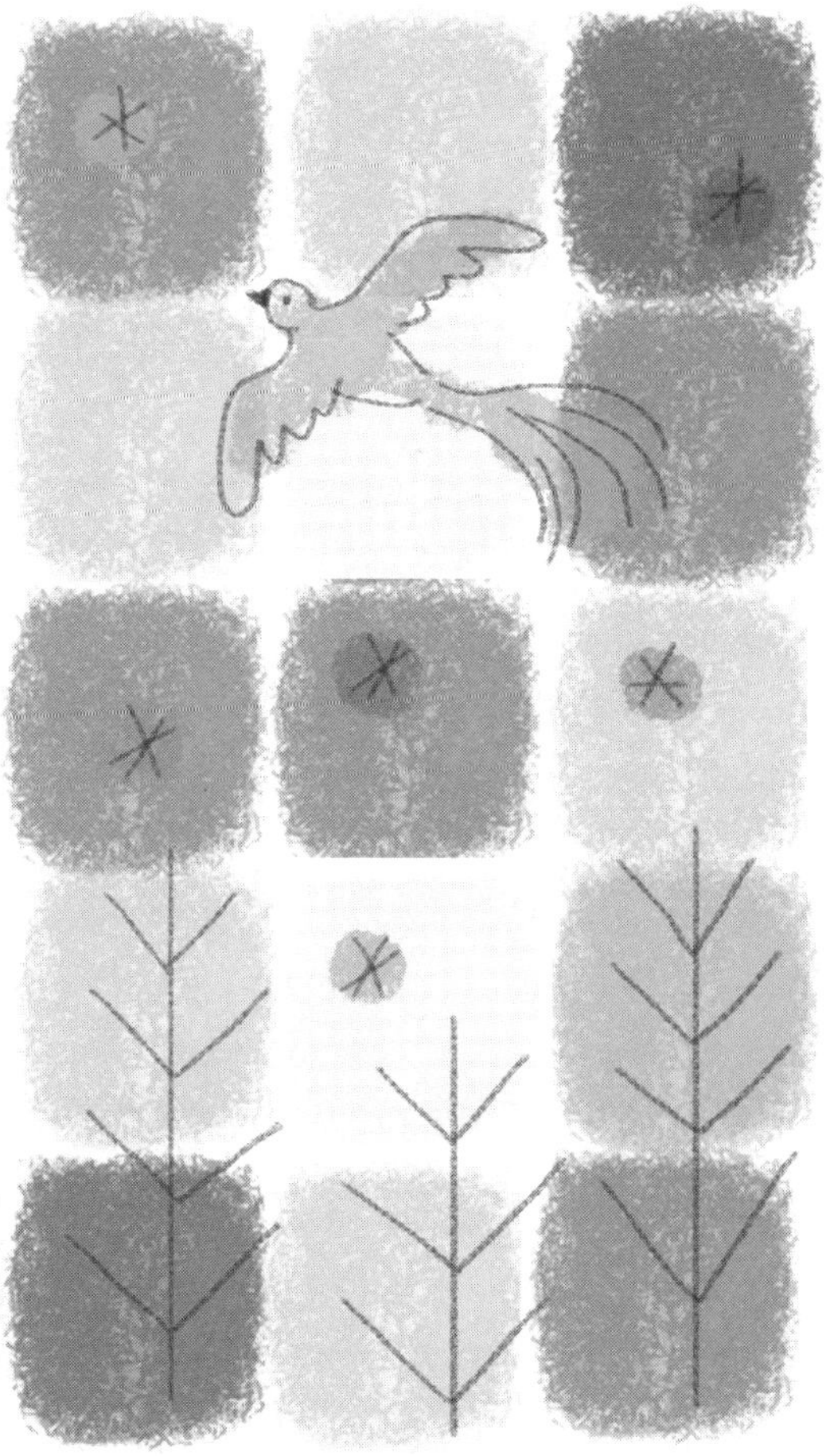

4 検査を受ける場合、病院はどのように選べば良いのでしょう？

26〜30歳・埼玉県

今年の1月から妊活をしていますが、なかなか授かりません。一度、不妊検査を受けてみようと検討をしているのですが、このようなことで病院に行くのは初めてのことで、病院探しに悩んでいます。どのような基準で探すのが良いのでしょうか。教えていただけると助かります。よろしくお願いいたします。

お返事

一般不妊検査を受けようと考えているのですね。

検査は一度だけではなく、月経周期に合わせての検査が必要になります。

1カ月に数回の通院もありますので、アクセスのよい場所にある施設や、ホームページなどを参考にいくつかリストアップして選択しても良いのではないでしょうか。まずは通いやすいこと、そして先生や病院のスタッフとの相性も気になりますから、ストレスなく通院できそうな雰囲気も大切にさせると良いかもしれませんね。

そして、今後、不妊治療を積極的に考えているのであれば、不妊治療専門のクリニックで体外受精までできる施設を選ぶと良いですし、当面、検査だけなら婦人科で一般不妊治療もしている施設でもよいかと思います。

ご主人の検査も必要ですから、お二人で相談してみてください。

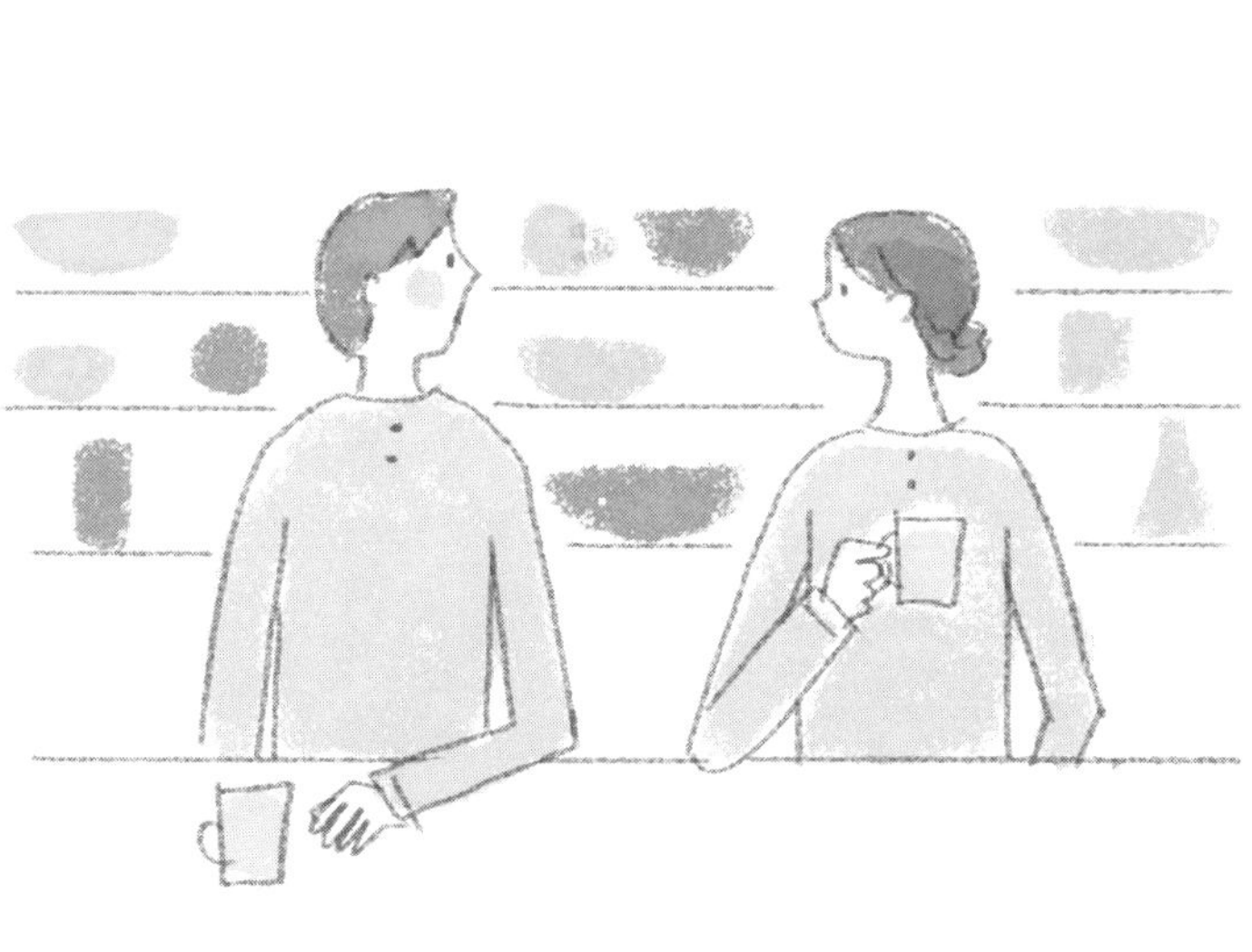

5 卵子が育つために何かやれる事などはないでしょうか？

36〜40歳・埼玉県

不妊治療を2年近くしてたのですが、去年の7月に卵管がんがみつかり、8月に手術、10月から1月までCT法で抗がん剤治療をしました。凍結胚盤胞を4つ残している状態でした。抗がん剤後、すぐピルで生理を起こして胚盤胞を子宮に戻しましたが、着床してくれず、残りの胚盤胞が今1つ残ってる状態です。

5月に採卵をしようとしたのですが、手術で卵巣を1つとっているので片側しかありません。

生理3日目で、卵胞が3.4個みえていて、ショート法をしたのですが、ぜんぜん卵子が成長しませんでした。

やはり抗がん剤の影響かなと思うのですが、この状態で、今後の採卵ができるのか不安です。

生理3日目に病院で血液検査をした時は、FSH 2.3、LH 0.1。一週間後、LH 2.8。二週間後、LH 1.5。

二週間たっても、E_2は5未満で全然育ってない感じです。不妊治療の先生は、抗がん剤後の半年くらいで、もしかしたら戻る可能性もあるかもしれない、とは言ってくれたのですが、なにか、卵子が育つためにやれる事などはないでしょうか？

お返事

AMHの数値も、卵巣を切除しているためか低くなっているようですね。E_2値が低値ということは卵巣が働いていないということですから、これは治療の影響かと思われます。

自然に回復してくるのを待つか、ホルモン剤使用による排卵誘発を試みるかでしょうか。

何もしないと月経は来ない状態かと思われますので、ホルモン剤を使用して月経サイクルを回復させる方法もあるかと思います。卵子が育つための方法というのは思い浮かびませんが、もう少しの間、ホルモンの動向をみてもよいかと思います。

今後どうするかについては、医師とよく相談しながら進めていかれると良いと思います。

6 医師が診ても排卵日の予測はずれるものなのでしょうか？

41〜45歳・静岡県

40歳で結婚し、半年タイミングをとっていましたが、妊娠に繋がらずに病院へ行きました。

特に検査結果は異常なし。一度タイミング法を行いましたが妊娠せず、年齢のこともあってすぐに人工授精へとステップアップしました。

エコーや前回の卵胞の育つ速さなどから人工授精の日を決めていただきました。ですが、丸2日後(48時間後)に排卵確認に行ったところ、まだ排卵していないとのことでその日にhCG注射をしました。

決して人工授精は無駄にはならないとの話でしたが、人工授精は排卵日かその直後が最適だと聞いていたので、今回は妊娠の可能性は無いのではないかと不安しかありません。

医師が診ても排卵日の予測は、ずれるものなのでしょうか？

人工授精2日後以降でも、妊娠の可能性は残っているのでしょうか？

お返事

人工授精についてのご質問ですね。人工授精の妊娠までの目安回数は4〜6回といわれています。

1回あたりの妊娠率は5%くらいですから、数回の人工授精を行い、早めの体外受精も検討されてよいかもしれません。人工授精は、排卵日と予測された日に行います。

排卵日を予測するのに、血液検査では、卵胞の成熟度を確認します。

尿検査では、排卵性のホルモンが色濃く検出されたら排卵が迫っていることがわかります。

エコー検査では、大きさなどを診て予測します。いくつか方法はあるのですが、あくまでも予測ということで、必ずしも的確にその日とは言い切れず、多少前後することはあります。

時間的にも、元気な精子は卵管内で2〜3日、中には7日間生きていることもあります。

一方、卵子の生存時間は、排卵してから6〜12時間ですので、この間に精子と出会う必要があります。

人工授精後2日経っても排卵していないとのことですが、精子は卵管内でスタンバイしていますので、排卵が多少遅れても受精の可能性はあります。

また、発育卵胞が必ずしも毎回排卵しているというわけでもなく、中には成長したけれど排卵せずに残ってしまうこともあります。

人工授精後2日目にhCGの注射を行っていますので、これが引き金となり排卵に向かってくれれば大丈夫ではないでしょうか。

医師が行うのは、あくまでも排卵の予測といっても科学的根拠に基づいて日にちを決めていますから、大幅にずれることはないかと思います。

7 タイミング療法の不妊治療と、hCG注射を打って2年。ステップアップするべきか悩んでいます。

26〜30歳・福岡県

タイミング療法の不妊治療と、hCG注射治療を始めて2年が経つ29歳です。

妊活を始めて半年で化学流産、その後半年で9週で心肺停止、繋留流産をし、流産後3カ月が経過しています。

手術から47日で初めての生理が来て、そこから再度タイミング療法を始めましたが授かりません。

まだ流産後は2回なのですが、排卵検査薬を使って確実にしたのですが、だめでした。基礎体温や卵胞チェックからも排卵日はあっていそうなのですが、本当に妊娠できません。

人工授精にステップアップするべきか悩んでいます。

人工授精にステップアップした場合、タイミング療法に戻ることはもうできないのでしょうか。

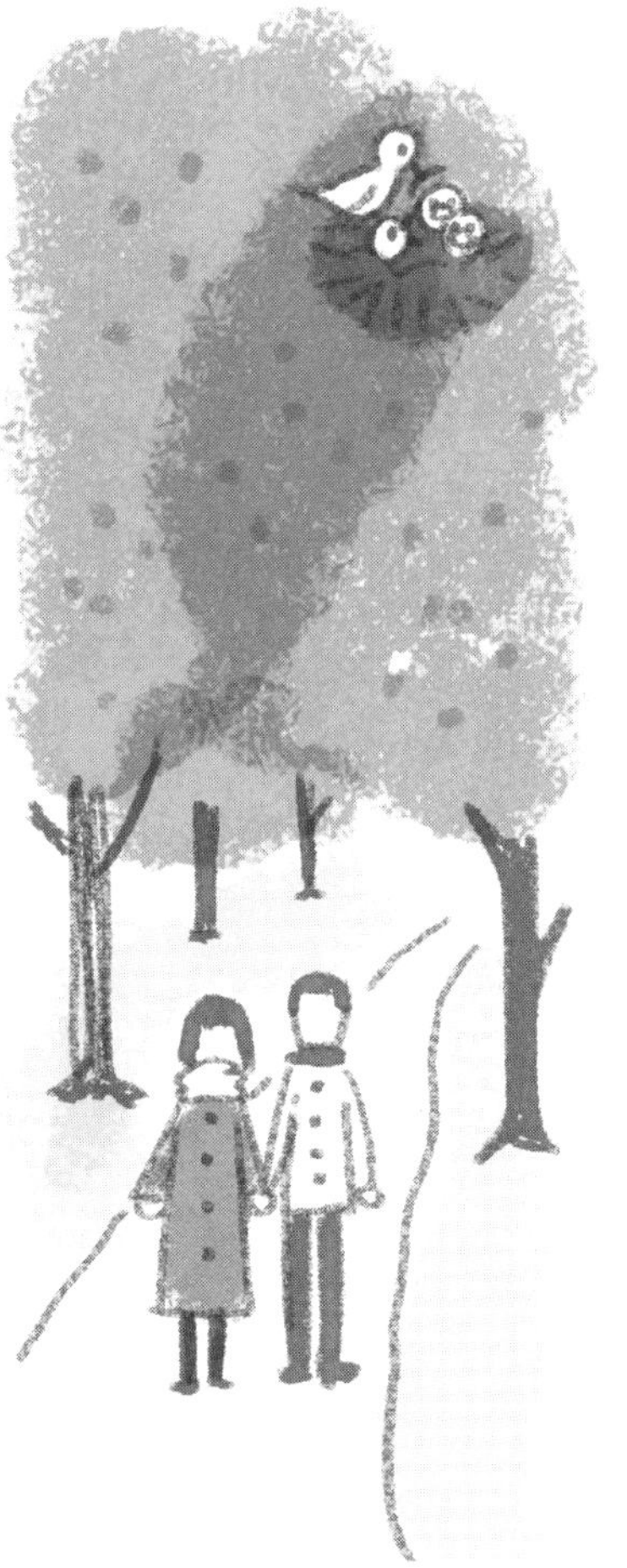

お返事

妊活を始めてから半年で生化学的妊娠、その後、妊娠9週での流産と辛い経験をされましたね。

今後は、人工授精へのステップアップを考えているのですね。

タイミングで妊娠成立されているので、人工授精はあまり有効ではないかもしれません。直接、子宮内に精子を入れなくても自力でたくさんの精子が入っています。自力で入っていけない場合には、人工授精が有効になります。

今後、治療をステップアップするということを考えるのであれば、体外受精が良いのではないでしょうか。

体外受精を行うことで、卵子の質や受精卵の状況を確認することができますし、また、胚盤胞（受精卵）を凍結することによって、比較的生命力の強い受精卵を子宮内に戻すことができます。

ただ、体外受精だから必ず妊娠成立する、正常な子どもが必ず生まれるということではありません。

治療のステップアップを行う前に、不育症の検査を実施するということも検討されてはいかがでしょう。

偶発的に起きた流産かもしれませんが、何か要因があって流産となることもありますので、不安要素は取り除いてから治療を再開されると良いのではないでしょうか。不育症検査はまだ早いといわれてしまうかもしれませんが、検討してみてもいいのではないかと思います。

人工授精からタイミングに戻すこともありますので、大丈夫です。

8

射精障害があり、医師からは夫婦関係を持たないと子どもが生まれた時に愛着形成に影響があるから、夫婦関係を持つように言われましたが、夫が全くする気がありません。

31～35歳・兵庫県

夫が性行為に対して意欲がなく、プレッシャーから勃起・射精障害があり、私も子宮腺筋症や年齢のこともあって早く子どもを産みたいと思い、相談して人工授精を受けています。

近くで不妊治療を専門にしている、評価の良いところをネットで選択しました。1カ所しかなかったのもあり、行ってみると医師から「夫婦関係を持たないと子どもが生まれた時に愛着形成に影響があるから、妊娠するしないにせよ夫婦関係を持つように」と言われました。しかし、夫は全くする気がありません。

通院で、医師に言われるたびに、私は負担に感じています。

人工授精をするにあたって検査をすると、自分も下垂体機能低下症や、卵管狭窄型であることがわかりました。

下垂体機能低下症は、排卵誘発剤で何とかなるそうです。

卵管狭窄型に対しては体外受精が良いが、その費用で人工授精が6回は受けられるから人工授精でどうや、と言われそのまま受けています。

夫も精子の量が少ないようです。1回目は検査結果が悪く、ホルモン剤内服と漢方の内服を始めました。

今の通院先は人工授精までで、体外受精になると他の病院を探すことになります。

親類の中にも不妊治療で子どもを産んでいる人もいて、いろんな意見を聞いています。そのなかで卵管狭窄の手術もしないで人工授精して効果はあるのかとか、遠くても人工授精、体外受精、凍結保存などができる病院に移った方がいいのではないかなどのアドバイスをもらいました。

今の病院では卵管狭窄に対する手術はできないようです。

どうしたらいいのか分からなくなってきています。仕事もあり、受診のタイミングも合わせるのが大変で、気持ちもしんどいです。

お返事

射出障害と卵管狭窄があるのですね。

人工授精は男性側に不妊の要因などがある場合に、妊娠を目指すための必要な医療です。

確かに夫婦の営みでの妊娠成立とはいきませんが、おふたりの子どもであることは間違いのないことですし、母性愛・父性愛も徐々に芽生えてくるものではないでしょうか。

体外受精を視野に入れているのであれば、同じ人工授精を受けるのにも体外受精まで診療している施設が良いと思います。人工授精を行いながら、排卵状況や精液所見の確認ができます。体外受精の方がより適応する治療ということが判断されるかもしれません。

ご自宅からは、少し遠い場所になってしまうかもしれませんが、治療は毎月でなくて大丈夫です。

通院できる治療スケジュールを立て、整った周期で治療を行っていくのはどうでしょう。

不妊検査の中のAMHの数値によっては、早めにステップアップを行った方がよい場合もあります。

ただ、すでに卵管狭窄や精液所見の心配もあるようですので、はじめから体外受精の適用となることも十分に考えられますから、今後どうするかは、ご主人とよく検討されてみてはいかがでしょう。最善の治療で、良い結果に結びつくとよいですね。

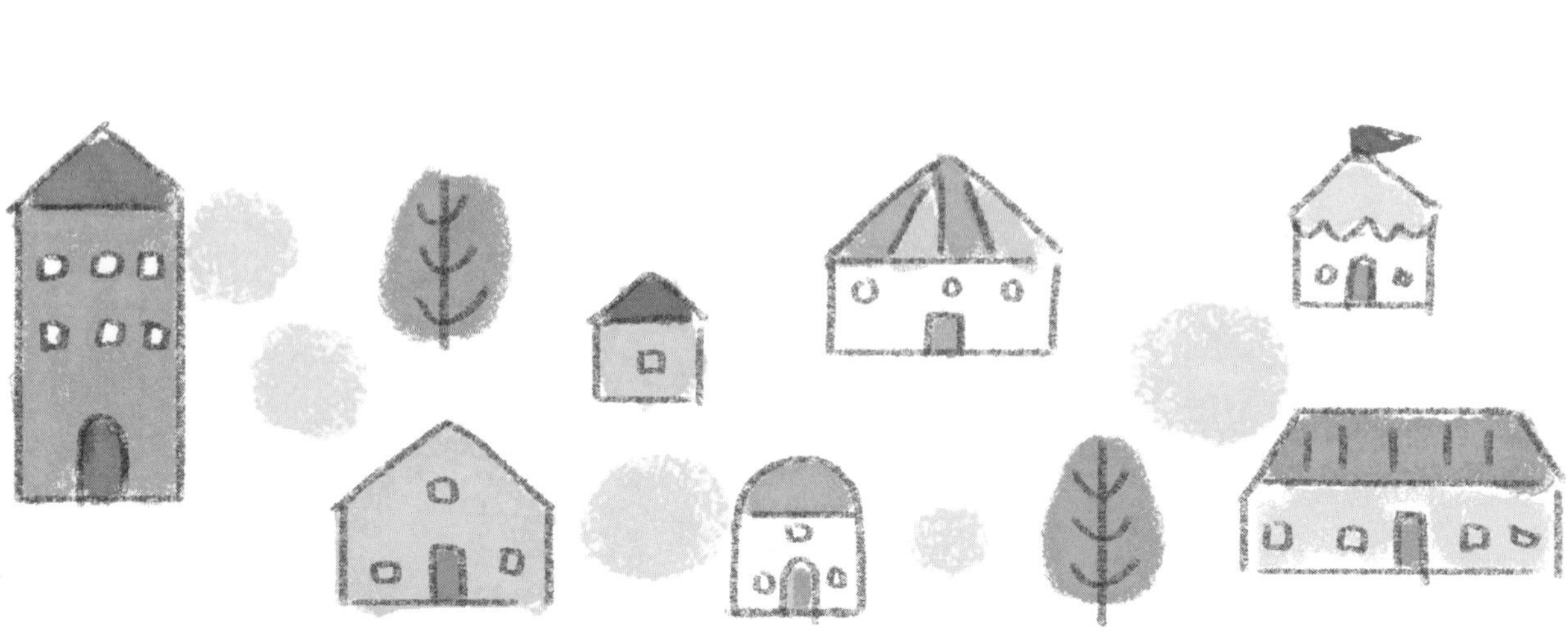

9

排卵検査薬が陽性にならないと人工授精のタイミングが決められないとのことで相談させていただきます。

31〜35歳・香川県

排卵日予測検査薬で、ＬＨサージが出る検査薬と出ない検査薬があります。

翌月より人工授精にステップアップする計画を立てていますが、病院から処方されている排卵検査薬が陽性にならないと人工授精のタイミングが決められないとのことで相談させていただきます。

生理は約30日周期でフーナー・卵管検査共に問題なく、エコーの検診でも排卵を確認できています。

これまで妊活を初めて1年以上経過しており、通院してのタイミング療法は計6カ月実施しています。

陽性にならない検査薬は、かかりつけの病院から処方されているエルチェックＦＴという検査薬で、２０ｈＬＨで陽性になるものです。他方の陽性を確認している検査薬は個人的に購入したドクターズチョイスの排卵検査薬で、こちらも２０ｈＬＨで陽性になるものです。

かかりつけ医から処方されている検査薬では、この半年間一度も陽性になったことがありません。個人購入した検査薬も平行して使用していて、陽性になることもあり、その時点でタイミングを取るようにしています。なお、個人購入の検査薬が陽性となるタイミングと、排卵のタイミングに大きなズレが無いことは内診により確認しています。

しかし、前述の通り、病院から処方されている検査薬で陽性にならないと人工授精のタイミングが決められないとのことで、ステップアップしてよいものか分かりません。またＬＨサージの値自体が低いことも懸念しており、何か他の病気が隠れていないか心配しています。

別の不妊治療専門クリニックに転院した方がいいのか、ＬＨサージが出ないことはどのような心配事があるか、またＬＨサージが出ないままでも人工授精や体外受精に移行できるのかを教えてください。

お返事

かかりつけで処方の排卵検査薬では反応が出ず、ご自分で購入した検査薬では反応がでるのですね。

受診している施設には、そのことを伝えていますか？

尿検査でよくわからない場合には、血液検査で排卵の予測をすることも可能ですが、そちらでは血液検査はしていないのでしょうか。

病院の検査薬も、購入されたものも精度的にはあまり差はないかと思いますが、反応しやすい、反応しにくいがあるのかもしれませんね。

また排卵の時期に関しては大きなずれはないようですから、今までのタイミングで良いのかもしれません。

別の不妊クリニックでは、血液検査での排卵時期を確認してくれるかもしれませんので問い合わせをしてみてはいかがでしょう。

ＬＨサージが来ないということは、排卵しないということですから、ＬＨサージの出方が少し違うのかもしれません。

人工授精をするのにも、体外受精を選択するのにも、ＬＨサージがでないと卵子自体が成熟しないので、うまく排卵できなかったり、体外受精であれば、卵子を回収できないということもあります。

本当にＬＨサージが起きていないのか、検査をしてみないと何とも言えないかもしれません。排卵を促す点鼻薬や注射もありますので、医師にご相談いただくと良いと思います。

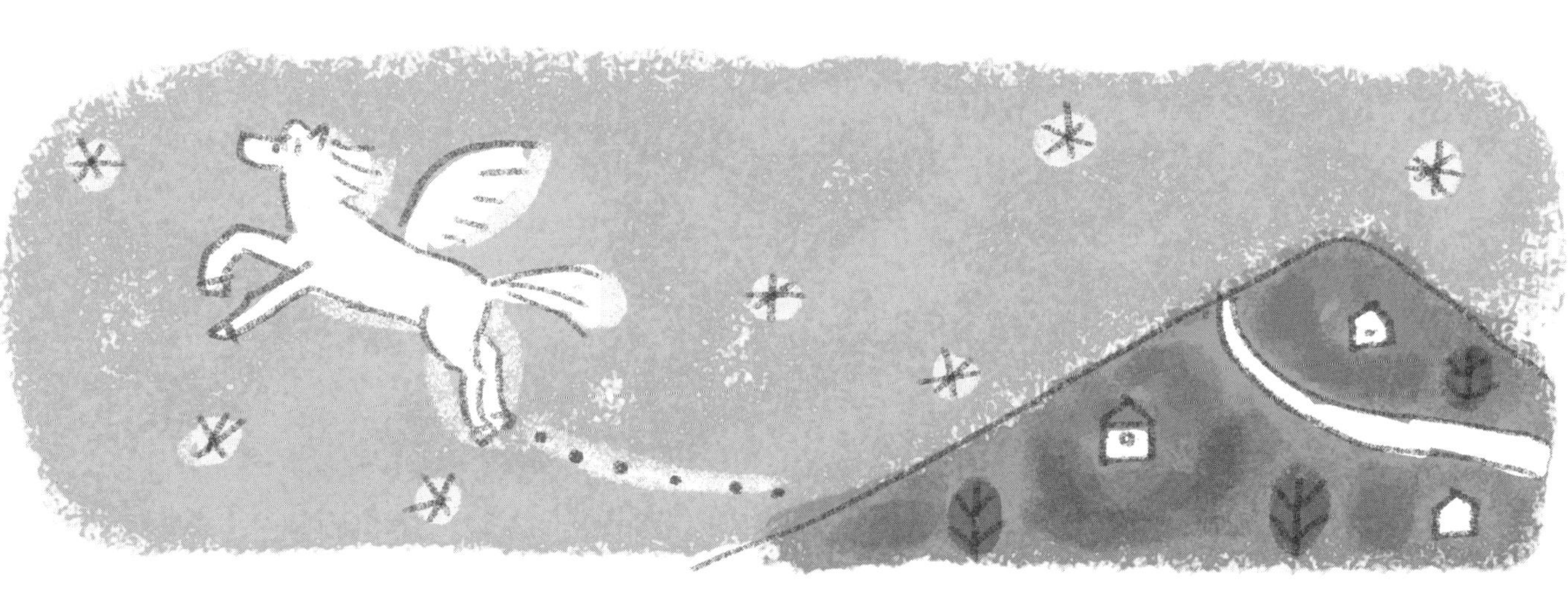

10 まだ1回目のタイミングで、期待してはいけないと思いつつ、確率的に妊娠している可能性があるか知りたいです。

31〜35歳・滋賀県

不妊治療で先月から病院に通い始めました。

まずはタイミングからということで生理開始日より13・15・17日とタイミングを取り、先生にもバッチリだと言って頂けました。まだ1回目のタイミング取りであり、あまり期待してはいけないと思いますが、確率的に妊娠している可能性があるか知りたいです。あと、月の生理の予定が27日なのですが、その間に献血に行きたいなと思っています。献血をすることによって妊娠の可能性を低めることはありますか？ご教授ください。

お返事

先月からタイミング療法を始められたのですね。

タイミングでの妊娠率ですが、30歳前半で1回あたりの妊娠率は15〜20%です。

1回のタイミングで良い結果になることももちろんありますし、そうでないこともあります。あまり意識せず、落ち着いてお過ごしいただければと思います。

また、妊娠の可能性がある時期での献血ですが、妊娠の可能性があることを伝えた場合、献血の量に制限がでてくる可能性はあるかもしれませんね。

献血自体が妊娠の可能性を低くするということはありませんので、大丈夫です。

貧血予防に葉酸を、サプリメントでしっかりと補いましょう。

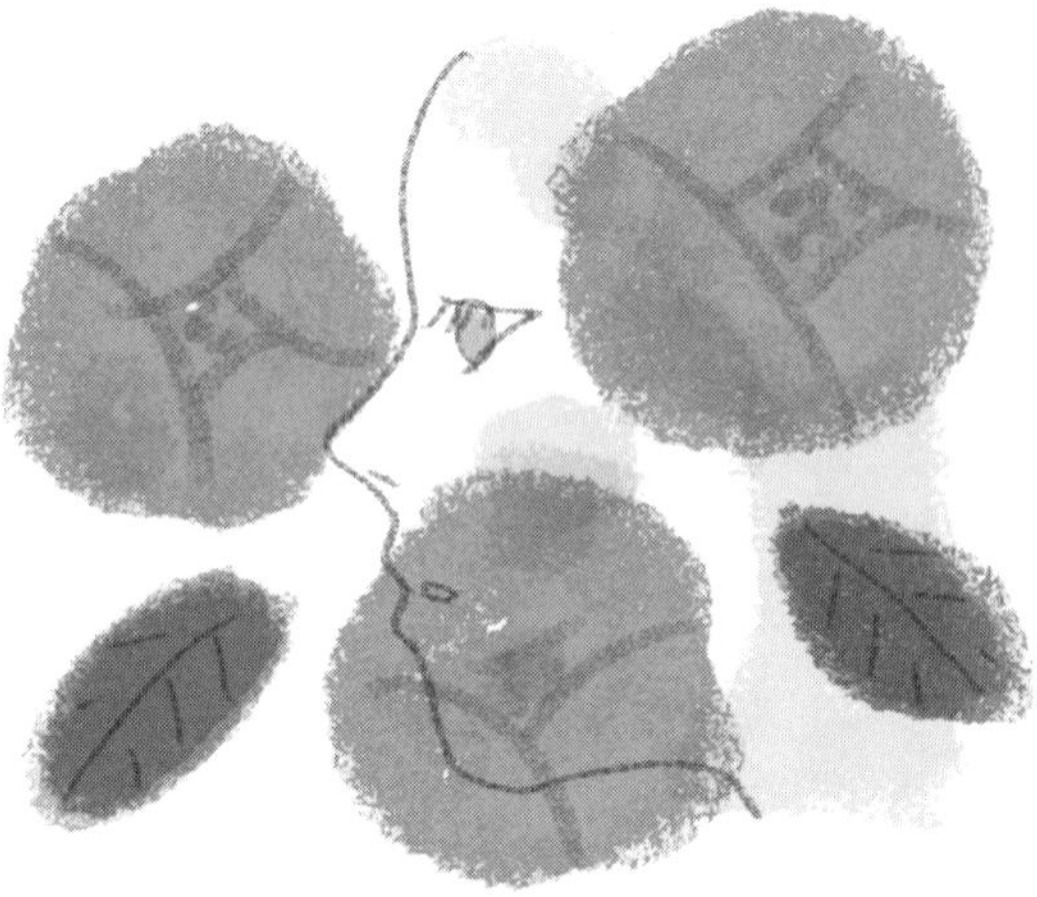

11 保険適用では、同一周期で1つの病院しか行けないのか、途中転院も可能なのか教えてください。

31〜35歳・埼玉県

タイミング療法中ですが、排卵障害のため自己注射をしながら治療をしています。現在、通院中の病院では薬剤が限られており、なかなか卵胞が育たないことから転院を検討しています。しかし、転院先が決まらなかったため、今周期の治療を始めたのですが、制度上、治療の途中からの転院は可能なのでしょうか。

保険適用になり色々な制限が出ているようなので、同一周期では1つの病院しか行けないのか、途中からでも可能なのか知りたく質問させていただきました。

可能でも病院にとっては好ましくはないと思い、聞きづらいためまずはこちらに質問させていただきました。

お返事

治療の途中での転院についてですが、基本的には、現在の主治医の判断により注射での刺激を行っていますので、転院した先が同じ方法で治療を継続するとは限りません。転院先の医師の治療方針というのがありますので、治療周期途中での転院はあまりお勧めできません。

現在、不妊治療が保険適用になり、たくさんの患者さんが治療を受けており、一時的に供給が追い付かない薬剤もあります。必要としている内服薬や注射が手に入りにくい状態は、どこの施設も同じかと思います。また、治療の内容によって、タイミング法、人工授精、体外受精では国からの確認事項も変わってきますし、ご主人の同意が必要になります。周期ごとに必要とすることもあります。

転院をする場合には、一旦治療を中断し、転院先を受診するか、あるいは、今の治療を継続のまま、次の周期から転院先での治療を希望するということであれば良いかもしれませんが、それも含め詳細は施設にご確認されてください。

同周期でも別の施設に相談という形の受診であれば可能かもしれませんが、こちらでは詳しく把握しておりませんので、合わせてご確認されると良いでしょう。

2023年8月時点（当センター調べ）
注：変更が生じる場合があります。詳しくは各治療施設のオフィシャルHPなどでご確認ください。

全国の不妊治療 病院＆クリニック

あなたの街で不妊治療を受けるための病院＆クリニック案内です。
どこの病院に行こうかな？　望む治療が受けられるかな？
病院選びの参考に！！

- 全国を6地方に分け、人工授精以上の不妊治療を行っている病院＆クリニックを一覧にしています。

- クリニック名の前にある ● 印は日本産科婦人科学会に登録のある生殖補助医療実施施設を元に、当センターのアンケート調査から体外受精実施施設として確認がとれた病院・クリニックを掲載しています。詳しくは直接各施設にお問合せください。

- ピックアップクリニックとして、診療や治療に関する24項目をあげて案内する病院＆クリニックがあります。各項目のチェックは、
○…実施している ●…常に力を入れて実施している △…検討中である ×…実施していない
で表記をしています。（保険診療に関しては、実施している○ か、実施していない× で表記しています）
また、自由診療における体外受精費用、顕微授精費用の目安も案内しています。

ピックアップクリニックの紹介例

❖ あいうえおクリニック　**あい市**
Tel.000-000-0000　あい市うえお北町 3-2-7　since 1988.4

診療日	月	火	水	木	金	土	日	祝祭日
am	●	●	●	●	●	●	-	-
pm	▲	●	-	●	▲	-	-	-

予約受付時間　8　9　10　11　12　13　14　15　16　17　18　19　20　21時

▲月・金曜日の午後は 15:00 ～ 17:00

自由診療の料金
体外受精費用　27万～38万円
顕微授精費用　35万～45万円

保険：一般不妊治療 … ○	自由：体外受精 ……… ●	タイムラプス型インキュベーター ●
保険：体外受精 ……… ○	自由：顕微授精 ……… ●	ERA検査 …………… ○
保険：顕微授精 ……… ○	調節卵巣刺激法 ……… ●	EMMA・ALICE検査 … ○
男性不妊…○連携施設あり	低刺激・自然周期法 … ○	SEET法 …………… ○
不育症 ……………… ●	着床不全 …………… ●	子宮内膜スクラッチ … ○
漢方薬の扱い ……… ○	勉強会・説明会 ……… ●	PRP ……………… △
治療費の公開 ……… ○	PICSI ……………… △	PGT-A …………… ×
妊婦健診……○ 10週まで	IMSI ……………… ●	子宮内フローラ検査 … ○

［各項目のチェックについて］　○ … 実施している　● … 常に力を入れて実施している　△ … 検討中である　× … 実施していない

北海道・東北地方

北海道

● エナ麻生 ART クリニック
Tel.011-792-8850 札幌市北区

● さっぽろ ART クリニック
Tel.011-700-5880 札幌市北区

● 北海道大学病院
Tel.011-716-1161 札幌市北区

● さっぽろ ART クリニック n24
Tel.011-792-6691 札幌市北区

● 札幌白石産科婦人科病院
Tel.011-862-7211 札幌市白石区

● 青葉産婦人科クリニック
Tel.011-893-3207 札幌市厚別区

● 五輪橋マタニティクリニック
Tel.011-585-3110 札幌市南区

● 手稲渓仁会病院
Tel.011-681-8111 札幌市手稲区

● セントベビークリニック
Tel.011-215-0880 札幌市中央区

● 金山生殖医療クリニック
Tel.011-200-1122 札幌市中央区

円山レディースクリニック
Tel.011-614-0800 札幌市中央区

● 時計台記念病院
Tel.011-251-2221 札幌市中央区

● 神谷レディースクリニック
Tel.011-231-2722 札幌市中央区

● 札幌厚生病院
Tel.011-261-5331 札幌市中央区

● 斗南病院
Tel.011-231-2121 札幌市中央区

● 札幌医科大学医学部付属病院
Tel.011-611-2111 札幌市中央区

● 中央メディカルクリニック
Tel.011-222-0120 札幌市中央区

● おおこうち産科婦人科
Tel.011-233-4103 札幌市中央区

● 福住産科婦人科クリニック
Tel.011-836-1188 札幌市豊平区

● KKR 札幌医療センター
Tel.011-822-1811 札幌市豊平区

● 美加レディースクリニック
Tel.011-833-7773 札幌市豊平区

琴似産科婦人科クリニック
Tel.011-612-5611 札幌市西区

● 札幌東豊病院
Tel.011-704-3911 札幌市東区

● 秋山記念病院
Tel.0138-46-6660 函館市石川町

製鉄記念室蘭病院
Tel.0143-44-4650 室蘭市知利別町

● 岩城産婦人科
Tel.0144-38-3800 苫小牧市緑町

● とまこまいレディースクリニック
Tel.0144-73-5353 苫小牧市弥生町

● レディースクリニックぬまのはた
Tel.0144-53-0303 苫小牧市北栄町

● 森産科婦人科病院
Tel.0166-22-6125 旭川市７条

● みずうち産科婦人科医院
Tel.0166-31-6713 旭川市豊岡

● 旭川医科大学附属病院
Tel.0166-65-2111 旭川市緑が丘

帯広厚生病院
Tel.0155-65-0101 帯広市西６条

● おびひろ ART クリニック
Tel.0155-67-1162 帯広市東３条

釧路赤十字病院
Tel.0154-22-7171 釧路市新栄町

● 足立産婦人科クリニック
Tel.0154-25-7788 釧路市中園町

● 北見レディースクリニック
Tel.0157-31-0303 北見市大通東

● 中村記念愛成病院
Tel.0157-24-8131 北見市高栄東町

青森県

● エフ.クリニック
Tel.017-729-4103 青森市浜田

● レディスクリニック・セントセシリア
Tel.017-738-0321 青森市筒井八ツ橋

青森県立中央病院
Tel.017-726-8111 青森市東造道

● 八戸クリニック
Tel.0178-22-7725 八戸市柏崎

● 婦人科　さかもとともみクリニック
Tel.0172-29-5080 弘前市早稲田

● 弘前大学医学部付属病院
Tel.0172-33-5111 弘前市本町

安斎レディスクリニック
Tel.0173-33-1103 五所川原市一ツ谷

岩手県

● 岩手医科大学附属病院 内丸メディカルセンター
Tel.019-613-6111 盛岡市内丸

● 京野アートクリニック盛岡
Tel.019-613-4124 盛岡市盛岡駅前通

畑山レディスクリニック
Tel.019-613-7004 盛岡市北飯岡

産科婦人科吉田医院
Tel.019-622-9433 盛岡市若園町

平間産婦人科
Tel.0197-24-6601 奥州市水沢太白通り

岩手県立二戸病院
Tel.0195-23-2191 二戸市堀野

秋田県

藤盛レィディーズクリニック
Tel.018-884-3939 秋田市東通仲町

中通総合病院
Tel.018-833-1122 秋田市南通みその町

● 秋田大学医学部附属病院
Tel.018-834-1111 秋田市本道

● 清水産婦人科クリニック
Tel.018-893-5655 秋田市広面

市立秋田総合病院
Tel.018-823-4171 秋田市川元松丘町

秋田赤十字病院
Tel.018-829-5000 秋田市上北手猿田

あきたレディースクリニック安田
Tel.018-857-4055 秋田市土崎港中央

池田産婦人科クリニック
Tel.0183-73-0100 湯沢市字両神

● 大曲母子医院
Tel.0187-63-2288 大仙市大曲福住町

佐藤レディースクリニック
Tel.0187-86-0311 大仙市戸蒔

大館市立総合病院
Tel.0186-42-5370 大館市豊町

山形県

山形市立病院済生館
Tel.023-625-5555 山形市七日町

● 山形大手町ARTクリニック川越医院
Tel.023-641-6467 山形市大手町

● 山形済生病院
Tel.023-682-1111 山形市沖町

レディースクリニック高山
Tel.023-674-0815 山形市嶋北

● 山形大学医学部附属病院
Tel.023-628-1122 山形市飯田西

国井クリニック
Tel.0237-84-4103 寒河江市大字中郷

● ゆめクリニック
Tel.0238-26-1537 米沢市東

米沢市立病院
Tel.0238-22-2450 米沢市相生町

● すこやかレディースクリニック
Tel.0235-22-8418 鶴岡市東原町

たんぽぽクリニック
Tel.0235-25-6000 鶴岡市日枝鳥居上

山形県立河北病院
Tel.0237-73-3131 西村山郡河北町

宮城県

● 京野アートクリニック仙台
Tel.022-722-8841 仙台市青葉区

● 東北大学病院
Tel.022-717-7000 仙台市青葉区

産科婦人科メリーレディースクリニック
Tel.022-391-0315 仙台市青葉区

● たんぽぽレディースクリニック あすと長町
Tel.022-738-7753 仙台市太白区

● 仙台ソレイユ母子クリニック
Tel.022-248-5001 仙台市太白区

● 仙台 ART クリニック
Tel.022-791-8851 仙台市宮城野区

うつみレディスクリニック
Tel.0225-84-2868 東松島市赤井

大井産婦人科医院
Tel.022-362-3231 塩竈市新富町

● スズキ記念病院
Tel.0223-23-3111 岩沼市里の杜

福島県

● いちかわクリニック
Tel.024-554-0303 福島市南矢野目

● 福島県立医科大学附属病院
Tel.024-547-1111 福島市光が丘

● アートクリニック産婦人科
Tel.024-523-1132 福島市栄町

福島赤十字病院
Tel.024-534-6101 福島市入江町

あべウイメンズクリニック
Tel.024-923-4188 郡山市富久山町

● ひさこファミリークリニック
Tel.024-952-4415 郡山市中ノ目

太田西ノ内病院
Tel.024-925-1188 郡山市西ノ内

寿泉堂綜合病院
Tel.024-932-6363 郡山市駅前

● あみウイメンズクリニック
Tel.0242-37-1456 会津若松市八角町

● 会津中央病院
Tel.0242-25-1515 会津若松市鶴賀町

● いわき婦人科
Tel.0246-27-2885 いわき市内郷綴町

PICK UP!　北海道地方 / ピックアップ クリニック

北海道

❖ 金山生殖医療クリニック

札幌市

Tel.011-200-1122　札幌市中央区北１条西 4-1-1 三甲大通り公園ビル 2F　since 2017.4

診療日		月	火	水	木	金	土	日	祝祭日
	am	●	●	●	●	●	●	▲	-
	pm	●	★	-	★	●	-	-	-

月・金曜午前 7:45 ～ 15:00、★火・木曜午前 7:45 ～ 13:00、午後 16:00 ～ 19:00、水・土曜 13:00 まで、▲日曜はHPをご確認ください。　予約は WEB にて 24 時間受付。

予約受付時間	8	9	10	11	12	13	14	15	16	17	18	19	20	21	時

自由診療の料金

体外受精費用　26 万円～
顕微授精費用　31 万円～

保険：一般不妊治療 … ○	自由：体外受精 ……… ●	タイムラプス型インキュベーター ●
保険：体外受精 ……… ○	自由：顕微授精 ……… ●	ERA検査 ………… ○
保険：顕微授精 ……… ○	調節卵巣刺激法 ……… ○	EMMA・ALICE 検査 … ○
男性不妊 …○連携施設あり	低刺激・自然周期法 … ●	SEET 法 ………… ×
不育症 ………… ●	着床不全 ………… ●	子宮内膜スクラッチ … ○
漢方薬の扱い ……… ○	勉強会・説明会 ……… △	PRP ………… ×
治療費の公開 ……… ○	PICSI ………… ×	PGT-A ………… ×
妊婦健診 ………… ×	IMSI ………… ×	子宮内フローラ検査 … ○

[各項目のチェックについて]　○ … 実施している　● … 常に力を入れて実施している　△ … 検討中である　× … 実施していない

PICK UP!

東北地方 / ピックアップ クリニック

福島県

❖ あみウイメンズクリニック

会津若松市
since 2004.10

Tel.0242-37-1456　会津若松市八角町 4-21

診療日		月	火	水	木	金	土	日	祝祭日
	am	●	●	●	-	●	●	-	-
	pm	●	●	●	-	●	-	-	-

予約受付時間　8 9 10 11 12 13 14 15 16 17 18 19 20 21 時

※完全予約制

自由診療の料金

HP を参照
https://ami-clinic.jp/

保険：一般不妊治療 … ○
保険：体外受精 ……… ○
保険：顕微授精 ……… ○
男性不妊…○連携施設あり
不育症 …………………… ○
漢方薬の扱い ………… ○
治療費の公開 ………… ○
妊婦健診……○ 26 週まで

自由：体外受精 ……… ●
自由：顕微授精 ……… ●
調節卵巣刺激法 ……… ●
低刺激・自然周期法 … ○
着床不全 ……………… ○
勉強会・説明会 ……… △
PICSI …………………… ×
IMSI……………………… ×

タイムラプス型インキュベーター ×
ERA検査 …………… ×
EMMA・ALICE 検査 … ×
SEET 法 ………………… ○
子宮内膜スクラッチ … ○
PRP……………………… ×
PGT-A …………………… ×
子宮内フローラ検査 … ×

関東

関東地方

茨城県

● いがらしクリニック
Tel.0297-62-0936　龍ケ崎市栄町

● 筑波大学附属病院
Tel.029-853-3900　つくば市天久保

● つくば ART クリニック
Tel.029-863-6111　つくば市竹園

● つくば木場公園クリニック
Tel.029-886-4124　つくば市松野木

● 筑波学園病院
Tel.029-836-1355　つくば市上横場

● 遠藤産婦人科医院
Tel.0296-20-1000　筑西市中舘

● 根本産婦人科医院
Tel.0296-77-0431　笠間市八雲

● おおぬき ART クリニック水戸
Tel.029-231-1124　水戸市三の丸

江幡産婦人科病院
Tel.029-224-3223　水戸市備前町

● 石渡産婦人科病院
Tel.029-221-2553　水戸市上水戸

植野産婦人科医院
Tel.029-221-2513　水戸市五軒町

岩崎病院
Tel.029-241-8700　水戸市笠原町

● 小塙医院
Tel.0299-58-3185　小美玉市田木谷

原レディスクリニック
Tel.029-276-9577　ひたちなか市笹野町

● 福地レディースクリニック
Tel.0294-27-7521　日立市鹿島町

栃木県

● 中田ウィメンズ＆ART クリニック
Tel.028-614-1100　宇都宮市馬場通り

宇都宮中央クリニック
Tel.028-636-1121　宇都宮市中央

● 平尾産婦人科医院
Tel.028-648-5222　宇都宮市鶴田

● かわつクリニック
Tel.028-639-1118　宇都宮市大寛

福泉医院
Tel.028-639-1122　宇都宮市下栗

● ちかざわレディスクリニック
Tel.028-638-2380　宇都宮市城東

高橋あきら産婦人科医院
Tel.028-663-1103　宇都宮市東今泉

かしわぶち産婦人科
Tel.028-663-3715　宇都宮市海道町

済生会 宇都宮病院
Tel.028-626-5500　宇都宮市竹林町

● 独協医科大学病院
Tel.0282-86-1111　下都賀郡壬生町

● 那須赤十字病院
Tel.0287-23-1122　大田原市中田原

● 匠レディースクリニック
Tel.0283-21-0003　佐野市奈良渕町

佐野厚生総合病院
Tel.0283-22-5222　佐野市堀米町

● 城山公園すずきクリニック
Tel.0283-22-0195　佐野市久保町

● 中央クリニック
Tel.0285-40-1121　下野市薬師寺

● 自治医科大学附属病院
Tel.0285-44-2111　下野市薬師寺

石塚産婦人科
Tel.0287-36-6231　那須塩原市三島

● 国際医療福祉大学病院
Tel.0287-37-2221　那須塩原市井口

群馬県

セントラル・レディース・クリニック
Tel.027-326-7711　高崎市東町

● 高崎 ART クリニック
Tel.027-310-7701　高崎市あら町

産科婦人科舘出張　佐藤病院
Tel.027-322-2243　高崎市若松町

● セキールレディースクリニック
Tel.027-330-2200　高崎市栄町

矢崎医院
Tel.027-344-3511　高崎市剣崎町

● 上条女性クリニック
Tel.027-345-1221　高崎市栗崎町

公立富岡総合病院
Tel.0274-63-2111　富岡市富岡

● JCHO 群馬中央病院
Tel.027-221-8165　前橋市紅雲町

● 群馬大学医学部附属病院
Tel.027-220-7111　前橋市昭和町

● 横田マタニティーホスピタル
Tel.027-219-4103　前橋市下小出町

● いまいウイメンズクリニック
Tel.027-221-1000　前橋市東片貝町

前橋協立病院
Tel.027-265-3511　前橋市朝倉町

● HILLS LADIES CLINIC（神岡産婦人科医院）
Tel.027-253-4152　前橋市総社町

● ときざわレディスクリニック
Tel.0276-60-2580　太田市小舞木町

クリニックオガワ
Tel.0279-22-1377　渋川市石原

宇津木医院
Tel.0270-64-7878　佐波郡玉村町

埼玉県

● セントウィメンズクリニック
Tel.048-871-1771　さいたま市浦和区

● おおのたウィメンズクリニック 埼玉大宮
Tel.048-783-2218　さいたま市大宮区

● 秋山レディースクリニック
Tel.048-663-0005　さいたま市大宮区

● 大宮レディスクリニック
Tel.048-648-1657　さいたま市大宮区

● かしわざき産婦人科
Tel.048-641-8077　さいたま市大宮区

● あらかきウィメンズクリニック
Tel.048-838-1107　さいたま市南区

● 丸山記念総合病院
Tel.048-757-3511　さいたま市岩槻区

● 大和たまごクリニック
Tel.048-757-8100　さいたま市岩槻区

● ソフィア祐子レディースクリニック
Tel.048-253-7877　川口市西川口

● 永井マザーズホスピタル
Tel.048-959-1311　三郷市上彦名

● 産婦人科菅原病院
Tel.048-964-3321　越谷市越谷

● ゆうレディースクリニック
Tel.048-967-3122　越谷市南越谷

● 獨協医科大学埼玉医療センター
Tel.048-965-1111　越谷市南越谷

● スピカレディースクリニック
Tel.0480-65-7750　加須市南篠崎

● 中村レディスクリニック
Tel.048-562-3505　羽生市中岩瀬

● 埼玉医科大学病院
Tel.049-276-1297　入間郡毛呂山町

● 埼玉医科大学総合医療センター
Tel.049-228-3674　川越市鴨田

● 恵愛生殖医療医院
Tel.048-485-1185　和光市本町

● 大塚産婦人科小児科医院
Tel.048-479-7802　新座市片山

● ウィメンズクリニックふじみ野
Tel.049-293-8210　富士見市ふじみ野西

● ミューズレディスクリニック
Tel.049-256-8656　ふじみ野市霞ケ丘

● 吉田産科婦人科医院
Tel.04-2932-8781　入間市野田

● 瀬戸病院
Tel.04-2922-0221　所沢市金山町

● さくらレディスクリニック
Tel.04-2992-0371　所沢市くすのき台

● 熊谷総合病院
Tel.048-521-0065　熊谷市中西

平田クリニック
Tel.048-526-1171　熊谷市肥塚

Women's Clinic ひらしま産婦人科
Tel.048-722-1103　上尾市原市

上尾中央総合病院
Tel.048-773-1111　上尾市柏座

みやざきクリニック
Tel.0493-72-2233　比企郡小川町

千葉県

● 高橋ウイメンズクリニック
Tel.043-243-8024　千葉市中央区

● 千葉メディカルセンター
Tel.043-261-5111　千葉市中央区

● 千葉大学医学部附属病院
Tel.043-226-2121　千葉市中央区

● 亀田 IVF クリニック幕張
Tel.043-296-8141　千葉市美浜区

● みやけウィメンズクリニック
Tel.043-293-3500　千葉市緑区

川崎レディースクリニック
Tel.04-7155-3451　流山市東初石

● おおたかの森 ART クリニック
Tel. 04-7170-1541　流山市おおたかの森

ジュノ・ヴェスタクリニック八田
Tel.047-385-3281　松戸市牧の原

● 大川レディースクリニック
Tel.047-341-3011　松戸市馬橋

松戸市立総合医療センター
Tel.047-712-2511　松戸市千駄堀

● 鎌ケ谷 ART クリニック
Tel.047-442-3377　鎌ケ谷市新鎌ケ谷

● 本八幡レディースクリニック
Tel.047-322-7755　市川市八幡

● 東京歯科大学市川総合病院
Tel.047-322-0151　市川市菅野

● 西船橋こやまウィメンズクリニック
Tel.047-495-2050　船橋市印内町

北原産婦人科
Tel.047-465-5501　船橋市習志野台

● … 体外受精以上の生殖補助医療実施施設

● はなおか IVF クリニック品川
Tel.03-5759-5112　品川区大崎

● 昭和大学病院
Tel.03-3784-8000　品川区旗の台

● 東邦大学医療センター大森病院
Tel.03-3762-4151　大田区大森西

とちぎクリニック
Tel.03-3777-7712　大田区山王

● キネマアートクリニック
Tel.03-5480-1940　大田区蒲田

● ファティリティクリニック東京
Tel.03-3477-0369　渋谷区東

日本赤十字社医療センター
Tel.03-3400-1311　渋谷区広尾

● torch clinic
Tel.03-6467-7910　渋谷区恵比寿

● 恵比寿ウィメンズクリニック
Tel.03-6452-4277　渋谷区恵比寿南

恵比寿つじクリニック ＜男性不妊専門＞
Tel.03-5768-7883　渋谷区恵比寿南

● 桜十字ウイメンズクリニック渋谷
Tel.03-5728-6626　渋谷区宇田川町

● アートラボクリニック渋谷
Tel.03-3780-8080　渋谷区宇田川町

● フェニックスアートクリニック
Tel.03-3405-1101　渋谷区千駄ヶ谷

● はらメディカルクリニック
Tel.03-3356-4211　渋谷区千駄ヶ谷

篠原クリニック
Tel.03-3377-6633　渋谷区笹塚

みやぎしレディースクリニック
Tel.03-5731-8866　目黒区八雲

● とくおかレディースクリニック
Tel.03-5701-1722　目黒区中根

● 峯レディースクリニック
Tel.03-5731-8161　目黒区自由が丘

● 育良クリニック
Tel.03-3792-4103　目黒区上目黒

● 目黒レディースクリニック
LineID.@296kumet　目黒区目黒

● 三軒茶屋ウィメンズクリニック
Tel.03-5779-7155　世田谷区太子堂

● 三軒茶屋 ART レディースクリニック
Tel.03-6450-7588　世田谷区三軒茶屋

● 梅ヶ丘産婦人科
Tel.03-3429-6036　世田谷区梅丘

● 国立成育医療研究センター 周産期・母性診療センター
Tel.03-3416-0181　世田谷区大蔵

● ローズレディースクリニック
Tel.03-3703-0114　世田谷区等々力

● 陣内ウィメンズクリニック
Tel.03-3722-2255　世田谷区奥沢

● 田園都市レディースクリニック二子玉川分院
Tel.03-3707-2455　世田谷区玉川

にしなレディースクリニック
Tel.03-5797-3247　世田谷区用賀

用賀レディースクリニック
Tel.03-5491-5137　世田谷区上用賀

池ノ上産婦人科
Tel.03-3467-4608　世田谷区北沢

竹下レディスクリニック ＜不育症専門＞
Tel.03-6834-2830　新宿区左門町

● 慶應義塾大学病院
Tel.03-3353-1211　新宿区信濃町

● にしたん ARTクリニック 新宿院
Tel.0120-542-202　新宿区新宿

● 杉山産婦人科 新宿
Tel.03-5381-3000　新宿区西新宿

● 東京医科大学病院
Tel.03-3342-6111　新宿区西新宿

● 新宿 ARTクリニック
Tel.03-5324-5577　新宿区西新宿

● うつみやす子レディースクリニック
Tel.03-3368-3781　新宿区西新宿

● 加藤レディスクリニック
Tel.03-3366-3777　新宿区西新宿

● 国立国際医療研究センター病院
Tel.03-3202-7181　新宿区戸山

● 東京女子医科大学 産婦人科・母子総合医療センター
Tel.03-3353-8111　新宿区河田町

東京山手メディカルセンター
Tel.03-3364-0251　新宿区百人町

● 桜の芽クリニック
Tel.03-6908-7740　新宿区高田馬場

新中野女性クリニック
Tel.03-3384-3281　中野区本町

河北総合病院
Tel.03-3339-2121　杉並区阿佐谷北

銀座ウイメンズクリニック
Tel.03-5537-7600　中央区銀座

● 虎の門病院
Tel.03-3588-1111　港区虎ノ門

● 東京 AMH クリニック銀座
Tel.03-3573-4124　港区新橋

● 新橋夢クリニック
Tel.03-3593-2121　港区新橋

● 東京慈恵会医科大学附属病院
Tel.03-3433-1111　港区西新橋

● 芝公園かみやまクリニック
Tel.03-6414-5641　港区芝

● リプロダクションクリニック東京
Tel.03-6228-5352　港区東新橋

● 六本木レディースクリニック
Tel.0120-853-999　港区六本木

● 麻布モンテアールレディースクリニック
Tel.03-6804-3208　港区麻布十番

● 赤坂見附宮崎産婦人科
Tel.03-3478-6443　港区元赤坂

美馬レディースクリニック
Tel.03-6277-7397　港区赤坂

● 赤坂レディースクリニック
Tel.03-5545-4123　港区赤坂

● 山王病院 女性センター / リプロダクション・婦人科内視鏡治療部門
Tel.03-3402-3151　港区赤坂

● クリニック ドゥ ランジュ
Tel.03-5413-8067　港区北青山

● 表参道 ART クリニック
Tel.03-6433-5461　港区北青山

たて山レディスクリニック
Tel.03-3408-5526　港区南青山

● 東京 HART クリニック
Tel.03-5766-3660　港区南青山

● 北里研究所病院
Tel.03-3444-6161　港区白金

● 京野アートクリニック高輪
Tel.03-6408-4124　港区高輪

● 城南レディスクリニック品川
Tel.03-3440-5562　港区高輪

● 浅田レディース品川クリニック
Tel.03-3472-2203　港区港南

● にしたん ART クリニック 品川院
Tel.03-6712-3355　港区港南

● 秋葉原 ART Clinic
Tel.03-5807-6888　台東区上野

● よしひろウィメンズクリニック上野院
Tel.03-3834-8996　台東区東上野

あさくさ産婦人科クリニック
Tel.03-3844-9236　台東区西浅草

● 日本医科大学付属病院 女性診療科
Tel.03-3822-2131　文京区千駄木

● 順天堂大学医学部附属順天堂医院
Tel.03-3813-3111　文京区本郷

● 東京大学医学部附属病院
Tel.03-3815-5411　文京区本郷

● 東京医科歯科大学病院
Tel.03-5803-5684　文京区湯島

中野レディースクリニック
Tel.03-5390-6030　北区王子

東京北医療センター
Tel.03-5963-3311　北区赤羽台

● 日暮里レディースクリニック
Tel.03-5615-1181　荒川区西日暮里

● 臼井医院 婦人科 リプロダクション外来
Tel.03-3605-0381　足立区東和

● 北千住 ART クリニック
Tel.03-6806-1808　足立区千住

池上レディースクリニック
Tel.03-5838-0228　足立区伊興

アーク米山クリニック
Tel.03-3849-3333　足立区西新井栄町

● 真島クリニック
Tel.03-3849-4127　足立区関原

● あいウイメンズクリニック
Tel.03-3829-2522　墨田区錦糸

大倉医院
Tel.03-3611-4077　墨田区墨田

● 木場公園クリニック・分院
Tel.03-5245-4122　江東区木場

東峯婦人クリニック
Tel.03-3630-0303　江東区木場

● 五の橋レディスクリニック
Tel.03-5836-2600　江東区亀戸

● 京野アートクリニック品川
Tel.03-6277-4124　品川区北品川

● クリニック飯塚
Tel.03-3495-8761　品川区西五反田

千葉県

共立習志野台病院
Tel.047-466-3018　船橋市習志野台

● 船橋駅前レディースクリニック
Tel.047-426-0077　船橋市本町

● 津田沼 IVF クリニック
Tel.047-455-3111　船橋市前原西

● くぼのや IVF クリニック
Tel.04-7136-2601　柏市柏

● 中野レディースクリニック
Tel.04-7162-0345　柏市柏

● さくらウィメンズクリニック
Tel.047-700-7077　浦安市北栄

● パークシティ吉田レディースクリニック
Tel.047-316-3321　浦安市明海

● 順天堂大学医学部附属浦安病院
Tel.047-353-3111　浦安市富岡

● そうクリニック
Tel.043-424-1103　四街道市大日

● 東邦大学医療センター佐倉病院
Tel.043-462-8811　佐倉市下志津

● 高橋レディースクリニック
Tel.043-463-2129　佐倉市ユーカリが丘

● 日吉台レディースクリニック
Tel.0476-92-1103　富里市日吉台

成田赤十字病院
Tel.0476-22-2311　成田市飯田町

増田産婦人科
Tel.0479-73-1100　匝瑳市八日市場

旭中央病院
Tel.0479-63-8111　旭市イ

● 宗田マタニティクリニック
Tel.0436-24-4103　市原市根田

● 重城産婦人科小児科
Tel.0438-41-3700　木更津市万石

● 薬丸病院
Tel.0438-25-0381　木更津市富士見

ファミール産院　たてやま
Tel.0470-24-1135　館山市北条

● 亀田総合病院　ART センター
Tel.04-7092-2211　鴨川市東町

東京都

● 杉山産婦人科　丸の内
Tel.03-5222-1500　千代田区丸の内

あさひレディスクリニック
Tel.03-3251-3588　千代田区神田佐久間町

● 神田ウィメンズクリニック
Tel.03-6206-0065　千代田区神田鍛冶町

● 小畑会浜田病院
Tel.03-5280-1166　千代田区神田駿河台

三楽病院
Tel.03-3292-3981　千代田区神田駿河台

杉村レディースクリニック
Tel.03-3264-8686　千代田区五番町

エス・セットクリニック ＜男性不妊専門＞
Tel.03-6262-0745　千代田区神田岩本町

● 日本橋ウィメンズクリニック
Tel.03-5201-1555　中央区日本橋

● にしたん ART クリニック 日本橋院
Tel.03-6281-6990　中央区日本橋

● Natural ART Clinic 日本橋
Tel.03-6262-5757　中央区日本橋

八重洲中央クリニック
Tel.03-3270-1121　中央区日本橋

● 黒田インターナショナルメディカルリプロダクション
Tel.03-3555-5650　中央区新川

こやまレディースクリニック
Tel.03-5859-5975　中央区勝どき

● 聖路加国際病院
Tel.03-3541-5151　中央区明石町

● 銀座こうのとりレディースクリニック
Tel.03-5159-2077　中央区銀座

● さくら・はるねクリニック銀座
Tel.03-5250-6850　中央区銀座

● 両角レディースクリニック
Tel.03-5159-1101　中央区銀座

● オーク銀座レデイースクリニック
Tel.03-3567-0099　中央区銀座

HM レディースクリニック銀座
Tel.03-6264-4105　中央区銀座

● 銀座レデイースクリニック
Tel.03-3535-1117　中央区銀座

● 楠原ウィメンズクリニック
Tel.03-6274-6433　中央区銀座

● 銀座すずらん通りレディスクリニック
Tel.03-3569-7711　中央区銀座

元町宮地クリニック＜男性不妊専門＞ Tel.045-263-9115 横浜市中区
● 馬車道レディスクリニック Tel.045-228-1680 横浜市中区
● メディカルパーク横浜 Tel.045-232-4741 横浜市中区
● 横浜市立大学附属市民総合医療センター Tel.045-261-5656 横浜市南区
● 福田ウイメンズクリニック Tel.045-825-5525 横浜市戸塚区
塩崎産婦人科 Tel.046-889-1103 三浦市南下浦町
● 愛育レディーズクリニック Tel.046-277-3316 大和市南林間
塩塚クリニック Tel.046-228-4628 厚木市旭町
● 海老名レディースクリニック不妊センター Tel.046-236-1105 海老名市中央
● 矢内原ウィメンズクリニック Tel.0467-50-0112 鎌倉市大船
● 小田原レディスクリニック Tel.0465-35-1103 小田原市城山
● 湘南レディースクリニック Tel.0466-55-5066 藤沢市鵠沼花沢町
● 山下湘南夢クリニック Tel.0466-55-5011 藤沢市鵠沼石上
● メディカルパーク湘南 Tel.0466-41-0331 藤沢市湘南台
● 神奈川ARTクリニック Tel.042-701-3855 相模原市南区
● 北里大学病院 Tel.042-778-8415 相模原市南区
● ソフィアレディスクリニック Tel.042-776-3636 相模原市中央区
長谷川レディースクリニック Tel.042-700-5680 相模原市緑区
● 下田産婦人科医院 Tel.0467-82-6781 茅ヶ崎市幸町
みうらレディースクリニック Tel.0467-59-4103 茅ヶ崎市東海岸南
湘南茅ヶ崎ARTレディースクリニック Tel.0467-81-5726 茅ヶ崎市浜見平
平塚市民病院 Tel.0463-32-0015 平塚市南原
牧野クリニック Tel.0463-21-2364 平塚市八重咲町
● 須藤産婦人科医院 Tel.0463-77-7666 秦野市南矢名
伊勢原協同病院 Tel.0463-94-2111 伊勢原市田中
● 東海大学医学部附属病院 Tel.0463-93-1121 伊勢原市下糟屋

● … 体外受精以上の生殖補助医療実施施設

● みむろウィメンズクリニック Tel.042-710-3609 町田市原町田
● ひろいウィメンズクリニック Tel.042-850-9027 町田市森野
町田市民病院 Tel.042-722-2230 町田市旭町
松岡レディスクリニック Tel.042-479-5656 東久留米市東本町
● こまちレディースクリニック Tel.042-357-3535 多摩市落合
レディースクリニックマリアヴィラ Tel.042-566-8827 東大和市上北台

神奈川県

川崎市立川崎病院 Tel.044-233-5521 川崎市川崎区
日本医科大学武蔵小杉病院 Tel.044-733-5181 川崎市中原区
● Noah ART クリニック武蔵小杉 Tel.044-739-4122 川崎市中原区
● 南生田レディースクリニック Tel.044-930-3223 川崎市多摩区
● 新百合ヶ丘総合病院 Tel. 044-322-9991 川崎市麻生区
● 聖マリアンナ医科大学病院 生殖医療センター Tel.044-977-8111 川崎市宮前区
● メディカルパークベイフロント横浜 Tel.045-620-6322 横浜市西区
● みなとみらい夢クリニック Tel.045-228-3131 横浜市西区
● コシ産婦人科 Tel.045-432-2525 横浜市神奈川区
● 神奈川レディースクリニック Tel.045-290-8666 横浜市神奈川区
● 横浜 HART クリニック Tel.045-620-5731 横浜市神奈川区
● 菊名西口医院 Tel.045-401-6444 横浜市港北区
● アモルクリニック Tel.045-475-1000 横浜市港北区
● なかむらアートクリニック Tel.045-534-8534 横浜市港北区
● 綱島ゆめみ産婦人科 Tel.050-1807-0053 横浜市港北区
● CM ポートクリニック Tel.045-948-3761 横浜市都筑区
かもい女性総合クリニック Tel.045-929-3700 横浜市都筑区
● 産婦人科クリニック さくら Tel.045-911-9936 横浜市青葉区
● 田園都市レディースクリニック あざみ野本院 Tel.045-905-5524 横浜市青葉区
● 済生会横浜市東部病院 Tel.045-576-3000 横浜市鶴見区

● 東京衛生アドベンチスト病院附属 めぐみクリニック Tel.03-5335-6401 杉並区天沼
● 荻窪病院　虹クリニック Tel.03-5335-6577 杉並区荻窪
● 明大前アートクリニック Tel.03-3325-1155 杉並区和泉
● 慶愛クリニック Tel.03-3987-3090 豊島区東池袋
● 松本レディースIVFクリニック Tel.03-6907-2555 豊島区東池袋
● 池袋えざきレディースクリニック Tel.03-5911-0034 豊島区池袋
小川クリニック Tel.03-3951-0356 豊島区南長崎
● 帝京大学医学部附属病院 Tel.03-3964-1211 板橋区加賀
● 日本大学医学部附属板橋病院 Tel.03-3972-8111 板橋区大谷口上町
● ときわ台レディースクリニック Tel.03-5915-5207 板橋区常盤台
渡辺産婦人科医院 Tel.03-5399-3008 板橋区高島平
● ウィメンズ・クリニック大泉学園 Tel.03-5935-1010 練馬区東大泉
● 花みずきウィメンズクリニック吉祥寺 Tel.0422-27-2965 武蔵野市吉祥寺本町
● うすだレディースクリニック Tel.0422-28-0363 武蔵野市吉祥寺本町
● 武蔵境いわもと婦人科クリニック Tel.0422-31-3737 武蔵野市境南町
● 杏林大学医学部附属病院 Tel.0422-47-5511 三鷹市新川
● ウィメンズクリニック神野 Tel.042-480-3105 調布市国領町
● 貝原レディースクリニック Tel.042-426-1103 調布市布田
● 幸町 IVF クリニック Tel.042-365-0341 府中市府中町
● 国分寺ウーマンズクリニック Tel.042-325-4124 国分寺市本町
● ジュンレディースクリニック小平 Tel.042-329-4103 小平市喜平町
● 立川 ART レディースクリニック Tel.042-527-1124 立川市曙町
● 井上レディスクリニック Tel.042-529-0111 立川市富士見町
● 八王子 ART クリニック Tel.042-649-5130 八王子市横山町
みなみ野レディースクリニック Tel.042-632-8044 八王子市西片倉
南大沢婦人科ヒフ科クリニック Tel.0426-74-0855 八王子市南大沢
西島産婦人科医院 Tel.0426-61-6642 八王子市千人町

PICK UP!

関東地方 / ピックアップ クリニック

茨城県

❖ 根本産婦人科医院

笠間市　since 2000.9

Tel.0296-77-0431　笠間市八雲 1 丁目 4-21

自由診療の料金
体外受精費用 ～30 万円
顕微授精費用 ～30 万円

診療日	月	火	水	木	金	土	日	祝祭日
am	●	●	●	-	●	●	-	-
pm	●	●	●	-	●	●	-	-

予約受付時間　8　9　10　11　12　13　14　15　16　17　18　19　20　21 時

保険：一般不妊治療 … ○	自由：体外受精 ……… ●	タイムラプス型インキュベーター ×
保険：体外受精 ……… ○	自由：顕微授精 ……… ●	ERA検査 …………… ○
保険：顕微授精 ……… ○	調節卵巣刺激法 ……… ●	EMMA・ALICE検査 … ○
男性不妊…○連携施設あり	低刺激・自然周期法 … ●	SEET法 …………… ○
不育症 ………………… ○	着床不全 …………… ○	子宮内膜スクラッチ … ○
漢方薬の扱い ………… ○	勉強会・説明会 ……… ×	PRP ………………… ●
治療費の公開 ………… ○	PICSI ……………… ●	PGT-A ……………… ×
妊婦健診……○ 40 週まで	IMSI………………… ×	子宮内フローラ検査 … ○

埼玉県

❖ 秋山レディースクリニック

さいたま市　since 2003.2

Tel.048-663-0005　さいたま市大宮区大成町 3-542

自由診療の料金
体外受精費用 20 万円～
顕微授精費用 25 万円～

診療日	月	火	水	木	金	土	日	祝祭日
am	●	●	-	●	●	●	-	-
pm	●	●	-	●	●	-	-	-

予約受付時間　8　9　10　11　12　13　14　15　16　17　18　19　20　21 時

保険：一般不妊治療 … ○	自由：体外受精 ……… ○	タイムラプス型インキュベーター ×
保険：体外受精 ……… ○	自由：顕微授精 ……… ○	ERA検査 …………… ○
保険：顕微授精 ……… ○	調節卵巣刺激法 ……… ○	EMMA・ALICE検査 … ○
男性不妊 ……………… ×	低刺激・自然周期法 … ×	SEET法 …………… ×
不育症 ………………… ○	着床不全 …………… ○	子宮内膜スクラッチ … ○
漢方薬の扱い ………… ○	勉強会・説明会 ……… ×	PRP ………………… ×
治療費の公開 ………… ○	PICSI ……………… ×	PGT-A ……………… ×
妊婦健診 ……………… ×	IMSI………………… ×	子宮内フローラ検査 … ○

[各項目のチェックについて]　○ … 実施している　● … 常に力を入れて実施している　△ … 検討中である　× … 実施していない

関東地方 / ピックアップ クリニック

埼玉県

❖ 恵愛生殖医療医院

和光市 since 2009.4

Tel.048-485-1185　和光市本町 3-13 タウンコートエクセル 3F

診療日	月	火	水	木	金	土	日	祝祭日
am	●	●	●	●	●	●	-	-
pm	●	●	●	●	●	-	-	-

予約受付時間　8 9 10 11 12 13 14 15 16 17 18 19 20 21 時

自由診療の料金

体外受精費用 22 万円~
顕微授精費用 25 万円~

保険：一般不妊治療	○	自由：体外受精	●	タイムラプス型インキュベーター	●
保険：体外受精	○	自由：顕微授精	●	ERA検査	●
保険：顕微授精	○	調節卵巣刺激法	●	EMMA・ALICE検査	●
男性不妊	○連携施設あり	低刺激・自然周期法	●	SEET法	○
不育症	○	着床不全	●	子宮内膜スクラッチ	○
漢方薬の扱い	○	勉強会・説明会	●	PRP	○
治療費の公開	○	PICSI	○	PGT-A	△
妊婦健診	×	IMSI	×	子宮内フローラ検査	●

千葉県

❖ 高橋ウイメンズクリニック

千葉市 since 1999.4

Tel.043-243-8024　千葉市中央区新町18-14 千葉新町ビル6F

診療日	月	火	水	木	金	土	日	祝祭日
am	●	●	●	●	●	●	-	-
pm	●	●	-	●	●	-	-	-

予約受付時間　8 9 10 11 12 13 14 15 16 17 18 19 20 21

自由診療の料金

体外受精費用 25 万～35 万円
顕微授精費用 30 万～45 万円

保険：一般不妊治療	○	自由：体外受精	○	タイムラプス型インキュベーター	○
保険：体外受精	○	自由：顕微授精	○	ERA検査	○
保険：顕微授精	○	調節卵巣刺激法	○	EMMA・ALICE検査	×
男性不妊	○	低刺激・自然周期法	○	SEET法	○
不育症	○	着床不全	○	子宮内膜スクラッチ	○
漢方薬の扱い	○	勉強会・説明会	○	PRP	○
治療費の公開	○	PICSI	○	PGT-A	○
妊婦健診	×	IMSI	×	子宮内フローラ検査	○

❖ 西船橋こやまウィメンズクリニック

船橋市 since 2020.1

Tel.047-495-2050　船橋市印内町 638-1 ビューエクセレント 2F

診療日	月	火	水	木	金	土	日	祝祭日
am	●	●	-	●	●	●	-	●
pm	▲	●	-	●	▲	-	-	-

予約受付時間　8 9 10 11 12 13 14 15 16 17 18 19 20 21 時

▲月、金曜日午後は 10:00 ～ 18:00 まで。

自由診療の料金

体外受精費用 30 万～35 万円
顕微授精費用 35 万～45 万円

保険：一般不妊治療	○	自由：体外受精	●	タイムラプス型インキュベーター	●
保険：体外受精	○	自由：顕微授精	●	ERA検査	●
保険：顕微授精	○	調節卵巣刺激法	●	EMMA・ALICE検査	●
男性不妊	×	低刺激・自然周期法	○	SEET法	○
不育症	○	着床不全	○	子宮内膜スクラッチ	○
漢方薬の扱い	×	勉強会・説明会	○	PRP	△
治療費の公開	○	PICSI	×	PGT-A	●
妊婦健診	×	IMSI	×	子宮内フローラ検査	△

❖ 中野レディースクリニック

柏市 since 2005.4

Tel.04-7162-0345　柏市柏 2-10-11-1F

診療日	月	火	水	木	金	土	日	祝祭日
am	●	●	●	●	●	●	-	-
pm	●	▲	●	▲	●	-	-	-

予約受付時間　8 9 10 11 12 13 14 15 16 17 18 19 20 21 時

▲火・木曜は 17:00 まで

自由診療の料金

体外受精費用 40 万～50 万円
顕微授精費用 50 万～60 万円

保険：一般不妊治療	○	自由：体外受精	●	タイムラプス型インキュベーター	●
保険：体外受精	○	自由：顕微授精	●	ERA検査	×
保険：顕微授精	○	調節卵巣刺激法	●	EMMA・ALICE検査	×
男性不妊	○連携施設あり	低刺激・自然周期法	●	SEET法	●
不育症	×	着床不全	●	子宮内膜スクラッチ	○
漢方薬の扱い	○	勉強会・説明会	△	PRP	×
治療費の公開	○	PICSI	×	PGT-A	●
妊婦健診	○ 14 週まで	IMSI	×	子宮内フローラ検査	△

❖ パークシティ吉田レディースクリニック

浦安市 since 2004.5

Tel.047-316-3321　浦安市明海 5-7-5 パークシティ東京ベイ新浦安ドクターズベイ

診療日	月	火	水	木	金	土	日	祝祭日
am	●	●	●	●	●	●	▲	▲
pm	●	-	●	-	●	-	-	-

予約受付時間　8 9 10 11 12 13 14 15 16 17 18 19 20 21 時

▲日曜・祝日は予約診療。

自由診療の料金

体外受精費用 35 万～50 万円
顕微授精費用 ー

保険：一般不妊治療	○	自由：体外受精	○	タイムラプス型インキュベーター	×
保険：体外受精	○	自由：顕微授精	×	ERA検査	○
保険：顕微授精	×	調節卵巣刺激法	○	EMMA・ALICE検査	○
男性不妊	○連携施設あり	低刺激・自然周期法	○	SEET法	○
不育症	○	着床不全	○	子宮内膜スクラッチ	○
漢方薬の扱い	○	勉強会・説明会	○	PRP	×
治療費の公開	○	PICSI	×	PGT-A	×
妊婦健診	○ 32 週まで	IMSI	×	子宮内フローラ検査	×

東京都

❖ Natural ART Clinic 日本橋

中央区 since 2016.2

Tel.03-6262-5757　中央区日本橋 2-7-1 東京日本橋タワー 8F

診療日	月	火	水	木	金	土	日	祝祭日
am	●	●	●	●	●	●	●	●
pm	-	●	●	●	●	-	-	-

診療受付時間　8 9 10 11 12 13 14 15 16 17 18 19 20 21 時

自由診療の料金

HP を参照
https://www.naturalart.or.jp

保険：一般不妊治療	○	自由：体外受精	○	タイムラプス型インキュベーター	○
保険：体外受精	○	自由：顕微授精	●	ERA検査	×
保険：顕微授精	○	調節卵巣刺激法	○	EMMA・ALICE検査	×
男性不妊	○連携施設あり	低刺激・自然周期法	●	SEET法	×
不育症	×	着床不全	○	子宮内膜スクラッチ	×
漢方薬の扱い	×	勉強会・説明会	△	PRP	×
治療費の公開	○	PICSI	×	PGT-A	△
妊婦健診	×	IMSI	●	子宮内フローラ検査	×

❖ Clinique de l'Ange クリニック ドゥ ランジュ

港区 since 2014.11

Tel.03-5413-8067　港区北青山３－３－１　共和五番館６F

医師２名　培養士３名
心理士０名

診療日	月	火	水	木	金	土	日	祝祭日
am	●	●	●	▲	●	●	●	●
pm	●	●	●	▲	●	●	●	●

予約受付時間　8 9 10 11 12 13 14 15 16 17 18 19 20 21 時

▲木曜日は代診の先生が診療します。年中無休。

料金目安

初診費用：女性　～6500 円
初診費用：男性　10,000 円～
体外受精費用 45 万～59 万円
顕微授精費用 51 万～65 万円

保険：一般不妊治療	○	自由：体外受精	●	タイムラプス型インキュベーター	×
保険：体外受精	○	自由：顕微授精	●	ERA検査	×
保険：顕微授精	○	調節卵巣刺激法	×	EMMA・ALICE検査	×
男性不妊	○連携施設あり	低刺激・自然周期法	●	SEET法	×
不育症	×	着床不全	×	子宮内膜スクラッチ	○
漢方薬の扱い	×	勉強会・説明会	●	PRP	×
治療費の公開	○	PICSI	×	PGT-A	×
妊婦健診	○ 14 週まで	IMSI	○	子宮内フローラ検査	×

[各項目のチェックについて]　○ … 実施している　● … 常に力を入れて実施している　△ … 検討中である　× … 実施していない

PICK UP!

関東地方 / ピックアップ クリニック

東京都

❖ 新橋夢クリニック

港区

Tel.03-3593-2121　港区新橋 2-5-1 EXCEL 新橋

since 2007.4

診療日		月	火	水	木	金	土	日	祝祭日
	am	●	●	●	●	●	●	●	●
	pm	●	●	-	●	●	-	-	-

予約受付時間　8 9 10 11 12 13 14 15 16 17 18 19 20 21 時

自由診療の料金

HP を参照
https://www.yumeclinic.net

保険：一般不妊治療	○	自由：体外受精	●	タイムラプス型インキュベーター	●
保険：体外受精	○	自由：顕微授精	●	ERA検査	○
保険：顕微授精	○	調節卵巣刺激法	○	EMMA・ALICE検査	○
男性不妊	○	低刺激・自然周期法	●	SEET法	×
不育症	○	着床不全	○	子宮内膜スクラッチ	×
漢方薬の扱い	○	勉強会・説明会	○	PRP	×
治療費の公開	○	PICSI	△	PGT-A	●
妊婦健診	○ 9 週まで	IMSI	△	子宮内フローラ検査	○

❖ 峯レディースクリニック

目黒区

Tel.03-5731-8161　目黒区自由が丘 2-10-4 ミルシェ自由が丘 4F

since 2017.6

診療日		月	火	水	木	金	土	日	祝祭日
	am	●	●	●	●	●	●	-	-
	pm	●	●	●	●	-	-	-	-

予約受付時間　8 9 10 11 12 13 14 15 16 17 18 19 20 21 時

自由診療の料金

体外受精費用　30 万～40 万円
顕微授精費用　35 万～50 万円

保険：一般不妊治療	○	自由：体外受精	●	タイムラプス型インキュベーター	●
保険：体外受精	○	自由：顕微授精	●	ERA検査	●
保険：顕微授精	○	調節卵巣刺激法	●	EMMA・ALICE検査	●
男性不妊	○	低刺激・自然周期法	○	SEET法	×
不育症	●	着床不全	○	子宮内膜スクラッチ	×
漢方薬の扱い	○	勉強会・説明会 (WEB)	●	PRP	○
治療費の公開	●	PICSI	○	PGT-A	●
妊婦健診	○ 10 週まで	IMSI	×	子宮内フローラ検査	×

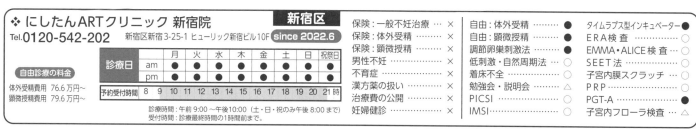

❖ 三軒茶屋ウィメンズクリニック

世田谷区

Tel.03-5779-7155　世田谷区太子堂 1-12-34-2F

since 2011.2

診療日		月	火	水	木	金	土	日	祝祭日
	am	●	●	●	●	●	●	-	-
	pm	●	●	●	-	●	-	-	-

予約受付時間　8 9 10 11 12 13 14 15 16 17 18 19 20 21 時

自由診療の料金

体外受精費用　27 万円～
顕微授精費用　35 万～45 万円

保険：一般不妊治療	○	自由：体外受精	●	タイムラプス型インキュベーター	●
保険：体外受精	○	自由：顕微授精	●	ERA検査	●
保険：顕微授精	○	調節卵巣刺激法	●	EMMA・ALICE検査	●
男性不妊	○連携施設あり	低刺激・自然周期法	●	SEET法	○
不育症	○	着床不全	●	子宮内膜スクラッチ	○
漢方薬の扱い	○	勉強会・説明会	●	PRP	●
治療費の公開	○	PICSI	○	PGT-A	●
妊婦健診	○ 10 週まで	IMSI	×	子宮内フローラ検査	×

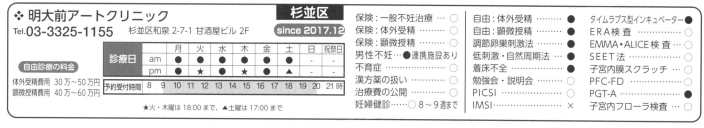

❖ にしたんARTクリニック 新宿院

新宿区

Tel.0120-542-202　新宿区新宿 3-25-1 ヒューリック新宿ビル 10F

since 2022.6

診療日		月	火	水	木	金	土	日	祝祭日
	am	●	●	●	●	●	●	●	●
	pm	●	●	●	●	●	●	●	●

予約受付時間　8 9 10 11 12 13 14 15 16 17 18 19 20 21 時

診療時間：午前 9:00 ～午後10:00（土・日・祝のみ午後 8:00 まで）
受付時間：診療最終時間の1時間前まで。

自由診療の料金

体外受精費用　76.6 万円～
顕微授精費用　79.6 万円～

保険：一般不妊治療	×	自由：体外受精	●	タイムラプス型インキュベーター	●
保険：体外受精	×	自由：顕微授精	●	ERA検査	○
保険：顕微授精	×	調節卵巣刺激法	●	EMMA・ALICE検査	○
男性不妊	×	低刺激・自然周期法	○	SEET法	○
不育症	×	着床不全	○	子宮内膜スクラッチ	○
漢方薬の扱い	×	勉強会・説明会	△	PRP	○
治療費の公開	×	PICSI	○	PGT-A	●
妊婦健診	×	IMSI	○	子宮内フローラ検査	△

❖ 明大前アートクリニック

杉並区

Tel.03-3325-1155　杉並区和泉 2-7-1 甘酒屋ビル 2F

since 2017.12

診療日		月	火	水	木	金	土	日	祝祭日
	am	●	●	●	●	●	●	-	-
	pm	●	★	●	★	●	▲	-	-

予約受付時間　8 9 10 11 12 13 14 15 16 17 18 19 20 21 時

★火・木曜は 18:00 まで、▲土曜は 17:00 まで

自由診療の料金

体外受精費用　30 万～50 万円
顕微授精費用　40 万～60 万円

保険：一般不妊治療	○	自由：体外受精	●	タイムラプス型インキュベーター	●
保険：体外受精	○	自由：顕微授精	●	ERA検査	○
保険：顕微授精	○	調節卵巣刺激法	●	EMMA・ALICE検査	○
男性不妊	●連携施設あり	低刺激・自然周期法	●	SEET法	○
不育症	○	着床不全	●	子宮内膜スクラッチ	○
漢方薬の扱い	○	勉強会・説明会	○	PFC-FD	○
治療費の公開	○	PICSI	○	PGT-A	●
妊婦健診	○ 8～9 週まで	IMSI	×	子宮内フローラ検査	○

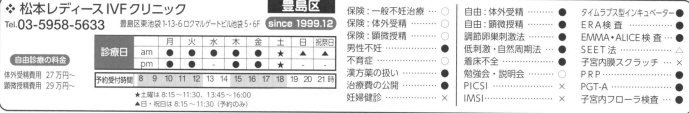

❖ 松本レディース IVF クリニック

豊島区

Tel.03-5958-5633　豊島区東池袋 1-13-6 ロクマルゲートビル池袋 5・6F

since 1999.12

診療日		月	火	水	木	金	土	日	祝祭日
	am	●	●	●	●	●	★	▲	▲
	pm	●	●	-	●	●	★	-	-

予約受付時間　8 9 10 11 12 13 14 15 16 17 18 19 20 21 時

★土曜は 8:15～11:30、13:45～16:00
▲日・祝日は 8:15～11:30（予約のみ）

自由診療の料金

体外受精費用　27 万円～
顕微授精費用　29 万円～

保険：一般不妊治療	○	自由：体外受精	●	タイムラプス型インキュベーター	●
保険：体外受精	○	自由：顕微授精	●	ERA検査	●
保険：顕微授精	○	調節卵巣刺激法	●	EMMA・ALICE検査	●
男性不妊	●	低刺激・自然周期法	●	SEET法	△
不育症	○	着床不全	●	子宮内膜スクラッチ	×
漢方薬の扱い	●	勉強会・説明会	○	PRP	●
治療費の公開	●	PICSI	×	PGT-A	●
妊婦健診	×	IMSI	×	子宮内フローラ検査	●

❖ 幸町 IVF クリニック

府中市

Tel.042-365-0341　府中市府中町 1丁目 18-17 コンテント府中 1F2F

since 1990.4

診療日		月	火	水	木	金	土	日	祝祭日
	am	-	●	●	●	●	●	●	-
	pm	-	●	●	●	●	▲	▲	-

予約受付時間　8 9 10 11 12 13 14 15 16 17 18 19 20 21 時

自由診療の料金

体外受精費用　27 万～35 万円
顕微授精費用　35 万～45 万円

保険：一般不妊治療	△	自由：体外受精	●	タイムラプス型インキュベーター	●
保険：体外受精	○	自由：顕微授精	●	ERA検査	●
保険：顕微授精	○	調節卵巣刺激法	●	EMMA・ALICE検査	●
男性不妊	○連携施設あり	低刺激・自然周期法	●	SEET法	×
不育症	○	着床不全	●	子宮内膜スクラッチ	○
漢方薬の扱い	○	勉強会・説明会	●	PRP	●
治療費の公開	●	PICSI	×	PGT-A	●
妊婦健診	○ 10 週まで	IMSI	×	子宮内フローラ検査	●

[各項目のチェックについて]　○ … 実施している　● … 常に力を入れて実施している　△ … 検討中である　× … 実施していない

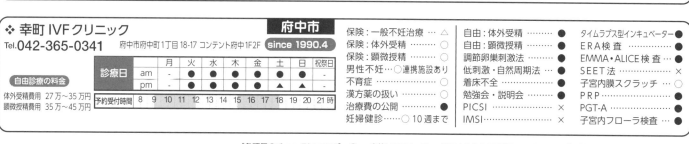

東京都

❖ みむろウィメンズクリニック

町田市

Tel.042-710-3609　町田市中町1-2-5 SHELL MIYAKO V 2F　since 2006.7

診療日		月	火	水	木	金	土	日	祝祭日
	am	●	●	●	●	●	●	-	-
	pm	●	▲	●	▲	●	-	-	-

予約受付時間	8	9	10	11	12	13	14	15	16	17	18	19	20	21時

▲火・木曜午後は再診患者さんのための相談及び検査の時間

自由診療の料金

体外受精費用　20万円〜
顕微授精費用　30万円〜

保険：一般不妊治療 … ○	自由：体外受精 ……… ●	タイムラプス型インキュベーター ○
保険：体外受精 ……… ○	自由：顕微授精 ……… ●	ERA検査 …………… ●
保険：顕微授精 ……… ○	調節卵巣刺激法 ……… ●	EMMA・ALICE検査 … ○
男性不妊…○連携施設あり	低刺激・自然周期法 … ●	SEET法 …………… ○
不育症 ……………… ○	着床不全 …………… ●	子宮内膜スクラッチ … ●
漢方薬の扱い ……… ○	勉強会・説明会 ……… ○	PRP …………………… ●
治療費の公開 ……… ○	PICSI ……………… ×	PGT-A ……………… ●
妊婦健診……○ 10週まで	IMSI ………………… ○	子宮内フローラ検査 … ●

神奈川県

❖ 神奈川レディースクリニック

横浜市

Tel.045-290-8666　横浜市神奈川区西神奈川1-11-5 ARTVISTA横浜ビル　since 2003.6

診療日		月	火	水	木	金	土	日	祝祭日
	am	●	●	●	▲	●	●	▲	●
	pm	●	●	●	▲	●	-	-	-

予約受付時間	8	9	10	11	12	13	14	15	16	17	18	19	20	21時

※受付順番システム導入（携帯で順番確認可能）　※土･日（第2･第4）･祝日の午前は8:30〜12:00､午後休診、水曜午後は14:00〜19:30 ▲木曜､第1･第3･第5日曜の午前は予約制

自由診療の料金

体外受精費用　28万円〜
顕微授精費用　34万〜46万円

保険：一般不妊治療 … ○	自由：体外受精 ……… ●	タイムラプス型インキュベーター ●
保険：体外受精 ……… ○	自由：顕微授精 ……… ●	ERA検査 …………… ●
保険：顕微授精 ……… ○	調節卵巣刺激法 ……… ●	EMMA・ALICE検査 … ●
男性不妊…●連携施設あり	低刺激・自然周期法 … ●	SEET法 …………… ●
不育症 ……………… ●	着床不全 …………… ●	子宮内膜スクラッチ … ○
漢方薬の扱い ……… ○	勉強会・説明会 ……… △	PRP …………………… ●
治療費の公開 ……… ●	PICSI ……………… ○	PGT-A ……………… ●
妊婦健診 ……………… ×	IMSI ………………… ●	子宮内フローラ検査 … ●

❖ 馬車道レディスクリニック

横浜市

Tel.045-228-1680　横浜市中区相生町4-65-3 馬車道メディカルスクエア5F　since 2001.4

診療日		月	火	水	木	金	土	日	祝祭日
	am	●	-	●	●	●	●	●	-
	pm	●	-	●	●	●	-	-	-

予約受付時間	8	9	10	11	12	13	14	15	16	17	18	19	20	21時

※予約受付はWEBにて24時間対応

自由診療の料金

体外受精費用　25万〜30万円
顕微授精費用　32万〜37万円

保険：一般不妊治療 … ○	自由：体外受精 ……… ○	タイムラプス型インキュベーター △
保険：体外受精 ……… ○	自由：顕微授精 ……… ○	ERA検査 …………… ○
保険：顕微授精 ……… ○	調節卵巣刺激法 ……… ○	EMMA・ALICE検査 … ○
男性不妊…○連携施設あり	低刺激・自然周期法 … ○	SEET法 …………… ○
不育症 ……………… ×	着床不全 …………… ×	子宮内膜スクラッチ … ○
漢方薬の扱い ……… ○	勉強会・説明会 ……… ○	PRP …………………… ×
治療費の公開 ……… ○	PICSI ……………… ×	PGT-A ……………… ×
妊婦健診 ………○ 8週まで	IMSI ………………… ×	子宮内フローラ検査 … ○

❖ メディカルパーク横浜

横浜市

Tel.045-232-4741　横浜市中区桜木町1-1-8 日石横浜ビル4F　since 2019.5

診療日		月	火	水	木	金	土	日	祝祭日
	am	●	●	●	●	●	●	-	●
	pm	●	●	●	●	●	●	-	●

予約受付時間	8	9	10	11	12	13	14	15	16	17	18	19	20	21時

自由診療の料金

HPを参照
https://medicalpark-yokohama.com

保険：一般不妊治療 … ○	自由：体外受精 ……… ●	タイムラプス型インキュベーター ●
保険：体外受精 ……… ○	自由：顕微授精 ……… ●	ERA検査 …………… ○
保険：顕微授精 ……… ○	調節卵巣刺激法 ……… ●	EMMA・ALICE検査 … ○
男性不妊…○連携施設あり	低刺激・自然周期法 … ○	SEET法 …………… ×
不育症 ……………… ○	着床不全 …………… ○	子宮内膜スクラッチ … ×
漢方薬の扱い ……… ×	勉強会・説明会 ……… ○	PRP …………………… ○
治療費の公開 ……… ○	PICSI ……………… ×	PGT-A ……………… ○
妊婦健診 ……………… ×	IMSI ………………… ×	子宮内フローラ検査 … ○

❖ 福田ウイメンズクリニック

横浜市

Tel.045-825-5525　横浜市戸塚区品濃町549-2 三宅ビル7F　since 1993.8

診療日		月	火	水	木	金	土	日	祝祭日
	am	●	●	●	●	●	●	-	-
	pm	●	●	●	-	●	-	-	-

予約受付時間	8	9	10	11	12	13	14	15	16	17	18	19	20	21時

※卵巣刺激のための注射は日曜日・祝日も行います

自由診療の料金

体外受精費用　25万〜30万円
顕微授精費用　30万〜35万円

保険：一般不妊治療 … ○	自由：体外受精 ……… ○	タイムラプス型インキュベーター △
保険：体外受精 ……… ○	自由：顕微授精 ……… ○	ERA検査 …………… ○
保険：顕微授精 ……… ○	調節卵巣刺激法 ……… ○	EMMA・ALICE検査 … ○
男性不妊…○連携施設あり	低刺激・自然周期法 … ○	SEET法 …………… ×
不育症 ……………… ○	着床不全 …………… ○	子宮内膜スクラッチ … ×
漢方薬の扱い ……… ○	勉強会・説明会 ……… △	PRP …………………… ×
治療費の公開 ……… ○	PICSI ……………… ×	PGT-A ……………… ○
妊婦健診 ……○ 8週まで	IMSI ………………… ×	子宮内フローラ検査 … ○

❖ 湘南レディースクリニック

藤沢市

Tel.0466-55-5066　藤沢市鵠沼花沢町1-12 第5相澤ビル5F 6F　since 2007.9

診療日		月	火	水	木	金	土	日	祝祭日
	am	●	●	●	●	●	●	●	-
	pm	●	●	●	●	●	-	-	-

予約受付時間	8	9	10	11	12	13	14	15	16	17	18	19	20	21時

※予約受付はWEBにて24時間対応

自由診療の料金

体外受精費用　15万〜65万円
顕微授精費用　21万〜80万円

保険：一般不妊治療 … ○	自由：体外受精 ……… ●	タイムラプス型インキュベーター △
保険：体外受精 ……… ○	自由：顕微授精 ……… ●	ERA検査 …………… △
保険：顕微授精 ……… ○	調節卵巣刺激法 ……… ●	EMMA・ALICE検査 … △
男性不妊…○連携施設あり	低刺激・自然周期法 … ●	SEET法 …………… ●
不育症 ……………… ○	着床不全 …………… ●	子宮内膜スクラッチ … ●
漢方薬の扱い ……… ○	勉強会・説明会 ……… ●	PRP …………………… △
治療費の公開 ……… ○	PICSI ……………… ●	PGT-A ……………… △
妊婦健診……○ 32週まで	IMSI ………………… ×	子宮内フローラ検査 … ●

［各項目のチェックについて］　○…実施している　●…常に力を入れて実施している　△…検討中である　×…実施していない

中部・東海

中部・東海地方

新潟県

● 立川綜合病院生殖医療センター
Tel.0258-33-3111　長岡市旭岡

● 長岡レディースクリニック
Tel.0258-22-7780　長岡市新保

セントポーリアウィメンズクリニック
Tel.0258-21-0800　長岡市南七日町

● 大島クリニック
Tel.025-522-2000　上越市鴨島

● 菅谷ウイメンズクリニック
Tel.025-546-7660　上越市新光町

● 源川産婦人科クリニック
Tel.025-272-5252　新潟市東区

木戸病院
Tel.025-273-2151　新潟市東区

● 新津産科婦人科クリニック
Tel.025-384-4103　新潟市江南区

● ミアグレースクリニック新潟
Tel.025-246-1122　新潟市中央区

● 産科・婦人科ロイヤルハートクリニック
Tel.025-244-1122　新潟市中央区

● 新潟大学医歯学総合病院
Tel.025-227-2320　新潟市中央区

● ART クリニック白山
Tel.025-378-3065　新潟市中央区

● 済生会新潟病院
Tel.025-233-6161　新潟市西区

荒川レディースクリニック
Tel.0256-72-2785　新潟市西蒲区

● レディスクリニック石黒
Tel.0256-33-0150　三条市荒町

● 関塚医院
Tel.0254-26-1405　新発田市小舟町

富山県

かみいち総合病院
Tel.076-472-1212　中新川郡上市町

● 富山赤十字病院
Tel.076-433-2222　富山市牛島本町

● 小嶋ウィメンズクリニック
Tel.076-432-1788　富山市五福

● 富山県立中央病院
Tel.0764-24-1531　富山市西長江

● 女性クリニック We! TOYAMA
Tel.076-493-5533　富山市根塚町

富山市民病院
Tel.0764-22-1112　富山市今泉北部町

高岡市民病院
Tel.0766-23-0204　高岡市宝町

● あい ART クリニック
Tel.0766-27-3311　高岡市下伏間江

済生会高岡病院
Tel.0766-21-0570　高岡市二塚

厚生連高岡病院
Tel.0766-21-3930　高岡市永楽町

黒部市民病院
Tel.0765-54-2211　黒部市三日市

● あわの産婦人科医院
Tel.0765-72-0588　下新川郡入善町

津田産婦人科医院
Tel.0763-33-3035　砺波市寿町

石川県

● 石川県立中央病院
Tel.076-237-8211　金沢市鞍月東

● 吉澤レディースクリニック
Tel.076-266-8155　金沢市稚日野町

あい ART クリニック金沢
Tel.050-5873-3935　金沢市堀川新町

金沢大学附属病院
Tel.076-265-2000　金沢市宝町

金沢医療センター
Tel.076-262-4161　金沢市石引

● 金沢たまごクリニック
Tel.076-237-3300　金沢市諸江町

うきた産婦人科医院
Tel.076-291-2277　金沢市新神田

● 鈴木レディスホスピタル
Tel.076-242-3155　金沢市寺町

金沢医科大学病院
Tel.076-286-2211　河北郡内灘町

やまぎしレディスクリニック
Tel.076-287-6066　野々市市藤平田

● 永遠幸レディスクリニック
Tel.0761-23-1555　小松市小島町

荒木クリニック
Tel.0761-22-0301　小松市若杉町

川北レイクサイドクリニック
Tel.0761-22-0232　小松市今江町

恵寿総合病院
Tel.0767-52-3211　七尾市富岡町

深江レディースクリニック
Tel.076-294-3336　野々市市郷町

福井県

● ふくい輝クリニック
Tel.0776-50-2510　福井市大願寺

● 本多レディースクリニック
Tel.0776-24-6800　福井市宝永

● 西ウイミンズクリニック
Tel.0776-33-3663　福井市木田

公立丹南病院
Tel.0778-51-2260　鯖江市三六町

● 福井大学医学部附属病院
Tel.0776-61-3111　吉田郡永平寺町

山梨県

● このはな産婦人科
Tel.055-225-5500　甲斐市西八幡

● 薬袋レディースクリニック
Tel.055-226-3711　甲府市飯田

● 甲府昭和婦人クリニック
Tel.055-226-5566　中巨摩郡昭和町

● 山梨大学医学部附属病院
Tel.055-273-1111　中央市下河東

長野県

● 吉澤産婦人科医院
Tel.026-226-8475　長野市七瀬中町

長野赤十字病院
Tel.026-226-4131　長野市若里

● 長野市民病院
Tel.026-295-1199　長野市富竹

● OKA レディースクリニック
Tel.026-285-0123　長野市下氷鉋

● 南長野医療センター篠ノ井総合病院
Tel.026-292-2261　長野市篠ノ井会

● 佐久市立国保浅間総合病院
Tel.0267-67-2295　佐久市岩村田

● 佐久平エンゼルクリニック
Tel.0267-67-5816　佐久市長土呂

● 西澤産婦人科クリニック
Tel.0265-24-3800　飯田市本町

● わかばレディス＆マタニティクリニック
Tel.0263-45-0103　松本市浅間温泉

● 信州大学医学部附属病院
Tel.0263-35-4600　松本市旭

● 北原レディースクリニック
Tel.0263-48-3186　松本市島立

● このはなクリニック
Tel.0265-98-8814　伊那市上新田

平岡産婦人科
Tel.0266-72-6133　茅野市ちの

● 諏訪マタニティークリニック
Tel.0266-28-6100　諏訪郡下諏訪町

ひろおか さくらレディースウィメンズクリニック
Tel.0263-85-0013　塩尻市広丘吉田

岐阜県

● 高橋産婦人科
Tel.058-263-5726　岐阜市梅ケ枝町

● 古田産科婦人科クリニック
Tel.058-265-2395　岐阜市金町

● 岐阜大学医学部附属病院
Tel.058-230-6000　岐阜市柳戸

● 操レディスホスピタル
Tel.058-233-8811　岐阜市津島町

● おおのレディースクリニック
Tel.058-233-0201　岐阜市光町

アイリスベルクリニック
Tel.058-393-1122　羽島市竹鼻町

● クリニックママ
Tel.0584-73-5111　大垣市今宿

● 大垣市民病院
Tel.0584-81-3341　大垣市南頬町

東海中央病院
Tel.0583-82-3101　各務原市蘇原東島町

久美愛厚生病院
Tel.0577-32-1115　高山市中切町

● 中西ウィメンズクリニック
Tel.0572-25-8882　多治見市大正町

とまつレディースクリニック
Tel.0574-61-1138　可児市広見

● ぎなんレディースクリニック
Tel.058-201-5760　羽島郡岐南町

● 松波総合病院
Tel.058-388-0111　羽島郡笠松町

静岡県

● いながきレディースクリニック
Tel.055-926-1709　沼津市宮前町

● 沼津市立病院
Tel.055-924-5100　沼津市東椎路春ノ木

● 岩端医院
Tel.055-962-1368　沼津市大手町

● かぬき岩端医院
Tel.055-932-8189　沼津市下香貫前原

こまきウィメンズクリニック
Tel.055-972-1057　三島市西若町

● 三島レディースクリニック
Tel.055-991-0770　三島市南本町

● 共立産婦人科医院
Tel.0550-82-2035　御殿場市二枚橋

● 富士市立中央病院
Tel.0545-52-1131　富士市高島町

● 長谷川産婦人科医院
Tel.0545-53-7575　富士市吉原

宮崎クリニック
Tel.0545-66-3731　富士市松岡

静岡市立静岡病院
Tel.054-253-3125　静岡市葵区

レディースクリニック古川
Tel.054-249-3733　静岡市葵区

● 静岡レディースクリニック
Tel.054-251-0770　静岡市葵区

● 菊池レディースクリニック
Tel.054-272-4124　静岡市葵区

● 俵 IVF クリニック
Tel.054-288-2882　静岡市駿河区

静岡市立清水病院
Tel.054-336-1111　静岡市清水区

● 焼津市立総合病院
Tel.054-623-3111　焼津市道原

● 聖隷浜松病院
Tel.053-474-2222　浜松市中区

● アクトタワークリニック
Tel.053-413-1124　浜松市中区

● 西村ウイメンズクリニック
Tel.053-479-0222　浜松市中区

水本レディスクリニック
Tel.053-433-1103　浜松市東区

● 浜松医科大学病院
Tel.053-435-2309　浜松市東区

● 聖隷三方原病院リプロダクションセンター
Tel.053-436-1251　浜松市北区

● 可睡の杜レディースクリニック
Tel.0538-49-5656　袋井市可睡の杜

● 西垣 ART クリニック
Tel.0538-33-4455　磐田市中泉

愛知県

● 豊橋市民病院
Tel.0532-33-6111　豊橋市青竹町

● つつじが丘ウイメンズクリニック
Tel.0532-66-5550　豊橋市つつじが丘

● 竹内ARTクリニック
Tel.0532-52-3463　豊橋市新本町

豊川市民病院
Tel.0533-86-1111　豊川市八幡町

● ART クリニックみらい
Tel.0564-24-9293　岡崎市大樹寺

稲垣レディスクリニック
Tel.0563-54-1188　西尾市横手町

● 八千代病院
Tel.0566-97-8111　安城市住吉町

ジュンレディースクリニック安城
Tel.0566-71-0308　安城市篠目町

● G&O レディスクリニック
Tel.0566-27-4103　刈谷市泉田町

● … 体外受精以上の生殖補助医療実施施設

愛知県

セントソフィアクリニック
Tel.052-551-1595 名古屋市中村区

● にしたんARTクリニック名古屋駅前院
Tel.052-433-8776 名古屋市中村区

● 浅田レディース名古屋駅前クリニック
Tel.052-551-2203 名古屋市中村区

かとうのりこレディースクリニック
Tel.052-587-2888 名古屋市中村区

● レディースクリニックミュウ
Tel.052-551-7111 名古屋市中村区

かなくらレディスクリニック
Tel.052-587-3111 名古屋市中村区

● 名古屋第一赤十字病院
Tel.052-481-5111 名古屋市中村区

● なごや ART クリニック
Tel.052-451-1103 名古屋市中村区

● ダイヤビルレディースクリニック
Tel.052-561-1881 名古屋市西区

川合産婦人科
Tel.052-502-1501 名古屋市西区

● 野崎クリニック
Tel.052-303-3811 名古屋市中川区

● 金山レディースクリニック
Tel.052-681-2241 名古屋市熱田区

● 山口レディスクリニック
Tel.052-823-2121 名古屋市南区

名古屋市立緑市民病院
Tel.052-892-1331 名古屋市緑区

● ロイヤルベルクリニック不妊センター
Tel.052-879-6673 名古屋市緑区

● おち夢クリニック名古屋
Tel.052-968-2203 名古屋市中区

● いくたウィメンズクリニック
Tel.052-263-1250 名古屋市中区

● 可世木婦人科 ART クリニック
Tel.052-251-8801 名古屋市中区

● 成田産婦人科
Tel.052-221-1595 名古屋市中区

● おかだウィメンズクリニック
Tel.052-683-0018 名古屋市中区

AOI 名古屋病院
Tel.052-932-7128 名古屋市東区

上野レディスクリニック
Tel.052-981-1184 名古屋市北区

平田レディースクリニック
Tel.052-914-7277 名古屋市北区

● 稲垣婦人科
Tel.052-910-5550 名古屋市北区

星ケ丘マタニティ病院
Tel.052-782-6211 名古屋市千草区

咲江レディスクリニック
Tel.052-757-0222 名古屋市千草区

● さわだウィメンズクリニック
Tel.052-788-3588 名古屋市千草区

● まるた ART クリニック
Tel.052-764-0010 名古屋市千草区

レディースクリニック山原
Tel.052-731-8181 名古屋市千草区

若葉台クリニック
Tel.052-777-2888 名古屋市名東区

● あいこ女性クリニック
Tel.052-777-8080 名古屋市名東区

● 名古屋大学医学部附属病院
Tel.052-741-2111 名古屋市昭和区

● 名古屋市立大学病院
Tel.052-851-5511 名古屋市瑞穂区

● 八事レディースクリニック
Tel.052-834-1060 名古屋市天白区

● 平針北クリニック
Tel.052-803-1103 日進市赤池町

● 森脇レディースクリニック
Tel.0561-33-5512 みよし市三好町

● 藤田医科大学病院
Tel.0562-93-2111 豊明市沓掛町

とよた美里レディースクリニック
Tel.0565-87-2237 豊田市美里

● グリーンベル ART クリニック
Tel.0120-822-229 豊田市喜多町

● トヨタ記念病院不妊センター
Tel.0565-28-0100 豊田市平和町

● 常滑市民病院
Tel.0569-35-3170 常滑市飛香台

● ふたばクリニック
Tel.0569-20-5000 半田市吉田町

● 原田レディースクリニック
Tel.0562-36-1103 知多市寺本新町

● 江南厚生病院
Tel.0587-51-3333 江南市高屋町

● 小牧市民病院
Tel.0568-76-4131 小牧市常普請

● 浅田レディース勝川クリニック
Tel.0568-35-2203 春日井市松新町

公立陶生病院
Tel.0561-82-5101 瀬戸市西追分町

● 中原クリニック
Tel.0561-88-0311 瀬戸市山手町

一宮市立市民病院
Tel.0586-71-1911 一宮市文京

● つかはらレディースクリニック
Tel.0586-81-8000 一宮市浅野居森野

● 可世木レディスクリニック
Tel.0586-47-7333 一宮市平和

三重県

● こうのとり WOMAN'S CARE クリニック
Tel.059-355-5577 四日市市諏訪栄町

慈芳産婦人科
Tel.059-353-0508 四日市市ときわ

● みのうらレディースクリニック
Tel.0593-80-0018 鈴鹿市磯山

● IVF 白子クリニック
Tel.059-388-2288 鈴鹿市南江島町

● ヨナハレディースクリニック
Tel.0594-27-1703 桑名市大字和泉イノ割

金丸産婦人科
Tel.059-229-5722 津市観音寺町

● 三重大学病院
Tel.059-232-1111 津市江戸橋

● 西山産婦人科　不妊治療センター
Tel.059-229-1200 津市栄町

● 済生会松阪総合病院
Tel.0598-51-2626 松阪市朝日町

本橋産婦人科
Tel.0596-23-4103 伊勢市一之木

武田産婦人科
Tel.0595-64-7655 名張市鴻之台

● 森川病院
Tel.0595-21-2425 伊賀市上野忍町

PICK UP!

中部・東海地方 / ピックアップ クリニック

長野県

❖ 吉澤産婦人科医院

長野市

since 1966.2

Tel.026-226-8475　長野市七瀬中町 96

診療日		月	火	水	木	金	土	日	祝祭日
	am	●	●	●	●	●	●	-	-
	pm	●	●	-	●	●	-	-	-

予約受付時間	8	9	10	11	12	13	14	15	16	17	18	19	20	21 時

自由診療の料金

体外受精費用　27 万～35 万円
顕微授精費用　35 万～45 万円

保険：一般不妊治療	○	自由：体外受精	●	タイムラプス型インキュベーター	×
保険：体外受精	○	自由：顕微授精	●	ERA検査	●
保険：顕微授精	○	調節卵巣刺激法	●	EMMA・ALICE 検査	●
男性不妊	○	低刺激・自然周期法	△	SEET 法	×
不育症	○	着床不全	○	子宮内膜スクラッチ	×
漢方薬の扱い	○	勉強会・説明会	○	PRP	×
治療費の公開	●	PICSI	×	PGT-A	×
妊婦健診	×	IMSI	×	子宮内フローラ検査	●

❖ 佐久平エンゼルクリニック

佐久市

since 2014.4

Tel.0267-67-5816　佐久市長土呂 1210-1

診療日		月	火	水	木	金	土	日	祝祭日
	am	●	●	●	●	●	●	▲	-
	pm	●	●	-	●	●	-	-	-

予約受付時間	8	9	10	11	12	13	14	15	16	17	18	19	20	21 時

※ WEB 予約は 24 時間受付 ▲医師が必要と判断した場合は診察、採卵等の処置を行います。

自由診療の料金

体外受精費用　27 万～45 万円
顕微授精費用　35 万～45 万円

保険：一般不妊治療	○	自由：体外受精	●	タイムラプス型インキュベーター	●
保険：体外受精	○	自由：顕微授精	●	ERA検査	●
保険：顕微授精	○	調節卵巣刺激法	●	EMMA・ALICE 検査	●
男性不妊	●	低刺激・自然周期法	●	SEET 法	●
不育症	●	着床不全	●	子宮内膜スクラッチ	●
漢方薬の扱い	●	勉強会・説明会	●	PRP	●
治療費の公開	●	PICSI	●	PGT-A	●
妊婦健診	● 10 週まで	IMSI	×	子宮内フローラ検査	●

[各項目のチェックについて]　○ … 実施している　● … 常に力を入れて実施している　△ … 検討中である　× … 実施していない

PICK UP!

中部・東海地方 / ピックアップ クリニック

岐阜県

❖ 中西ウィメンズクリニック

多治見市 since 2003.7

Tel.0572-25-8882 多治見市大正町 1-45

診療日	月	火	水	木	金	土	日	祝祭日
am	●	●	●	●	●	●	-	-
pm	●	●	●	-	●	-	-	-

予約受付時間 8 9 10 11 12 13 14 15 16 17 18 19 20 21 時

自由診療の料金

体外受精費用 40 万円～

顕微授精費用 45 万～50 万円

- 保険：一般不妊治療 … ○
- 保険：体外受精 ……… ○
- 保険：顕微授精 ……… ○
- 男性不妊…○連携施設あり
- 不育症 …………… ○
- 漢方薬の扱い ………… ○
- 治療費の公開 ………… ○
- 妊婦健診………○分娩まで
- 自由：体外受精 ……… ○
- 自由：顕微授精 ……… ○
- 調節卵巣刺激法 ……… ○
- 低刺激・自然周期法 … ○
- 着床不全 …………… △
- 勉強会・説明会 ……… ○
- PICSI ………………… ×
- IMSI………………… ×
- タイムラプス型インキュベーター ×
- ERA検査 ……………… △
- EMMA・ALICE検査 … ×
- SEET法 ……………… ×
- 子宮内膜スクラッチ … ×
- PRP………………… ×
- PGT-A ……………… ×
- 子宮内フローラ検査 … △

愛知県

❖ ダイヤビルレディースクリニック

名古屋市 since 2004.4

Tel.052-561-1881 名古屋市西区名駅 1-1-17 名駅ダイヤメイテツビル 2F

診療日	月	火	水	木	金	土	日	祝祭日
am	●	●	●	●	●	●	-	-
pm	●	●	●	-	●	-	-	-

予約受付時間 8 9 10 11 12 13 14 15 16 17 18 19 20 21 時

自由診療の料金

体外受精費用 30 万～50 万円

顕微授精費用 40 万～60 万円

- 保険：一般不妊治療 … ○
- 保険：体外受精 ……… ○
- 保険：顕微授精 ……… ○
- 男性不妊…○連携施設あり
- 不育症 …………… ○
- 漢方薬の扱い ………… ○
- 治療費の公開 ………… ○
- 妊婦健診……○ 14 週まで
- 自由：体外受精 ……… ○
- 自由：顕微授精 ……… ○
- 調節卵巣刺激法 ……… ○
- 低刺激・自然周期法 … ○
- 着床不全 …………… ○
- 勉強会・説明会 ……… ○
- PICSI ………………… ×
- IMSI………………… ×
- タイムラプス型インキュベーター ○
- ERA検査 ……………… ○
- EMMA・ALICE検査 … ○
- SEET法 ……………… ○
- 子宮内膜スクラッチ … ○
- PRP………………… ○
- PGT-A ……………… △
- 子宮内フローラ検査 … ○

❖ おかだウィメンズクリニック

名古屋市 since 2014.4

Tel.052-683-0018 名古屋市中区正木 4-8-7 れんが橋ビル 3F

診療日	月	火	水	木	金	土	日	祝祭日
am	●	●	●	●	●	▲	-	-
pm	●	●	-	●	●	-	-	-

予約受付時間 8 9 10 11 12 13 14 15 16 17 18 19 20 21 時

▲土曜日は 10:00 ～ 13:00 まで

自由診療の料金

体外受精費用 50 万円～

顕微授精費用 60 万～70 万円

- 保険：一般不妊治療 … ○
- 保険：体外受精 ……… ○
- 保険：顕微授精 ……… ○
- 男性不妊…○連携施設あり
- 不育症 …………… ○
- 漢方薬の扱い ………… ○
- 治療費の公開 ………… ○
- 妊婦健診……○ 10 週まで
- 自由：体外受精 ……… ●
- 自由：顕微授精 ……… ●
- 調節卵巣刺激法 ……… ●
- 低刺激・自然周期法 … ●
- 着床不全 …………… ●
- 勉強会・説明会 ……… ●
- PICSI ………………… ×
- IMSI………………… ●
- タイムラプス型インキュベーター ●
- ERA検査 ……………… ○
- EMMA・ALICE検査 … ○
- SEET法 ……………… ○
- 子宮内膜スクラッチ … ○
- PRP………………… ×
- PGT-A ……………… ×
- 子宮内フローラ検査 … ○

❖ さわだウィメンズクリニック 名古屋不妊センター

名古屋市 since 2001.4

Tel.052-788-3588 名古屋市千種区四谷通 1-18-1 RICCA11 ビル 3F

診療日	月	火	水	木	金	土	日	祝祭日
am	●	●	●	●	●	●	-	-
pm	●	●	-	●	●	-	-	-

予約受付時間 8 9 10 11 12 13 14 15 16 17 18 19 20 21 時

自由診療の料金

体外受精費用 40 万円～

顕微授精費用 45 万円～

- 保険：一般不妊治療 … ○
- 保険：体外受精 ……… ○
- 保険：顕微授精 ……… ○
- 男性不妊…○連携施設あり
- 不育症 …………… ●
- 漢方薬の扱い ………… ○
- 治療費の公開 ………… ●
- 妊婦健診…… ○ 8 週まで
- 自由：体外受精 ……… ●
- 自由：顕微授精 ……… ●
- 調節卵巣刺激法 ……… ●
- 低刺激・自然周期法 … ●
- 着床不全 …………… ●
- 勉強会・説明会 ……… ●
- PICSI ………………… ×
- IMSI………………… ×
- タイムラプス型インキュベーター ●
- ERA検査 ……………… ●
- EMMA・ALICE検査 … ●
- SEET法 ……………… ×
- 子宮内膜スクラッチ … ×
- PRP………………… ○
- PGT-A ……………… ●
- 子宮内フローラ検査 … ×

［各項目のチェックについて］ ○ … 実施している ● … 常に力を入れて実施している △ … 検討中である × … 実施していない

近畿地方

滋賀県

- ● リプロダクション浮田クリニック Tel.077-572-7624 大津市真野
- ● 木下レディースクリニック Tel.077-526-1451 大津市打出浜
- ● 桂川レディースクリニック Tel.077-511-4135 大津市御殿浜
- ● 竹林ウィメンズクリニック Tel.077-547-3557 大津市大萱
- ● 滋賀医科大学医学部附属病院 Tel.077-548-2111 大津市瀬田月輪町
- ● 希望が丘クリニック Tel.077-586-4103 野洲市三宅
- 甲西 野村産婦人科 Tel.0748-72-6633 湖南市柑子袋
- 山崎クリニック Tel.0748-42-1135 東近江市山路町
- ● 神野レディスクリニック Tel.0749-22-6216 彦根市中央町
- 足立レディースクリニック Tel.0749-22-2155 彦根市佐和町
- ● 草津レディースクリニック Tel.077-566-7575 草津市渋川
- ● 清水産婦人科 Tel.077-562-4332 草津市野村
- 南草津 野村病院 Tel.077-561-3788 草津市野路
- 産科・婦人科ハピネスバースクリニック Tel.077-564-3101 草津市矢橋町

京都府

- 志馬クリニック四条烏丸 Tel.075-221-6821 京都市下京区
- ● 京都 IVF クリニック Tel.077-526-1451 京都市下京区
- 南部産婦人科 Tel.075-313-6000 京都市下京区
- ● 醍醐渡辺クリニック Tel.075-571-0226 京都市伏見区
- ● 京都府立医科大学病院 Tel.075-251-5560 京都市上京区
- ● 田村秀子婦人科医院 Tel.075-213-0523 京都市中京区
- ● 足立病院 Tel.075-253-1382 京都市中京区
- 京都第一赤十字病院 Tel.075-561-1121 京都市東山区
- 日本バプテスト病院 Tel.075-781-5191 京都市左京区
- ● 京都大学医学部附属病院 Tel.075-751-3712 京都市左京区

● … 体外受精以上の生殖補助医療実施施設

● レディース＆ARTクリニック サンタクルス ザ ニシキタ
Tel.0798-62-1188　西宮市高松町

● 英ウイメンズクリニック にしのみや院
Tel.0798-63-8723　西宮市高松町

● 兵庫医科大学病院
Tel.0798-45-6111　西宮市武庫川町

山田産婦人科
Tel.0798-41-0272　西宮市甲子園町

明和病院
Tel.0798-47-1767　西宮市上鳴尾町

木内女性クリニック
Tel.0798-63-2271　西宮市高松町

● レディースクリニック Taya
Tel.072-771-7717　伊丹市伊丹

● 近畿中央病院
Tel.072-781-3712　伊丹市車塚

● 小原ウイメンズクリニック
Tel.0797-82-1211　宝塚市山本東

● 第二協立病院 ART センター
Tel.072-758-1123　川西市栄町

● シオタニレディースクリニック
Tel.079-561-3500　三田市中央町

● 中林産婦人科
Tel.079-282-6581　姫路市白国

● koba レディースクリニック
Tel.079-223-4924　姫路市北条口

● 西川産婦人科
Tel.079-253-2195　姫路市花田町

● 親愛産婦人科
Tel.079-271-6666　姫路市網干区

久保みずきレディースクリニック 明石診療所
Tel.078-913-9811　明石市本町

二見レディースクリニック
Tel.078-942-1783　明石市二見町

● 博愛産科婦人科
Tel.078-941-8803　明石市二見町

● 親愛レディースクリニック
Tel.079-421-5511　加古川市加古川町

ちくご・ひらまつ産婦人科
Tel.079-424-5163　加古川市加古川町

● 小野レディースクリニック
Tel.0794-62-1103　小野市西本町

● 福田産婦人科麻酔科
Tel.0791-43-5357　赤穂市加里屋

● 赤穂中央病院
Tel.0791-45-7290　赤穂市惣門町

公立神崎総合病院
Tel.0790-32-1331　神崎郡神河町

奈良県

好川婦人科クリニック
Tel.0743-75-8600　生駒市東新町

高山クリニック
Tel.0742-35-3611　奈良市柏木町

● ASKA レディース・クリニック
Tel.0742-51-7717　奈良市北登美ヶ丘

すぎはら婦人科
Tel.0742-46-4127　奈良市中登美ヶ丘

● 富雄産婦人科
Tel.0742-43-0381　奈良市三松

● 久永婦人科クリニック
Tel.0742-32-5505　奈良市西大寺東町

● 赤崎クリニック　高度生殖医療センター
Tel.0744-43-2468　桜井市谷

桜井病院
Tel.0744-43-3541　桜井市桜井

奈良県立医科大学病院
Tel.0744-22-3051　橿原市四条町

● ミズクリニックメイワン
Tel.0744-20-0028　橿原市四条町

● 三橋仁美レディースクリニック
Tel.0743-51-1135　大和郡山市矢田町

和歌山県

● 日赤和歌山医療センター
Tel.073-422-4171　和歌山市小松原通

● うつのみやレディースクリニック
Tel.073-474-1987　和歌山市美園町

● 岩橋産科婦人科
Tel.073-444-4060　和歌山市関戸

いくこレディースクリニック
Tel.073-482-0399　海南市日方

榎本産婦人科
Tel.0739-22-0019　田辺市湊

● 奥村レディースクリニック
Tel.0736-32-8511　橋本市東家

● … 体外受精以上の生殖補助医療実施施設

市立吹田市民病院
Tel.06-6387-3311　吹田市片山町

● 奥田産婦人科
Tel.072-622-5253　茨木市竹橋町

サンタマリア病院
Tel.072-627-3459　茨木市新庄町

● 大阪医科薬科大学病院
Tel.072-683-1221　高槻市大学町

● 後藤レディースクリニック
Tel.072-683-8510　高槻市白梅町

● イワサクリニック香里診療所 セントマリー不妊センター
Tel.072-831-1666　寝屋川市香里本通町

● ひらかた ART クリニック
Tel.072-804-4124　枚方市大垣内町

折野産婦人科
Tel.072-857-0243　枚方市楠葉朝日

● 関西医科大学附属病院
Tel.072-804-0101　枚方市新町

● 天の川レディースクリニック
Tel.072-892-1124　交野市私部西

● IVF 大阪クリニック
Tel.06-4308-8824　東大阪市長田東

なかじまレディースクリニック
Tel.072-929-0506　東大阪市長田東

平松産婦人科クリニック
Tel.072-955-8881　藤井寺市藤井寺

船内クリニック
Tel.072-955-0678　藤井寺市藤井寺

● てらにしレディースクリニック
Tel.072-367-0666　大阪狭山市池尻自由丘

● 近畿大学病院
Tel.072-366-0221　大阪狭山市大野東

● ルナレディースクリニック　不妊・更年期センター
Tel.072-224-6317　堺市堺区

● いしかわクリニック
Tel.072-232-8751　堺市堺区

● KAWA レディースクリニック
Tel.072-297-2700　堺市南区

小野クリニック
Tel.072-285-8110　堺市東区

● 府中のぞみクリニック
Tel.0725-40-5033　和泉市府中町

● 谷口病院
Tel.072-463-3232　泉佐野市大西

● レオゲートタワーレディースクリニック
Tel.072-460-2800　泉佐野市りんくう往来北

兵庫県

神戸大学医学部附属病院
Tel.078-382-5111　神戸市中央区

● 英ウィメンズクリニック
Tel.078-392-8723　神戸市中央区

● 神戸元町夢クリニック
Tel.078-325-2121　神戸市中央区

● 山下レディースクリニック
Tel.078-265-6475　神戸市中央区

● にしたんARTクリニック 神戸三宮院
Tel.078-261-3500　神戸市中央区

● 神戸アドベンチスト病院
Tel.078-981-0161　神戸市北区

● 中村レディースクリニック
Tel.,078-925-4103　神戸市西区

● 久保みずきレディースクリニック 菅原記念診療所
Tel.078-961-3333　神戸市西区

英ウイメンズクリニック たるみ
Tel.078-704-5077　神戸市垂水区

● くぼたレディースクリニック
Tel.078-843-3261　神戸市東灘区

プリュームレディースクリニック
Tel.078-600-2675　神戸市東灘区

● レディースクリニックごとう
Tel.0799-45-1131　南あわじ市山添

● オガタファミリークリニック
Tel.0797-25-2213　芦屋市松ノ内町

吉田レディースクリニック
Tel.06-6483-6111　尼崎市西大物町

武庫之荘レディースクリニック
Tel.06-6435-0488　尼崎市南武庫之荘

産科・婦人科衣笠クリニック
Tel.06-6494-0070　尼崎市東園田町

JUN レディースクリニック
Tel.06-4960-8115　尼崎市潮江

● 徐クリニック・ART センター
Tel.0798-54-8551　西宮市松籟荘

● すずきレディースクリニック
Tel.0798-39-0555　西宮市田中町

京都府

● IDA クリニック
Tel.075-583-6515　京都市山科区

細田クリニック
Tel.075-322-0311　京都市右京区

● 身原病院
Tel.075-392-3111　京都市西京区

桂駅前 Mihara Clinic
Tel.075-394-3111　京都市西京区

● ハシイ産婦人科
Tel.075-924-1700　向日市寺戸町

田村産婦人科医院
Tel.0771-24-3151　亀岡市安町

大阪府

● にしたん ART クリニック 大阪院
Tel.06-6147-2844　大阪市北区

● 大阪 New ART クリニック
Tel.06-6341-1556　大阪市北区

● オーク梅田レディースクリニック
Tel.0120-009-345　大阪市北区

● HORAC グランフロント大阪クリニック
Tel.06-6377-8824　大阪市北区

● リプロダクションクリニック大阪
Tel.06-6136-3344　大阪市北区

● レディース＆ARTクリニック サンタクルス ザ ウメダ
Tel.06-6374-1188　大阪市北区

● 越田クリニック
Tel.06-6316-6090　大阪市北区

● 扇町レディースクリニック
Tel.06-6311-2511　大阪市北区

● うめだファティリティ―クリニック
Tel.06-6371-0363　大阪市北区

● レディースクリニックかたかみ
Tel.06-6100-2525　大阪市淀川区

かわばたレディスクリニック
Tel.06-6308-7660　大阪市淀川区

● 小林産婦人科
Tel.06-6924-0934　大阪市都島区

● レディースクリニック北浜
Tel.06-6202-8739　大阪市中央区

● 西川婦人科内科クリニック
Tel.06-6201-0317　大阪市中央区

● ウィメンズクリニック本町
Tel.06-6251-8686　大阪市中央区

● 春木レディースクリニック
Tel.06-6281-3788　大阪市中央区

● 脇本産婦人科・麻酔科
Tel.06-6761-5537　大阪市天王寺区

大阪赤十字病院
Tel.06-6771-5131　大阪市天王寺区

聖バルナバ病院
Tel.06-6779-1600　大阪市天王寺区

おおつかレディースクリニック
Tel.06-6776-8856　大阪市天王寺区

都竹産婦人科医院
Tel.06-6754-0333　大阪市生野区

● 奥野病院
Tel.06-6719-2200　大阪市阿倍野区

大阪市立大学病院
Tel.06-6645-2121　大阪市阿倍野区

● 大阪鉄道病院
Tel.06-6628-2221　大阪市阿倍野区

● IVF なんばクリニック
Tel.06-6534-8824　大阪市西区

● オーク住吉産婦人科
Tel.0120-009-345　大阪市西成区

● 岡本クリニック
Tel.06-6696-0201　大阪市住吉区

沢井産婦人科医院
Tel.06-6694-1115　大阪市住吉区

● 大阪急性期総合医療センター
Tel.06-6692-1201　大阪市住吉区

たかせ産婦人科
Tel.06-6855-4135　豊中市上野東

● 園田桃代 ART クリニック
Tel.06-6155-1511　豊中市新千里東町

● たまごクリニック　内分泌センター
Tel.06-4865-7017　豊中市曽根西町

松崎産婦人科クリニック
Tel.072-750-2025　池田市菅原町

● なかむらレディースクリニック
Tel.06-6378-7333　吹田市豊津町

● 吉本婦人科クリニック
Tel.06-6337-0260　吹田市片山町

PICK UP!

近畿地方 / ピックアップ クリニック

滋賀県

❖ リプロダクション浮田クリニック

大津市　since 2020.10

Tel.077-572-7624　大津市真野 1 丁目 45-8

診療日		月	火	水	木	金	土	日	祝祭日
	am	●	●	●	●	●	●	-	-
	pm	●	●	▲	●	●	-	-	-

予約受付時間	8	9	10	11	12	13	14	15	16	17	18	19	20	21 時

※ 14:00 ～ 16:00 は検査・処置、▲は漢方外来

自由診療の料金

体外受精費用 27 万～35 万円
顕微授精費用 35 万～45 万円

保険：一般不妊治療 … ○	自由：体外受精 ……… ●	タイムラプス型インキュベーター ●
保険：体外受精 ……… ○	自由：顕微授精 ……… ●	ERA検査 ………… ○
保険：顕微授精 ……… ○	調節卵巣刺激法 ……… ●	EMMA・ALICE 検査 … ○
男性不妊…○連携施設あり	低刺激・自然周期法 … ○	SEET 法 ………… ○
不育症 ……………… ○	着床不全 ……………… ○	子宮内膜スクラッチ … ○
漢方薬の扱い ……… ○	勉強会・説明会 ……… ○	PRP ……………… ×
治療費の公開 ……… ○	PICSI ……………… ×	PGT-A …………… ×
妊婦健診……○ 41 週まで	IMSI……………… △	子宮内フローラ検査 … ○

京都府

❖ 醍醐渡辺クリニック

京都市　since 1971.9

Tel.075-571-0226　京都市伏見区醍醐高畑町 30-15

診療日		月	火	水	木	金	土	日	祝祭日
	am	●	●	●	●	●	●	▲	▲
	pm	●	-	●	-	●	-	-	-

予約受付時間	8	9	10	11	12	13	14	15	16	17	18	19	20	21 時

※電話受付は月・水・金は 9:00～20:30、火・木・土は 9:00～17:00
日・祝は 9:30～11:00(予約のみ)

自由診療の料金

体外受精費用 20 万～30 万円
顕微授精費用 20 万～35 万円

保険：一般不妊治療 … ○	自由：体外受精 ……… ●	タイムラプス型インキュベーター △
保険：体外受精 ……… ○	自由：顕微授精 ……… ●	ERA 検査 ………… ●
保険：顕微授精 ……… ○	調節卵巣刺激法 ……… ●	EMMA・ALICE 検査 … ●
男性不妊…○連携施設あり	低刺激・自然周期法 … ●	SEET 法 ………… ○
不育症 ……………… ○	着床不全 ……………… ●	子宮内膜スクラッチ … △
漢方薬の扱い ……… ○	勉強会・説明会 ……… ○	PRP（PFC-FD）……… ○
治療費の公開 ……… ○	PICSI ……………… △	PGT-A …………… △
妊婦健診………○分娩まで	IMSI……………… ×	子宮内フローラ検査 … ○

大阪府

❖ 岡本クリニック

大阪市　since 1993.5

Tel.06-6696-0201　大阪市住吉区長居東 3-4-28

診療日		月	火	水	木	金	土	日	祝祭日
	am	●	●	●	●	●	●	-	-
	pm	●	-	●	-	●	-	-	-

予約受付時間	8	9	10	11	12	13	14	15	16	17	18	19	20	21 時

自由診療の料金

体外受精費用 30.5 万～59 万円
顕微授精費用 33 万～71 万円

保険：一般不妊治療 … ○	自由：体外受精 ……… ○	タイムラプス型インキュベーター ○
保険：体外受精 ……… ○	自由：顕微授精 ……… ○	ERA検査 ………… ○
保険：顕微授精 ……… ○	調節卵巣刺激法 ……… ○	EMMA・ALICE 検査 … ○
男性不妊…●連携施設あり	低刺激・自然周期法 … ○	SEET 法 ………… ○
不育症 ……………… ●	着床不全 ……………… ○	子宮内膜スクラッチ … ○
漢方薬の扱い ……… ●	勉強会・説明会 ……… ×	PRP ……………… ×
治療費の公開 ……… ●	PICSI ……………… ×	PGT-A …………… △
妊婦健診 ……………… ×	IMSI……………… ×	子宮内フローラ検査 … ○

❖ 園田桃代 ART クリニック

豊中市　since 2010.9

Tel.06-6155-1511　豊中市新千里東町 1-5-3 千里朝日阪急ビル 3F

診療日		月	火	水	木	金	土	日	祝祭日
	am	●	●	●	●	●	●	-	-
	pm	●	-	●	-	●	-	-	-

予約受付時間	8	9	10	11	12	13	14	15	16	17	18	19	20	21 時

土曜は 15:00 まで

自由診療の料金

体外受精費用 26 万～38 万円
顕微授精費用 28 万～49 万円

保険：一般不妊治療 … ○	自由：体外受精 ……… ●	タイムラプス型インキュベーター ●
保険：体外受精 ……… ○	自由：顕微授精 ……… ●	ERA検査 ………… ●
保険：顕微授精 ……… ○	調節卵巣刺激法 ……… ●	EMMA・ALICE 検査 … ●
男性不妊 ……………… ●	低刺激・自然周期法 … ●	SEET 法 ………… ●
不育症 ……………… ●	着床不全 ……………… ●	子宮内膜スクラッチ … ●
漢方薬の扱い ……… ●	勉強会・説明会 ……… ●	PFC-FD …………… ●
治療費の公開 ……… ●	PICSI ……………… ●	PGT-A …………… ●
妊婦健診…… ● 8 週まで	IMSI……………… ×	子宮内フローラ検査 … ×

兵庫県

❖ 神戸元町 夢クリニック

神戸市　since 2008.11

Tel.078-325-2121　神戸市中央区明石町 44 神戸御幸ビル 3F

診療日		月	火	水	木	金	土	日	祝祭日
	am	●	●	●	●	●	●	●	●
	pm	●	●	●	●	●	-	▲	-

予約受付時間	8	9	10	11	12	13	14	15	16	17	18	19	20	21 時

自由診療の料金

HP を参照
https://www.yumeclinic.or.jp

保険：一般不妊治療 … ○	自由：体外受精 ……… ●	タイムラプス型インキュベーター ●
保険：体外受精 ……… ○	自由：顕微授精 ……… ●	ERA検査 ………… ○
保険：顕微授精 ……… ○	調節卵巣刺激法 ……… ×	EMMA・ALICE 検査 … ○
男性不妊 ……………… ○	低刺激・自然周期法 … ●	SEET 法 ………… ×
不育症 ……………… ○	着床不全 ……………… ○	子宮内膜スクラッチ … ○
漢方薬の扱い ……… ○	勉強会・説明会 ……… ○	PRP ……………… ×
治療費の公開 ……… ○	PICSI ……………… ×	PGT-A …………… ●
妊婦健診…… ○ 9 週まで	IMSI……………… ×	子宮内フローラ検査 … ×

❖ Koba レディースクリニック

姫路市　since 2003.6

Tel.079-223-4924　姫路市北条口 2-18 宮本ビル 1F

診療日		月	火	水	木	金	土	日	祝祭日
	am	●	●	●	●	●	●	-	-
	pm	●	●	-	●	●	-	-	-

予約受付時間	8	9	10	11	12	13	14	15	16	17	18	19	20	21 時

自由診療の料金

体外受精費用 26 万円前後
顕微授精費用 30 万円前後

保険：一般不妊治療 … ○	自由：体外受精 ……… ●	タイムラプス型インキュベーター △
保険：体外受精 ……… ○	自由：顕微授精 ……… ●	ERA検査 ………… △
保険：顕微授精 ……… ○	調節卵巣刺激法 ……… ●	EMMA・ALICE 検査 … ●
男性不妊…●連携施設あり	低刺激・自然周期法 … ●	SEET 法 ………… ×
不育症 ……………… ●	着床不全 ……………… ●	子宮内膜スクラッチ … △
漢方薬の扱い ……… ○	勉強会・説明会 ……… ●	PRP ……………… △
治療費の公開 ……… ○	PICSI ……………… ×	PGT-A …………… ○
妊婦健診 ……● 9 週まで	IMSI……………… ×	子宮内フローラ検査 … △

[各項目のチェックについて] ○ … 実施している　● … 常に力を入れて実施している　△ … 検討中である　× … 実施していない

木下産婦人科内科医院
Tel.0884-23-3600 阿南市学原町

香川県

● 高松市立みんなの病院
Tel.087-813-7171 高松市仏生山町

● 高松赤十字病院
Tel.087-831-7101 高松市番町

美術館診療所
Tel.087-881-2776 高松市香西東町

● よつばウィメンズクリニック
Tel.087-885-4103 高松市円座町

● 安藤レディースクリニック
Tel.087-815-2833 高松市多肥下町

香川大学医学部附属病院
Tel.087-898-5111 木田郡三木町

回生病院
Tel.0877-46-1011 坂出市室町

● 厚仁病院
Tel.0877-85-5353 丸亀市通町

● 四国こどもとおとなの医療センター
Tel.0877-62-1000 善通寺市仙遊町

谷病院
Tel.0877-63-5800 善通寺市原田町

高瀬第一医院
Tel.0875-72-3850 三豊市高瀬町

愛媛県

● 梅岡レディースクリニック
Tel.089-943-2421 松山市竹原町

● 矢野産婦人科
Tel.089-921-6507 松山市昭和町

● 福井ウイメンズクリニック
Tel.089-969-0088 松山市星岡町

● つばきウイメンズクリニック
Tel.089-905-1122 松山市北土居

● ハートレディースクリニック
Tel.089-955-0082 東温市野田

● 愛媛大学医学部附属病院
Tel.089-964-5111 東温市志津川

● こにしクリニック
Tel.0897-33-1135 新居浜市庄内町

● 愛媛労災病院
Tel.0897-33-6191 新居浜市南小松原町

サカタ産婦人科
Tel.0897-55-1103 西条市下島山甲

県立今治病院
Tel.0898-32-7111 今治市石井町

高知県

愛宕病院
Tel.088-823-3301 高知市愛宕町

● レディスクリニックコスモス
Tel.088-861-6700 高知市杉井流

● 高知医療センター
Tel.088-837-3000 高知市池

小林レディスクリニック
Tel.088-805-1777 高知市竹島町

北村産婦人科
Tel.0887-56-1013 香南市野市町

● 高知大学医学部附属病院
Tel.088-886-5811 南国市岡豊町

まつなが産婦人科
Tel.084-923-0145 福山市三吉町

● 幸の鳥レディスクリニック
Tel.084-940-1717 福山市春日町

● よしだレディースクリニック内科・小児科
Tel.084-954-0341 福山市新涯町

● 広島中央通り　香月産婦人科
Tel.082-546-2555 広島市中区

● 絹谷産婦人科
Tel.082-247-6399 広島市中区

● 広島 HART クリニック
Tel.082-567-3866 広島市南区

● IVF クリニックひろしま
Tel.082-264-1131 広島市南区

● 県立広島病院
Tel.082-254-1818 広島市南区

● 香月産婦人科
Tel.082-272-5588 広島市西区

藤東クリニック
Tel.082-284-2410 安芸郡府中町

● 笠岡レディースクリニック
Tel.0823-23-2828 呉市西中央

松田医院
Tel.0824-28-0019 東広島市八本松町

山口県

周東総合病院
Tel.0820-22-3456 柳井市古開作

● 山下ウイメンズクリニック
Tel.0833-48-0211 下松市瑞穂町

● 徳山中央病院
Tel.0834-28-4411 周南市孝田町

● 山口県立総合医療センター
Tel.0835-22-4411 防府市大崎

● 関門医療センター
Tel.083-241-1199 下関市長府外浦町

● 済生会下関総合病院
Tel.083-262-2300 下関市安岡町

総合病院山口赤十字病院
Tel.083-923-0111 山口市八幡馬場

● 新山口こうのとりクリニック
Tel.083-902-8585 山口市小郡花園町

● 山口大学医学部附属病院
Tel.0836-22-2522 宇部市南小串

なかむらレディースクリニック
Tel.0838-22-1557 萩市熊谷町

都志見病院
Tel.0838-22-2811 萩市江向

徳島県

● 蕙愛レディースクリニック
Tel.0886-53-1201 徳島市佐古三番町

● 徳島大学病院
Tel.088-631-3111 徳島市蔵本町

春名産婦人科
Tel.088-652-2538 徳島市南二軒屋町

徳島市民病院
Tel.088-622-5121 徳島市北常三島町

● 中山産婦人科
Tel.0886-92-0333 板野郡藍住町

徳島県鳴門病院
Tel.088-683-1857 鳴門市撫養町

中国・四国地方

鳥取県

● タグチ IVF レディースクリニック
Tel.0857-39-2121 鳥取市覚寺区

● 鳥取県立中央病院
Tel.0857-26-2271 鳥取市江津区

● ミオ　ファティリティクリニック
Tel.0859-35-5211 米子市車尾南区

● 鳥取大学医学部附属病院
Tel.0859-33-1111 米子市西町区

● 彦名レディスライフクリニック
Tel.0859-29-0159 米子市彦名町区

島根県

● 内田クリニック
Tel.0120-582-889 松江市浜乃木区

● 八重垣レディースクリニック
Tel.0852-52-7790 松江市東出雲町

家族・絆の吉岡医院
Tel.0854-22-2065 安来市安来町

● 島根大学医学部附属病院
Tel.0853-20-2389 出雲市塩冶町

島根県立中央病院
Tel.0853-22-5111 出雲市姫原

大田市立病院
Tel.0854-82-0330 大田市大田町

岡山県

くにかたウィメンズクリニック
Tel.086-255-0080 岡山市北区

● 岡山大学病院
Tel.086-223-7151 岡山市北区

● 名越産婦人科リプロダクションセンター
Tel.086-293-0553 岡山市北区

● 岡山二人クリニック
Tel.086-256-7717 岡山市北区

● 三宅医院生殖医療センター
Tel.086-282-5100 岡山市南区

● 岡南産婦人科医院
Tel.086-264-3366 岡山市南区

● ペリネイト母と子の病院
Tel.086-276-8811 岡山市中区

● 赤堀クリニック
Tel.0868-24-1212 津山市椿高下

石井医院
Tel.0868-24-4333 津山市沼

● 倉敷中央病院
Tel.086-422-0210 倉敷市美和

● 倉敷成人病センター
Tel.086-422-2111 倉敷市白楽町

落合病院
Tel.0867-52-1133 真庭市上市瀬

広島県

PICK UP!

四国地方 / ピックアップ クリニック

高知県

❖ レディスクリニックコスモス

高知市

Tel.088-861-6700 高知市杉井流 6-27

since 2001.1

診療日		月	火	水	木	金	土	日	祝祭日
	am	●	●	●	●	●	●	-	-
	pm	●	●	-	●	●	●	-	-

予約受付時間	8	9	10	11	12	13	14	15	16	17	18	19	20	21 時

自由診療の料金

体外受精費用 27万～35万円
顕微授精費用 35万～45万円

保険：一般不妊治療	○	自由：体外受精	●	タイムラプス型インキュベーター	×
保険：体外受精	○	自由：顕微授精	●	ERA検査	○
保険：顕微授精	○	調節卵巣刺激法	●	EMMA・ALICE検査	○
男性不妊	●	低刺激・自然周期法	○	SEET法	○
不育症	●	着床不全	○	子宮内膜スクラッチ	○
漢方薬の扱い	○	勉強会・説明会	○	PRP	×
治療費の公開	○	PICSI	×	PGT-A	○
妊婦健診	×	IMSI	×	子宮内フローラ検査	×

[各項目のチェックについて] ○…実施している ●…常に力を入れて実施している △…検討中である ×…実施していない

● 大分大学医学部附属病院
Tel.097-549-4411　由布市挾間町

宮崎県

● 古賀総合病院
Tel.0985-39-8888　宮崎市池内町

● ゆげレディスクリニック
Tel.0985-77-8288　宮崎市橘通東

● ART レディスクリニックやまうち
Tel.0985-32-0511　宮崎市高千穂通

● 渡辺病院
Tel.0982-57-1011　日向市大字平岩

● 野田産婦人科医院
Tel.0986-24-8553　都城市蔵原町

● 丸田病院
Tel.0986-23-7060　都城市八幡町

宮崎大学医学部附属病院
Tel.0985-85-1510　宮崎市清武町

鹿児島県

● 徳永産婦人科
Tel.099-202-0007　鹿児島市田上

● あかつき ART クリニック
Tel.099-296-8177　鹿児島市中央町

中江産婦人科
Tel.099-255-9528　鹿児島市中央町

● 鹿児島大学病院
Tel.099-275-5111　鹿児島市桜ケ丘

マミィクリニック伊集院
Tel.099-263-1153　鹿児島市中山町

● レディースクリニックあいいく
Tel.099-260-8878　鹿児島市小松原

● 松田ウイメンズクリニック 不妊生殖医療センター
Tel.099-224-4124　鹿児島市山之口町

中村（哲）産婦人科内科
Tel.099-223-2236　鹿児島市樋之口町

● 境田医院
Tel.0996-67-2600　出水市米ノ津町

みつお産婦人科
Tel.0995-44-9339　霧島市隼人町

● フィオーレ第一病院
Tel.0995-63-2158　姶良市加治木町

● 竹内レディースクリニック附設高度生殖医療センター
Tel.0995-65-2296　姶良市東餅田

沖縄県

● ウイメンズクリニック糸数
Tel.098-869-8395　那覇市泊

● 友愛医療センター
Tel.098-850-3811　豊見城市与根

● 空の森クリニック
Tel.098-998-0011　島尻郡八重瀬町

Ｎａｏｋｏ女性クリニック
Tel.098-988-9811　浦添市経塚

● うえむら病院　リプロ・センター
Tel.098-895-3535　中頭郡中城村

● 琉球大学医学部附属病院
Tel.098-895-3331　中頭郡西原町

● やびく産婦人科・小児科
Tel.098-936-6789　中頭郡北谷町

● … 体外受精以上の生殖補助医療実施施設

● 高木病院
Tel.0944-87-0001　大川市酒見

● メディカルキューブ平井外科産婦人科
Tel.0944-54-3228　大牟田市明治町

佐賀県

● 谷口眼科婦人科
Tel.0954-23-3170　武雄市武雄町

● おおくま産婦人科
Tel.0952-31-6117　佐賀市高木瀬西

長崎県

● 岡本ウーマンズクリニック
Tel.095-820-2864　長崎市江戸町

● 長崎大学病院
Tel.095-849-7363　長崎市坂本

● みやむら女性のクリニック
Tel.095-849-5507　長崎市川口町

杉田レディースクリニック
Tel.095-849-3040　長崎市松山町

まつお産科・婦人科クリニック
Tel.095-845-1721　長崎市石神町

山崎医院
Tel.0957-64-1103　島原市湊町

レディースクリニックしげまつ
Tel.0957-54-9200　大村市古町

佐世保共済病院
Tel.0956-22-5136　佐世保市島地町

熊本県

● 福田病院
Tel.096-322-2995　熊本市中央区

● 熊本大学医学部附属病院
Tel.096-344-2111　熊本市中央区

● ソフィアレディースクリニック水道町
Tel.096-322-2996　熊本市中央区

森川レディースクリニック
Tel.096-381-4115　熊本市中央区

● 伊井産婦人科病院
Tel.096-364-4003　熊本市中央区

● 北くまもと井上産婦人科
Tel.096-345-3916　熊本市北区

● ART 女性クリニック
Tel.096-360-3670　熊本市東区

下川産婦人科医院
Tel.0968-73-3527　玉名市中

熊本労災病院
Tel.0965-33-4151　八代市竹原町

● 片岡レディスクリニック
Tel.0965-32-2344　八代市本町

愛甲産婦人科麻酔科医院
Tel.0966-22-4020　人吉市駒井田町

大分県

● セント・ルカ産婦人科
Tel.097-547-1234　大分市東大道

● 大川産婦人科・高砂
Tel.097-532-1135　大分市高砂町

別府医療センター
Tel.0977-67-1111　別府市大字内竈

宇佐レディースクリニック
Tel.0978-33-3700　宇佐市宝鏡寺

九州・沖縄地方

福岡県

産婦人科麻酔科いわさクリニック
Tel.093-371-1131　北九州市門司区

● 石松ウイメンズクリニック
Tel.093-474-6700　北九州市小倉南区

● ほりたレディースクリニック
Tel.093-513-4122　北九州市小倉北区

● セントマザー産婦人科医院
Tel.093-601-2000　北九州市八幡西区

● 齋藤シーサイドレディースクリニック
Tel.093-701-8880　遠賀郡芦屋町

野崎ウイメンズクリニック
Tel.092-733-0002　福岡市中央区

● 井上　善レディースクリニック
Tel.092-406-5302　福岡市中央区

● アイブイエフ詠田クリニック
Tel.092-735-6655　福岡市中央区

● 古賀文敏ウイメンズクリニック
Tel.092-738-7711　福岡市中央区

● 中央レディスクリニック
Tel.092-736-3355　福岡市中央区

MR しょうクリニック＜男性不妊専門＞
Tel.092-739-8688　福岡市中央区

● en 婦人科クリニック
Tel.092-791-2533　福岡市中央区

ガーデンヒルズウィメンズクリニック小笹
Tel.092-521-7500　福岡市中央区

● 日浅レディースクリニック
Tel.092-726-6105　福岡市中央区

さの ウィメンズクリニック
Tel.092-739-1717　福岡市中央区

● 浜の町病院
Tel.092-721-0831　福岡市中央区

● 蔵本ウイメンズクリニック
Tel.092-482-5558　福岡市博多区

原三信病院
Tel.092-291-3434　福岡市博多区

● 九州大学病院
Tel.092-641-1151　福岡市東区

● 福岡山王病院
Tel.092-832-1100　福岡市早良区

すみい婦人科クリニック
Tel.092-534-2301　福岡市南区

● 婦人科永田おさむクリニック
Tel.092-938-2209　糟屋郡粕屋町

● 福岡東医療センター
Tel.092-943-2331　古賀市千鳥

● 久留米大学病院
Tel.0942-35-3311　久留米市旭町

● 空の森 KYUSHU
Tel.0942-46-8866　久留米市天神町

● いでウィメンズクリニック
Tel.0942-33-1114　久留米市天神町

PICK UP!

九州地方 / ピックアップ クリニック

福岡県

❖ アイブイエフ詠田クリニック

福岡市

Tel.092-735-6655　福岡市中央区天神1-12-1 日之出福岡ビル 6F　since 1999.4

診療日	月	火	水	木	金	土	日	祝祭日
am	●	●	●	●	●	●	-	-
pm	●	●	-	●	-	▲	-	-

受付時間　8 9 10 11 12 13 14 15 16 17 18 19 20 21 時

※完全予約制　▲土曜日は 9:00～15:00

自由診療の料金
体外受精費用　24 万円～
顕微授精費用　32 万円～

保険：一般不妊治療 … ○	自由：体外受精 ……… ●	タイムラプス型インキュベーター●
保険：体外受精 ……… ○	自由：顕微授精 ……… ●	ERA検査 ……………… ○
保険：顕微授精 ……… ○	調節卵巣刺激法 ……… ○	EMMA・ALICE検査 … ○
男性不妊…○連携施設あり	低刺激・自然周期法 … ○	SEET法 ……………… ○
不育症 …………………… ○	着床不全 ……………… ○	子宮内膜スクラッチ … ×
漢方薬の扱い ………… ○	勉強会・説明会 ……… ○	PRP …………………… ○
治療費の公開 ………… ○	PICSI ………………… ○	PGT-A ………………… ○
妊婦健診……○ 10 週まで	IMSI…………………… ×	子宮内フローラ検査 … ○

❖ 日浅レディースクリニック

福岡市

Tel.092-726-6105　福岡市中央区大名 2-2-7 大名センタービル2F　since 2020.10

診療日	月	火	水	木	金	土	日	祝祭日
am	●	●	●	●	●	▲	-	-
pm	●	●	-	●	●	-	-	-

予約受付時間　8 9 10 11 12 13 14 15 16 17 18 19 20 21 時

▲土曜午後は 14:30 まで

自由診療の料金
体外受精費用　24 万円～
顕微授精費用　31 万円～

保険：一般不妊治療 … ○	自由：体外受精 ……… ○	タイムラプス型インキュベーター○
保険：体外受精 ……… ○	自由：顕微授精 ……… ○	ERA検査 ……………… ○
保険：顕微授精 ……… ○	調節卵巣刺激法 ……… ○	EMMA・ALICE検査 … ○
男性不妊 ……………… ×	低刺激・自然周期法 … ○	SEET法 ……………… ○
不育症 …………………… ○	着床不全 ……………… ○	子宮内膜スクラッチ … ○
漢方薬の扱い ………… ○	勉強会・説明会 ……… ×	PRP …………………… ○
治療費の公開 ………… ○	PICSI ………………… ○	PGT-A ………………… △
妊婦健診…… ○ 9 週まで	IMSI…………………… ×	子宮内フローラ検査 … ○

[各項目のチェックについて]　○ … 実施している　● … 常に力を入れて実施している　△ … 検討中である　× … 実施していない

全国の不妊専門相談センター一覧

都道府県、指定都市、中核市が設置している不妊専門相談センターでは、不妊に悩む夫婦に対し、不妊に関する医学的・専門的な相談や不妊による心の悩み等について医師・助産師等の専門家が相談に対応したり、診療機関ごとの不妊治療の実施状況などに関する情報提供を行っています。（各センターの受付は祝祭日と年末年始を除きます）

（2022 年 11 月 1 日現在）

北海道・東北地方

実 施	開設場所	相談方式			電話番号、相談日及び時間など（変更となることがあります）
		電話	面接	メール	
北海道	国立大学法人旭川医科大学	○	○	×	火曜日　11:00 ～ 16:00　電話相談　☎ 0166-68-2568　面接予約受付：月～金曜日 10:00 ～ 16:00
札幌市	札幌市不妊専門相談センター	○	○	×	月～金曜日　9:00 ～ 12:15　13:00 ～ 17:00　電話相談　☎ 011-622-4500（専用） 毎月第 1・3 火曜日 / 午後　専門相談／医師による相談　※要予約　☎ 011-622-4500 毎月第 2・4 月曜日 / 午後　専門相談／不妊カウンセラーによる相談　※要予約　☎ 同上
函館市	函館市不妊相談窓口	○	○	○	月～金曜日 8:45 ～ 17:30　一般相談　☎ 0138-32-1531 産婦人科医師による相談　※要予約　☎ 0138-32-1531 メールアドレス f-soudan@city.hakodate.hokkaido.jp
青森県	青森県不妊専門相談センター（弘前大学医学部附属病院産科婦人科内）	×	○	○	金曜日　14:00 ～ 16:00　※要予約　☎ 017-734-9303　青森県こどもみらい課 Web 相談　https://www.pref.aomori.lg.jp/life/family/funincenter.html　※青森県電子申請システム経由で受付
青森市	青森市保健所	×	○	×	月 1 回　産婦人科医師等による面接　※要予約　☎ 017-718-2984　青森市保健所あおもり親子はぐくみプラザ
八戸市	八戸市保健所　すくすく親子健康課（八戸市総合保健センター内）	×	○	×	月 1 回指定日　産婦人科医による面接相談　※要予約　☎ 0178-38-0714
岩手県・盛岡市	岩手・盛岡不妊専門相談センター（岩手医科大学附属内丸メディカルセンター）	○	○	×	火・水曜日　14:30 ～ 16:30　電話相談　☎ 019-653-6251 木曜日　14:30 ～ 16:30　面接相談　※要予約　電話相談実施日に受付 Web 予約は随時　https://reserva.be/iwatefuninsoudan
宮城県・仙台市	みやぎ・せんだい不妊・不育専門相談センター （東北大学病院産婦人科）	○	○	×	毎週水曜日　9:00 ～ 10:00 ／ 毎週木曜日　15:00 ～ 17:00　電話相談　☎ 022-728-5225 面接相談：事前に電話で相談の上予約
秋田県	「こころとからだの相談室」 秋田大学医学部附属病院婦人科	○	○	○	毎週金曜日　12:00 ～ 14:00　電話相談　☎ 018-884-6234 月～金曜日　9:00 ～ 17:00　☎ 018-884-6666　面接相談予約専用 毎週月曜日と金曜日　14:00 ～ 16:00　治療・費用等 第 1・3 水曜日　14:00 ～ 16:00　心理的な相談 メール相談 ホームページ上の専用フォーム使用
山形県	山形大学医学部附属病院産婦人科	○	○	×	月・水・金曜日　9:00 ～ 12:00　面接相談予約受付　☎ 023-628-5571 火・金曜日　15:00 ～ 16:00　電話及び面接相談　☎ 023-628-5571
福島県	福島県不妊専門相談センター （福島県立医科大学附属病院 生殖医療センター内） 一般相談 各保健福祉事務所	○	○	×	（専門相談） 毎週水曜日（カウンセラー）・木曜日（医師）※要予約　13:30 ～ 16:30 予約は以下の各保健福祉事務所及び中核市で受け付けます。 （一般相談） 県北保健福祉事務所　☎ 024-535-5615、県中保健福祉事務所　☎ 0248-75-7822 県南保健福祉事務所　☎ 0248-21-0067、会津保健福祉事務所　☎ 0242-27-4550 南会津保健福祉事務所　☎ 0241-62-1700、相双保健福祉事務所　☎ 0244-26-1186 福島市こども家庭課　☎ 024-525-7671、郡山市こども家庭支援課　☎ 024-924-3691 いわき市こども家庭課　☎ 0246-27-8597 相談日時：月～金曜日（祝祭日、年末年始を除く）8:30 ～ 17：15
郡山市	郡山市こども総合支援センター	×	○	×	☎ 024-924-3691 奇数月に専門相談日を開設　事前予約制　不妊症看護認定看護師等対応

関東地方

茨城県	茨城県不妊専門相談センター （茨城県三の丸庁舎 茨城県県南生涯学習センター）	○	○	○	月～金曜日　9:00 ～ 15:00　※要予約　☎ 029-241-1130 第 1·4 日曜日 14:00 ～ 17:00 ／第 2·3 木曜日 17:30 ～ 20:30　県三の丸庁舎 第 1·3 木曜日 18:00 ～ 21:00 ／第 2·4 日曜日　9:00 ～ 12:00　県南生涯学習センター URL:http://ibaog.jpn.org/funin/　メール相談 ホームページ上の専用フォーム使用
栃木県	栃木県不妊専門相談センター とちぎ男女共同参画センター（パルティ）	○	○	○	火～土曜日及び第 4 日曜日　10:00 ～ 12:30、13:30 ～ 16:00　助産師による電話相談 面接相談　※要予約　☎ 028-665-8099　相談日は HP で確認を メール相談　funin.fuiku-soudan@air.ocn.ne.jp
群馬県	群馬県不妊・不育専門相談センター （群馬大学医学部附属病院内）	×	○	×	第 2 水曜日、第 4 水曜日　14:00 ～ 16:00 ※要予約 / 月～金曜日　9:00 ～ 16:00　☎ 027 - 220 - 8425
埼玉県	埼玉医科大学総合医療センター	×	○	×	火曜日・金曜日　16:00 ～ 17:30　医師による面接相談　※要予約　ホームページ上の専用フォーム使用（電話での問合せ　月～金曜日 14:00 ～ 16:00 ☎ 049-228-3674）
	一般社団法人埼玉県助産師会	○	×	×	月曜日・金曜日　10:00 ～ 15:00 第 1・3 土曜日　11:00 ～ 15:00、16:00 ～ 19:00　☎ 048-799-3613
さいたま市	さいたま市保健所	○	○	×	月・木・金曜日　10:00 ～ 16:00 毎月第 3 水曜日　10:00 ～、11:00 ～　不妊カウンセラーによる面接相談　※要予約　☎ 048-840-2233 不妊カウンセラーによる面接相談を Zoom で受ける場合はホームページ上の専用フォームを使用
川越市	埼玉医科大学総合医療センター	×	○	×	火曜日・金曜日　16:00 ～　※要予約　月～金曜日 14:00 ～ 16:30　☎ 049-228-3674
川口市	埼玉医科大学総合医療センター	×	○	×	火曜日・金曜日　16:00 ～　※要予約　月～金曜日 14:00 ～ 16:30　☎ 049-228-3674
	性と健康の相談 （川口市保健所　地域保健センター）	○	○	×	木曜日　10:00 ～ 15:00　☎ 048-256-5152 火・水曜日　不妊カウンセラーによる面接相談　※要予約　☎ 048-256-5152 オンラインでの相談も可　※要予約
越谷市	埼玉医科大学総合医療センター	×	○	×	火・金曜日 16:00 ～、16:30 ～、17:00 ～　※要予約　予約はホームページ上の専用フォーム使用　月～金曜日 15:00 ～ 16:00　☎ 049-228-3674
千葉県	千葉県不妊・不育オンライン相談	○	○	×	木曜日　18:00 ～ 22:00、土曜日　10:00 ～ 14:00（Zoom による音声相談） 第 2・4 火曜日、第 3 日曜日　10:00 ～ 13:45　不妊ピア・カウンセラーによる相談 第 3 土曜日　18:00 ～ 19:45 不妊症看護認定看護師による面接（1 組約 45 分）（Zoom によるビデオ通話）　予約はホームページ上の専用フォーム使用

実 施	開設場所	相談方式			電話番号、相談日及び時間など（変更となることがあります）
		電話	面接	メール	
千葉市	千葉市不妊専門相談センター （電話相談）千葉市助産師会·（面接相談） 千葉市保健所（健康支援課）	○	○	×	木曜日 15:30 ～ 20:00（最終受付 19:30） ☎ 090-6307-1122 年 15 回（電話で要予約、開催日等詳細はお問い合わせください）助産師による電話相談　☎ 043-238-9925
船橋市	不妊・不育専門相談 船橋市保健所（地域保健課）	○	○	×	医師による面接相談　※要予約　☎ 047-409-3274 助産師による面接・電話相談（要予約）　☎ 047-409-3274
東京都	不妊・不育ホットライン	○	×	×	毎週火曜日　10:00 ～ 19:00、毎月 1 回土曜日　10:00 ～ 16:00　☎ 03-3235-7455
八王子市＊	八王子市保健所＊	○	○	×	月～金曜日　9:00 ～ 16:30　保健師による電話相談　☎ 042-645-5162
神奈川県	神奈川県不妊・不育専門相談センター	○	○	×	毎月２～３回　9:00 ～ 11:30　助産師による電話相談　☎ 0463-34-6717 毎月２～３回　14:00 ～ 16:00　医師・臨床心理士等面接相談 ※要予約　☎ 045-210-4786 神奈川県健康増進課　8:30 ～ 17:15(来所または Zoom)
横浜市	横浜市立大学附属市民総合医療センター	×	○	×	月２～３回　水曜日　16:00 ～ 17:00　女性の不妊相談 年９回　月曜日　14:30 ～ 15:00　不育相談 年３回　水曜日　16:00 ～ 17:00　男性の不妊相談 / 夫婦相談 ※全て要予約　☎ 045-671-3874　8:45 ～ 17:00（こども青少年局地域子育て支援課）
	済生会横浜市東部病院	×	○	×	毎月第３水曜日　9:30 ～ 10:30　公認心理師による心理相談 ※要予約　☎ 045-671-3874　8:45 ～ 17:00（こども青少年局地域子育て支援課）
	一般社団法人横浜市助産師会	×	○	×	毎月第１・第３土曜日　14:00 ～ 17:00　助産師による電話相談☎ 045-534-8108
	横浜市不妊専門相談センター	○	×	×	年３回　オンラインによるピアサポート 開催日約１か月前から web 予約　URL:https://www.city.yokohama.lg.jp/kurashi/kosodate-kyoiku/oyakokenko/teate/josei/peer-support.html
川崎市	川崎市ナーシングセンター（川崎市不妊・不育専門相談センター）	×	○	×	月 1 回土曜日　9:30 ～ 16:30 受付　※全て要予約　☎ 044-711-3995　面接相談 9:30 ～ 11:30
相模原市	妊活サポート相談（不妊・不育専門相談） ウェルネスさがみはら	○	○	×	毎月第２火曜日　9:00 ～ 11:30　電話相談　☎ 042-769-8345（相模原市こども家庭課） 月 1 回　13:00 ～ 15:30　※要予約　メール受付 kodomokatei@city.sagamihara.kanagawa.jp
横須賀市	横須賀市不妊・不育専門相談センター （地域健康課内）	○	○	○	月～金曜日　8:30 ～ 17:00　電話相談　☎ 046-822-9818 月 1 回程度　医師による面接相談　※要予約 メール相談 :chaw-cfr@city.yokosuka.kanagawa.jp

中部・東海地方

新潟県	新潟大学医歯学総合病院	○	○	○	火曜日　15:00 ～ 17:00　電話相談　面接相談　※要予約 平日 10:00 ～ 16:00　☎ 025-225-2184 メール相談 :sodan@med.niigata-u.ac.jp
富山県	富山県女性健康相談センター・ 富山県不妊専門相談センター	○	○	×	火、木、土曜日　9:00 ～ 13:00　水、金曜日　14:00 ～ 18:00　電話相談　☎ 076-482-3033 火、木、土曜日 14:00 ～ 18:00　水、金曜日　9:00 ～ 13:00　面接相談　※要予約
石川県	石川県不妊相談センター	○	○	○	月～土曜日　9:30 ～ 12:30　火曜日　18:00 ～ 21:00　助産師による（電話・面接・メール） 年４回　14:00 ～ 16:00　<泌尿器科医師による男性不妊専門 面接相談> ※面接要予約　☎ 076-237-1871　メール相談 :funin@pref.ishikawa.lg.jp
福井県＊	助産師による助女性の健康相談 福井県看護協会＊	○	○	○	月・水曜日　13:30 ～ 16:00　電話相談　☎ 0776-54-0080 水曜日　16:00 ～ 17:00、毎月第２火　15:00 ～ 16:00　医師による面接相談　※要予約 水曜日　13:30 ～ 16:00　助産師による面接相談　※要予約 メール相談 : jkenkou@kango-fukui.com
山梨県	不妊（不育）専門相談センター ルピナス 山梨県福祉プラザ３階	○	○	○	水曜日　15:00 ～ 19:00　助産師による電話相談　☎ 055-254-2001 第 2、第 4 水曜日　15:00 ～ 19:00　専門医師、心理カウンセラーによる面接相談　※要予約 メール相談 :kosodate@pref.yamanashi.lg.jp
長野県	野県不妊・不育専門相談センター 長野県看護協会会館 ((公社) 長野県看護協会内)	○	○	○	火・木曜日　10:00 ～ 16:00　毎週土曜日　13:00 ～ 16:00　電話相談　☎ 0263-35-1012 ／不妊相談コーディネーターによる面接相談　※要予約 / 電話相談日 第４木曜日　13:30 ～ 16:00　産婦人科医師による面接相談　※要予約 / 電話相談日 メール相談 :funin@nursen.or.jp
長野市	長野市保健所	○	○	×	平日 8:30 ～ 17:00　保健師による電話相談　☎ 026-226-9963 毎月第 3 水曜日　13:00 ～ 16:00　不妊カウンセラーによる面接相談　※要予約
岐阜県	岐阜県不妊・不育症相談センター （岐阜県健康科学センター内）	○	○	○	月・金曜日　10:00 ～ 12:00　13:00 ～ 16:00　電話相談　☎ 058-389-8258　※面接要予約 メール相談 :c11223a@pref.gifu.lg.jp
静岡県	静岡県不妊・不育専門相談センター （一般社団法人静岡県助産師会内）	○	○	×	火曜日　10:00 ～ 19:00　木・土曜日　10:00 ～ 15:00　☎ 080-3636-3229 年数回（開設日は電話でお問い合わせください）　医師による面接相談　※要予約 問い合わせ先 : 静岡県庁こども家庭課　☎ 054-221-3309
浜松市	健康増進課	×	○	×	開催日等詳細はお問合せください　医師による面接相談　※要予約 ☎ 053-453-6188　はままつ女性の健康相談　月～金曜日　13:00 ～ 16:00
愛知県	愛知県不妊・不育専門相談センター名古屋大学医学部附属病院	○	○	○	月曜日 10:00 ～ 14:00　木曜日 10:00 ～ 13:00、第 3 水曜日 18:00 ～ 21:00 電話相談　☎ 052-741-7830 火曜日 16:00 ～ 17:30　医師による面接相談　※要予約 第 1・3 月曜日 14:30 ～ 15:30、第 2・4 木曜日 13:30 ～ 14:30 カウンセラーによる面接相談　※要予約 メール相談 :http://www.med.nagoya-u.ac.jp/obgy/afsc/aichi/
名古屋市	名古屋市立大学病院内	○	×	×	火曜日　12:00 ～ 15:00　金曜日　9:00 ～ 12:00　☎ 052-851-4874
豊田市	豊田市役所	×	○	×	広報とよた・市ホームページに日時を掲載　不妊症看護認定看護師による面接相談　☎ 0565-34-6636
豊橋市	豊橋市不妊・不育専門相談センター （豊橋市保健所こども保健課内）	○	○	×	月～金曜日　8:30 ～ 17:15　予約不要、随時相談可　☎ 0532-39-9160
岡崎市	岡崎市保健所	×	○	×	毎月第４金曜日の午後　※２日前までの事前予約必要　☎ 0564-23-6084
一宮市	一宮市保健所	×	○	×	毎月第４金曜日　14:00 ～ 16:00　※要予約　☎ 0586-52-3858
三重県	三重県不妊専門相談センター （三重県立看護大学内）	○	○	×	相談専用ダイヤル　☎ 059-211-0041 火曜日 10:00 ～ 20:00　電話相談　☎ 059-211-0041 火曜日 14:00 ～ 16:00　面接相談　※要予約

＊は国庫補助を受けず、自治体単独で実施している事業

近畿地方

実 施	開設場所	相談方式			電話番号、相談日及び時間など（変更となることがあります）
		電話	面接	メール	
滋賀県	滋賀県不妊専門相談センター （滋賀医科大学附属病院内）	○	○	○	月～金曜日　9:00 ～ 16:00 電話相談　☎ 077-548-9083 面接相談　※要予約　日程は電話にて応相談 メール相談フォーム : http://www.sumsog.jp/consulting-a-doctor/advice-for-sterility
大津市	大津市総合保健センター内	○	○	×	平日 10:00 ～ 16:00　☎ 077-528-2748　※要予約
京都府	きょうと子育てピアサポートセンター	○	○	×	妊娠出産・不妊ほっとコール 月～金曜日 9:15 ～ 13:15、14:00 ～ 16:00 ☎ 075-692-3449 電話相談 予約不要 / 面接相談 要予約 仕事と不妊治療の両立支援コール 月～金曜日　9:00 ～ 21:00 ☎ 075-692-3467（ホームページから要予約） 毎月 第 1 金曜日 9:15 ～ 13:15　（面接相談 要予約）
京都市	京都府助産師会（京都府助産師会館）	×	○	○	助産師による面接相談・交流会　要予約　受付　☎ 075-841-1521（月～金曜日 10:00 ～ 15:00) 相談日　第 1 木曜日・第 3 土曜日　14:00 ～ 16:00（7、9 月は第 1 木曜日のみ、11 月は実施なし） すずらん交流会　11 月 19 日　14:00 ～ 16:10（オンライン形式） 匿名メール相談「妊娠ホッとナビ」https:www.ninshin-hotnavi.com/
大阪府・ 大阪市	おおさか不妊専門相談センター （ドーンセンター）	○	○	×	☎ 06-6910-8655(電話相談専用）　☎ 06-6910-1310(面接相談予約電話） 電話相談　第 1・3 水曜日 10:00 ～ 19:00　第 2・4 水曜日 10:00 ～ 16:00　第 1 ～ 4 金曜日 10:00 ～ 16:00　第 4 土曜日 13:00 ～ 16:00　（第 5 水曜日、第 5 金曜日、平日の祝日は除く） 面接相談　第 4 土曜日 14:00 ～ 17:00 (30 分 /4 組）　※要予約 火～金曜日 13:30 ～ 18:00 18:45 ～ 21:00 、土・日曜日 9:30 ～ 13:00　13:45 ～ 18:00
豊中市＊	中部保健センター＊	○	○	×	不妊症・不育症専門相談　婦人科医師によるオンライン専門相談（※要予約）　豊中市ホームページ参照 保健師や助産師による相談　月～金曜日 9:00 ～ 17:00 ☎ 06-6858-2293
堺市	堺市役所等	×	○	×	助産師・不妊カウンセラーによる面接相談　（要予約）各保健センター受付 相談日時　月 1 回（第 4 木曜日　相談時間 45 分間）13:00 ～ 16:00　日時変更されることもあり
兵庫県	兵庫県立男女共同参画センター （神戸クリスタルタワー 7 階）	○	○	×	不妊・不育専門相談 電話相談　☎ 078-360-1388　第 1、3 土曜日 10:00 ～ 16:00 助産師（不妊症看護認定看護師） 面接相談（完全予約制予約専用　☎ 078-362-3250) 第 2 土曜日 14:00 ～ 17:00 助産師（不妊症看護認定看護師） 第 4 水曜日 14:00 ～ 17:00 産婦人科医師
	兵庫医科大学病院内	×	○	×	不妊・不育専門相談　面接相談（完全予約制 ☎ 078-362-3250) 第 1 火曜日 14:00 ～ 15:00　産婦人科医師（5 月、8 月及び 1 月は除く）
	男性不妊専門相談 : 神戸市内	○	○	×	電話相談　☎ 078-360-1388 第 1、3 土曜日 10:00 ～ 16:00 助産師（不妊症看護認定看護師） 面接相談（完全予約制）予約専用　☎ 078-362-3250 第 1 水曜日 15:00 ～ 17:00 泌尿器科医師　第 2 土曜日 14:00 ～ 17:00 助産師（不妊症看護認定看護師）
	巡回相談会 : 兵庫県内	×	○	×	完全予約制 ☎ 078-362-3250　原則 年 2 回 13:30 ～ 16:30（講話含む）産婦人科医師
明石市	あかし保健所	×	○	×	毎月第 4 水曜日 13:30 ～ 16:30（一人 1 時間まで）予約受付　☎ 078-918-5414(保健総務課） （広報あかしに日時を掲載）市の委託保健師による面接相談（不育症相談窓口を兼ねる）
奈良県	奈良県不妊専門相談センター 奈良県医師会館内	○	○	×	金曜日 13:00 ～ 16:00　電話相談（助産師）　☎ 0744-22-0311 毎月第 2 金曜日 13:00 ～ 16:00　面接相談（産婦人科医師）要予約
和歌山県	県内 3 保健所（岩出、湯浅、田辺）	○	○	○	相談受付（予約兼用）岩出 ☎ 0736-61-0049　湯浅 ☎ 0737-64-1294　田辺 ☎ 0739-26-7952 電話相談　月～金曜日 9:00 ～ 17:45(保健師）　面接相談　（医師）要予約 メール相談 :e0412004@pref.wakayama.lg.jp
和歌山市＊	和歌山市保健所 地域保健課＊	○	○	×	月～金　8:30 ～ 17:15 ☎ 073-488-5120　保健師による電話相談 医師による面接相談（予約制）　毎月第 1 水曜日 13:00 ～ 15:15

中国地方

鳥取県・ 鳥取市	鳥取県東部不妊専門相談センター はぐてらす (鳥取県立中央病院内)	○	○	○	火・金・土曜日 8:30 ～ 17:00　☎ 0857-26-2271 水・木曜日 13:00 ～ 17:00（電話のみ）　※面接要予約 メール相談 :funinsoudan@pref.tottori.lg.jp　FAX 相談： 0857-29-3227
	鳥取県西部不妊専門相談センター はぐてらす （イオンモール日吉津店内）	○	○	○	10:00 ～ 19:00（年末年始を除き年中無休）☎ 0120-0874-15 メール相談 :info@hug-terrace.com ZOOM による遠隔相談も行っています。（要予約）
鳥取市	鳥取県東部不妊専門相談センター はぐてらす (鳥取県立中央病院内)	○	○	○	火・金・土曜日 8:30 ～ 17:00　☎ 0857-26-2271 水・木曜日 13:00 ～ 17:00（電話のみ）　※面接要予約 メール相談 :funinsoudan@pref.tottori.lg.jp　FAX 相談： 0857-29-3227
島根県	しまね妊娠・出産相談センター （島根大学医学部附属病院）	○	○	○	月・火・水・金・土曜日　10:00 ～ 16:00　電話相談　☎ 070-6690-5848 面接　※要予約　☎ 070-6690-5848 メール相談 :shimanesoudan@med.shimane-u.ac.jp
岡山県	岡山県不妊専門相談センター 「不妊、不育とこころの相談室」 (岡山大学病院内)	○	○	○	月・水・金曜日 13:00 ～ 17:00 毎月 第 1 土・日曜日 10:00 ～ 13:00　電話／面接　※面接相談は要予約　☎ 086-235-6542 メール相談 :funin@cc.okayama-u.ac.jp オンライン相談　funin@cc.okayama-u.ac.jp　または☎ 086-235-6542
広島県	広島県不妊専門相談センター	○	○	○	月・木・土曜日　10:00 ～ 12:30　火・水・金曜日 15:00 ～ 17:30　☎ 082-870-5445 金曜日　15:00 ～ 17:00　助産師による面接相談　※要予約 月 1 回　心理士による面接相談　※要予約 予約申込・詳細は :https://www.pref.hiroshima.lg.jp/soshiki/248/funinsenmonsoudan.html ※ FAX 相談・メール相談／原則 1 週間以内に返信
山口県	女性のなやみ相談室 (山口県立総合医療センター)	○	○	○	9:30 ～ 16:00　保健師又は助産師　電話相談　☎ 0835-22-8803 第 1・第 3 月曜日　14:00 ～ 16:00　臨床心理士による面接相談　☎ 0835-22-8803 産婦人科医師による面接相談　※要予約　☎ 0835-22-8803 メール相談 :nayam119@ymghp.jp
下関市	下関市役所	○	○	×	産婦人科医師・泌尿器科医師・臨床心理士による専門相談　※要予約 詳細は、URL:　https://www.city.shimonoseki.lg.jp/www/contents/1133251371142/index_k.html 保健師による一般相談　☎ 083-231-1447 下関市保健部健康推進課

四国地方

実施	開設場所	相談方式			電話番号、相談日及び時間など（変更となることがあります）
		電話	面接	メール	
徳島県	徳島県不妊・不育相談室 （徳島大学病院）	×	○	×	月・金曜日 15:00 ～ 16:00、16:00 ～ 17:00　火～木曜日 15:00 ～ 16:00 ※要予約　月曜日、木曜日　14:00 ～ 16:00　☎ 088-633-7227
香川県	不妊・不育症相談センター （(公社）香川県看護協会）	○	○	○	専用ダイヤル　☎ 087-816-1085（相談と予約） 月～金曜日　10:00 ～ 16:00　電話相談 月１～２回　専門医による面接相談　※要予約 月２回　13:30 ～ 16:00　心理カウンセラーによる面接相談　※要予約 メール相談：サイト内フォームより　https://www.pref.kagawa.lg.jp/kosodate/baby/index.html
愛媛県	愛媛県不妊専門相談センター （愛媛大学医学部附属病院内）	○	○	○	水曜日　13:00 ～ 16:30　電話相談　☎ 080-7028-9836 水曜日　面接相談、随時　メール相談　※要予約 / ホームページ上の専用フォーム使用
	休日不妊相談ダイヤル （愛媛助産師会）	○	×	×	土曜日　13:00 ～ 17:00　☎ 080-4359-8187
松山市	松山市不妊専門相談センター 松山市保健所　健康づくり推進課	○	○	×	平日 8:30 ～ 17:15　☎ 089-911-1870
高知県	高知県・高知市病院企業団立高知医療センター内「ここから相談室」	○	○	×	水曜日、毎月第３土曜日 9:00 ～ 12:00　電話相談　☎ 088-837-3704 毎月第１水曜日 13:00 ～ 16:20　面接相談　※要予約 / 水曜日、毎月第３土曜日 9:00 ～ 12:00 ７月・10 月・１月に男性不妊専門相談予定　※要予約 予約専用アドレス :kokokara@khsc.or.jp

九州・沖縄地方

福岡県	不妊専門相談センター 県内３保健福祉環境事務所 （宗像・遠賀、嘉穂・鞍手、北筑後）	○	○	×	月～金曜日　8:30 ～ 17:15　電話相談　※面接相談は要予約 宗像・遠賀保健福祉環境事務所　☎ 0940-37-4070 …… 第２木曜日 13:00 ～ 16:00 嘉穂・鞍手保健福祉環境事務所　☎ 0948-29-0277 …… 第１水曜日 13:30 ～ 16:30 北筑後保健福祉環境事務所　☎ 0946-22-4211 ………… 偶数月の第３金曜日 13:30 ～ 16:30
北九州市	小倉北区役所健康相談コーナー内	○	○	×	月～金曜日　9:00 ～ 12:00　13:00 ～ 17:00　電話相談・助産師による面接相談　☎ 093-571-2305 月１回　医師による面接相談　※要予約
福岡市	福岡市不妊専門相談センター	○	○	×	月、火、木曜日　10:00 ～ 18:00　水、金曜日　13:00 ～ 19:00 第２・４土曜日　13:00 ～ 17:00　不妊カウンセラーによる面接相談　※要予約　☎ 080-3986-8872
	各区保健福祉センター健康課				助産師による面接相談　※要予約　☎ 各区保健福祉センター健康課
佐賀県	不妊・不育専門相談センター 佐賀中部保健福祉事務所（専門相談）	○	○	×	月～金曜日　9:00 ～ 17:00　☎ 0952-33-2298 第３水曜日　15:00 ～ 17:00　専門医・カウンセラー面接相談　※要予約 月～金曜日　9:00 ～ 17:00　保健師面接相談
	各保健福祉事務所（一般相談）				月～金曜日　9:00 ～ 17:00　電話 / 面接相談　（面接相談は要事前連絡） 鳥栖　☎ 0942-83-2172　伊万里　☎ 0955-23-2102　唐津　☎ 0955-73-4228　杵藤　☎ 0954-23-3174
長崎県	各保健所	○	○	×	月曜日～金曜日　9:00 ～ 17:45　電話／面接相談 西彼保健所 ☎ 095-856-5159　県央保健所 ☎ 0957-26-3306 県南保健所 ☎ 0957-62-3289　県北保健所 ☎ 0950-57-3933 五島保健所 ☎ 0959-72-3125　上五島保健所 ☎ 0959-42-1121 壱岐保健所 ☎ 0920-47-0260　対馬保健所 ☎ 0920-52-0166
熊本県	熊本県女性相談センター	○	○	×	月～土曜日　9:00 ～ 20:00　電話相談　☎ 096-381-4340 第４金曜　14:00 ～ 16:00　産婦人科医師による面接相談　※要予約　☎ 096-381-4340
大分県・大分市	おおいた不妊・不育相談センター "hopeful" （大分大学医学部附属病院）	○	○	○	☎ 080-1542-3268（携帯） 火曜日～金曜日　12:00 ～ 20:00、土曜日　12:00 ～ 18:00　電話相談 随時　不妊カウンセラー（専任助産師）による面接相談 週１回　医師による面接相談 月２回　臨床心理士による面接相談 月２回　胚培養士による面接相談　※面接相談は要予約 メール相談 :hopeful@oita-u.ac.jp
宮崎県	不妊専門相談センター「ウイング」 （宮崎県中央保健所内）	○	○	×	月～金曜日　9:30 ～ 15:30　☎ 0985-22-1018（専用）　※面接は要予約
鹿児島県	鹿児島大学病院（専門相談）	○	×	○	月・金曜日　15:00 ～ 17:00　電話相談　☎ 099-275-6839 メール相談 :funin@pref.kagoshima.lg.jp
	各保健所（一般相談）	○	○	×	月～金曜日　8:30 ～ 17:15　電話相談／面接相談 指宿保健所 ☎ 0993-23-3854　志布志保健所 ☎ 099-472-1021　加世田保健所 ☎ 0993-53-2315 鹿屋保健所 ☎ 0994-52-2105　伊集院保健所 ☎ 099-273-2332　西之表保健所 ☎ 0997-22-0012 川薩保健所 ☎ 0996-23-3165　屋久島保健所 ☎ 0997-46-2024　出水保健所 ☎ 0996-62-1636 名瀬保健所 ☎ 0997-52-5411　大口保健所 ☎ 0995-23-5103　徳之島保健所 ☎ 0997-82-0149 姶良保健所 ☎ 0995-44-7953
鹿児島市	不妊専門相談センター （鹿児島母子保健課）	○	○	○	水曜日　10:00 ～ 17:00　☎ 099-216-1485（鹿児島市母子保健課内）　※面接相談は要予約 メール相談 :boshihoken@city.kagoshima.lg.jp
沖縄県	不妊・不育専門相談センター （沖縄県看護研修センター内）	○	○	○	水・木・金曜日　13:30 ～ 16:30　電話相談　☎ 098-888-1176（直通） 月１～３回　13:30 ～ 16:30　面接相談　☎ 098-888-1176（直通）　※要予約 メール相談 :woman.h@oki-kango.or.jp

＊は国庫補助を受けず、自治体単独で実施している事業

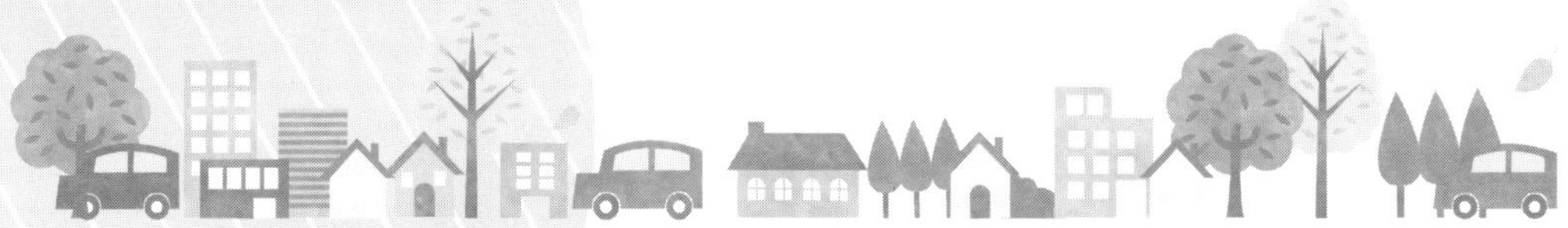

〔 編集後記 〕

不妊治療の前の段階で、また治療を受けながら自分たちで妊娠が近づくために何かできることはないだろうかと考えた時の参考にお読みいただきたく、今号の特集を編集しました。内容をご覧いただき、無理なく、少しずつできることから始めることで、生活に楽しみも感じながら妊娠に近づけると良いですね。健康にとっても大切なことです。

他、全編通してお読みいただくと、卵子や精子、生殖細胞レベルの話から培養や治療技術など不妊治療のことがわかるかと思います。

ぜひ、ご活用ください。

代表 谷高哲也

i-wish ママになりたい　次号のご案内

vol.73

年齢と不妊治療

〔 特集 〕

女性の生殖年齢
卵子と精子・生殖細胞
年齢で何が違ってくる？
年齢で治療法も変わるの？
生殖年齢を保つ方法はあるの？　などを予定

〔 不妊治療 最前線 〕

★ ドクター・インタビュー

〔 連載 〕

培養室からこんにちは！
ママなり応援レシピ
相談コーナー　ママなり談話室

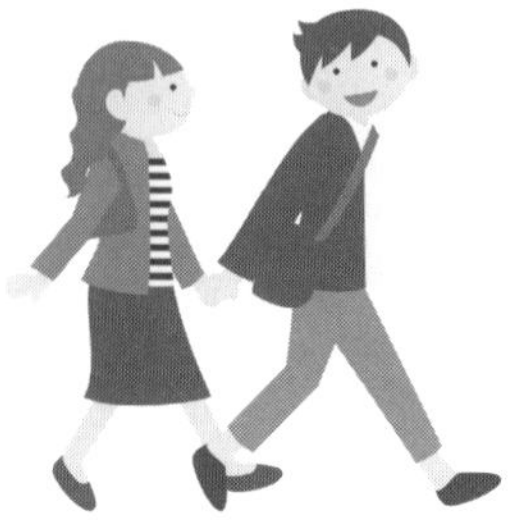

〔 そのほか 〕

★ 全国不妊治療施設一覧
★ 不妊相談センター一覧　ほか

・不妊治療と年齢は切っても切れないもの。それは生殖年齢に期限があるからです。その期限が年齢でいう、10代後半から40代前半。理想は、不妊原因の中でも、年齢は大きな因子です。

発売予定　2023年12月

内容は、変更になることがあります。

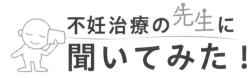

i-wish... ママになりたい

妊娠しやすいからだづくり 2023

発行日			2023年9月30日
発行人			谷高　哲也
構成＆編集			不妊治療情報センター・funin.info
発行所			株式会社シオン　電話 03-3397-5877 〒167- 0042 東京都杉並区西荻北 2-3-9 グランピア西荻窪 6 F
発売所			丸善出版株式会社　電話 03-3512-3256 〒101- 0051 東京都千代田区神田神保町 2-17 神田神保町ビル 6F
印刷・製本			シナノ印刷株式会社

ISBN978-4-903598-88-8

i-wish ママになりたい は、どこで買えるの？

i-wish ママになりたい は、年に4回発行しております。
全国の書店やインターネット書店などでお買い求めいただけます。

★ i-wish ショップ 楽天市場店
https://www.rakuten.co.jp/i-wishshop/